高职高专系列教材

药物化学

张 静 主编

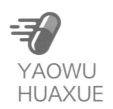

YAOWU
HUAXUE

化学工业出版社
·北京·

内 容 简 介

《药物化学》是在学习借鉴国内外先进职业教育思想和方法的基础上，结合国家执业药师考试大纲，根据高职高专学生的特点而编写的。在内容的编排上，按学生对药物的感性认识和人体系统相结合的综合模式设计章节，理论部分先各论后总论进行介绍，从解热镇痛药、维生素等人们熟悉的内容出发，然后介绍抗菌药物，包括抗生素、合成抗菌药，中间穿插抗病毒药和抗肿瘤药，再到循环系统用药、神经系统用药、内分泌系统用药等，均是按照药物的化学结构及药理作用进行分类，循序渐进、从易到难；实训部分介绍药物化学实验实训的基础知识和基本技能，以及药物的理化性质实训、药物的制备实训和综合性实训，供各院校根据自身的实际条件选用。在各章节还配有案例和课后习题，引导学生从理论中来、到实践中去，使学生在学习中有明确收获，全面提高素质。本书有丰富的数字资源，可扫描二维码学习观看，电子课件可从 www.cipedu.com.cn 下载参考。

本书可作为药品生产技术、化学制药技术、药学、药品质量与安全、药物制剂技术、药品经营与管理等专业高职高专院校、成人高校及其他同等水平院校的专业基础课教材，也可作为相关专业技术及管理人员的参考书。

图书在版编目（CIP）数据

药物化学/张静主编. —北京：化学工业出版社，2020.7（2024.8重印）
高职高专系列规划教材
ISBN 978-7-122-36751-8

Ⅰ.①药… Ⅱ.①张… Ⅲ.①药物化学-高等职业教育-教材 Ⅳ.①R914

中国版本图书馆 CIP 数据核字（2020）第 078557 号

责任编辑：迟 蕾 李植峰　　　　　　　文字编辑：张春娥
责任校对：王佳伟　　　　　　　　　　　装帧设计：王晓宇

出版发行：化学工业出版社（北京市东城区青年湖南街13号　邮政编码100011）
印　　装：涿州市般润文化传播有限公司
787mm×1092mm　1/16　印张15¾　字数406千字　2024年8月北京第1版第2次印刷

购书咨询：010-64518888　　　　　　　售后服务：010-64518899
网　　址：http://www.cip.com.cn
凡购买本书，如有缺损质量问题，本社销售中心负责调换。

定　　价：49.80元　　　　　　　　　　　　　　　　　　版权所有　违者必究

前 言

本教材的编写力求让药物化学知识更好地贴近工作和生活的实际应用,从执业药师考试的角度出发,满足学生必要的理论知识学习。本书还设计了适合不同专业学生的实训内容,各院校可结合自身特点进行选择,意在突出实践指导性,以期对药物化学知识进行更加系统化的应用,更好地适应医药产业的发展。

在内容的选取上力求恰到好处,强调基础知识广而不深,不强调理论的系统性而讲究应用的系统性,教材内容与最新版的国家执业药师考试大纲对接。在尊重职业教育自身规律和学生认知规律的前提下,编排上采用按学生对药物的感性认识和人体系统相结合的综合模式设计章节,先各论后总论;在具体的章节中,按照药物的化学结构及药理作用进行分类,循序渐进、从易到难进行编排;在教材内容的编写中,注重理论知识的实际应用,使得药物化学知识的落点更为明确,学生在学习中有明确收获,进一步激发学习兴趣。

本教材分为理论和实训两大部分,第一章到第十二章是各论,重点介绍各类药物的基础知识以及典型药物的名称、化学结构、理化性质、临床应用等,在此基础上,简要介绍各类药物的发展历程、结构分类、构效关系等;第十三章是总论,高屋建瓴地对各类药物的构效关系进行总结和归纳,较为详细地介绍了影响药效的相关因素,帮助学生做好知识的梳理,并在此基础上探讨了新药开发的相关知识。药物化学实训部分介绍了实训的基础知识和基本技能,药物的理化性质实训、药物的制备实训和综合性实训,供各院校根据自身的实训条件选用。另外,在各章节还配有案例和课后习题等,引导学生从理论中来、到实践中去。本书配有电子课件,可从 www.cipedu.com.cn 下载参考。

本书由河北化工医药职业技术学院张静老师担任主编并统稿,其编写了绪论以及第一、三、四、五、六、七、十三章和药物化学实验实训;副主编为江苏食品药品职业技术学院梅以成老师,其编写第八、九章;泰州职业技术学院马永刚老师编写了第十一、十二章;广东轻工职业技术学院张东峰老师编写了第二、十章;数字资源由黑龙江农业经济职业学院王丽老师提供。

本教材适用于高职高专院校药学、化学制药技术、药品生产技术、药物制剂技术、药品质量与安全、药品经营与管理等相关专业师生学习参考使用。教材在编写过程中得到了编者所在院校的大力支持与帮助,在此特向他们致以衷心感谢。

本教材对于内容及其组合方式的编写与应用,力求做到新颖、实用,但限于水平,不当和疏漏之处在所难免,恳请广大读者和有关院校在使用中提出宝贵意见。

编者

2020 年 4 月

目 录

绪论

一、什么是药物？ 1
二、药物的分类 1
三、药物化学学科简介 1
四、药物化学的具体工作类型 2
五、新药研发——从概念到上市 2
六、化学药物的名称 2
七、药物化学的学习方法 3
目标检测 4

第一章 解热镇痛药、非甾体抗炎药和抗痛风病药

第一节 解热镇痛药 7
一、水杨酸类 7
二、乙酰苯胺类 8
第二节 非甾体抗炎药 9
一、芳基烷酸类 9
二、1,2-苯并噻嗪类 12
三、选择性 COX-2 抑制剂 13
第三节 抗痛风病药 14
一、抑制尿酸生成药物 14
二、促进尿酸排泄药物 15
三、促进尿酸分解药物 15
四、抑制粒细胞浸润——选择性抗急性痛风性关节炎药物 15
目标检测 16

第二章 维生素

第一节 脂溶性维生素 20
一、维生素 A 20
二、维生素 D 23
三、维生素 E 25
四、维生素 K 27

第二节　水溶性维生素	28
一、B族维生素	28
二、维生素C	30
目标检测	33

第三章　抗生素

第一节　β-内酰胺类抗生素	37
一、青霉素类	37
二、头孢菌素类	40
三、非经典的β-内酰胺抗生素及β-内酰胺酶抑制剂	44
第二节　大环内酯类抗生素	46
一、结构特征与理化性质	46
二、作用机制与临床应用	47
三、红霉素及其衍生物和类似物	47
四、螺旋霉素	49
第三节　四环素类抗生素	49
一、天然四环素类抗生素	50
二、半合成四环素类抗生素	51
第四节　氨基糖苷类抗生素	51
一、结构特征与理化性质	51
二、常见药物	51
第五节　氯霉素	53
目标检测	53

第四章　合成抗菌药

第一节　喹诺酮类抗菌药	57
一、结构类型、特点和理化性质	57
二、典型药物	58
第二节　磺胺类抗菌药	60
一、基本结构通式与类型	60
二、磺胺类药物的理化性质	61
三、典型药物	61
第三节　抗结核分枝杆菌药	62
一、抗生素类抗结核病药	63
二、合成抗结核病药	63
第四节　抗真菌药	64
一、药物简介	64
二、药物分类与作用特点	64
三、研发展望	67
目标检测	68

第五章　抗病毒药

第一节　核苷类 ··· 70
一、核苷类抗病毒药 ·· 70
二、开环核苷类抗病毒药 ·· 72
第二节　非核苷类 ··· 72
目标检测 ··· 73

第六章　抗肿瘤药

第一节　直接影响 DNA 结构和功能的药物 ··· 76
一、氮芥类 ·· 76
二、亚乙基亚胺类 ··· 77
三、金属配合物抗肿瘤药物 ··· 77
四、拓扑异构酶抑制剂 ··· 78
第二节　干扰核酸生物合成的药物（抗代谢药）······································· 79
一、嘧啶类抗代谢物 ·· 79
二、嘌呤拮抗剂 ·· 79
三、叶酸拮抗剂 ·· 80
第三节　抑制蛋白质合成与功能的药物（干扰有丝分裂的药物）················ 80
一、长春碱类 ··· 80
二、紫杉烷类 ··· 81
第四节　调节体内激素平衡的药物及其他抗肿瘤治疗药 ···························· 81
一、雌激素调节剂 ··· 81
二、雄激素拮抗剂 ··· 82
三、靶向抗肿瘤药 ··· 82
四、放疗与化疗的止吐药 ·· 82
目标检测 ··· 83

第七章　循环系统用药

第一节　抗心律失常药 ··· 85
一、钠通道阻滞剂 ··· 86
二、钾通道阻滞剂 ··· 86
三、β-受体拮抗剂 ··· 87
第二节　抗心绞痛药 ·· 89
一、硝酸酯类 ··· 89
二、钙通道阻滞剂 ··· 90
第三节　抗高血压药 ·· 93
一、血管紧张素转化酶抑制剂 ·· 93
二、血管紧张素 II 受体拮抗剂 ··· 96

  第四节 调血脂药 ··· 98
   一、羟甲戊二酰辅酶 A 还原酶抑制剂 ··· 98
   二、苯氧乙酸类调血脂药 ·· 100
  目标检测 ··· 101

第八章 镇静、催眠药和抗焦虑药

  第一节 影响 γ-氨基丁酸系统的药物 ·· 104
   一、苯并二氮䓬类 ··· 104
   二、环状丙二酰脲类 ··· 108
   三、咪唑并吡啶类 ··· 110
  第二节 抗癫痫药 ··· 111
   一、乙内酰脲类 ·· 112
   二、二苯并氮杂䓬类 ··· 114
  第三节 抗精神疾病治疗药物 ·· 114
   一、典型抗精神病药 ··· 114
   二、非典型抗精神病药 ·· 117
   三、其他作用机制的抗精神病药物 ·· 118
  第四节 抗抑郁药和抗躁狂药 ·· 118
   一、单胺氧化酶抑制剂 ·· 119
   二、5-羟色胺重摄取抑制剂 ·· 119
   三、去甲肾上腺素重摄取抑制剂 ··· 120
  目标检测 ··· 121

第九章 镇痛药、镇咳药和祛痰药

  第一节 镇痛药 ··· 124
   一、吗啡及其衍生物 ··· 124
   二、吗啡的半合成衍生物 ··· 125
   三、合成镇痛药 ·· 126
  第二节 镇咳药和祛痰药 ·· 128
   一、镇咳药 ·· 128
   二、祛痰药 ·· 129
  目标检测 ··· 130

第十章 抗过敏药和抗溃疡药

  第一节 抗过敏药 ··· 133
   一、经典 H_1 受体拮抗剂 ·· 134
   二、非镇静 H_1 受体拮抗剂 ··· 137
   三、变态反应介质阻释剂 ··· 139
   四、过敏介质拮抗剂 ··· 140

第二节 抗溃疡药 ·············· 141
　一、H_2受体拮抗剂 ·············· 141
　二、质子泵抑制剂 ·············· 142
　三、黏膜保护药 ·············· 144
目标检测 ·············· 146

第十一章　肾上腺素能药物

第一节 肾上腺素能受体激动剂 ·············· 148
　一、肾上腺素能受体激动剂的类型 ·············· 149
　二、苯乙胺类肾上腺素能受体激动剂 ·············· 149
　三、苯异丙胺类肾上腺素能受体激动剂 ·············· 152
第二节 肾上腺素能受体拮抗剂 ·············· 155
　一、α受体阻断剂 ·············· 155
　二、β受体阻断剂 ·············· 156
目标检测 ·············· 158

第十二章　内分泌系统疾病用药

第一节 甾体激素药物 ·············· 160
　一、类型和基本结构 ·············· 160
　二、一般性质 ·············· 162
第二节 雌激素 ·············· 163
　一、雌激素的结构特征 ·············· 163
　二、雌激素的稳定性 ·············· 163
第三节 雄激素和蛋白同化激素 ·············· 165
　一、雄激素 ·············· 165
　二、蛋白同化激素 ·············· 166
第四节 孕激素 ·············· 167
　一、孕激素的结构特征 ·············· 167
　二、抗孕激素 ·············· 169
　三、甾体避孕药 ·············· 170
第五节 肾上腺皮质激素 ·············· 170
　一、肾上腺皮质激素的结构特征 ·············· 171
　二、临床常见药物 ·············· 172
第六节 调节骨代谢与形成药物 ·············· 173
　一、双膦酸盐类 ·············· 173
　二、促进钙吸收药物 ·············· 174
第七节 降血糖药 ·············· 174
　一、胰岛素类 ·············· 175
　二、促胰岛素分泌剂 ·············· 175
　三、胰岛素增敏剂、α-葡萄糖苷酶抑制剂 ·············· 176

目标检测 ··· 179

第十三章　药物的构效关系与新药开发

第一节　药物的化学结构与药效的关系 ·· 182
　一、药物的理化性质对药效的影响 ·· 183
　二、药物和受体的相互作用对药效的影响 ··· 184
第二节　新药开发 ··· 188
　一、寻找新药或先导化合物的基本途径 ·· 188
　二、先导化合物优化的基本方法 ··· 191
　三、有机药物的化学结构修饰 ·· 194
目标检测 ··· 198

实训部分

第一部分　药物化学实训基础知识及基本操作技能 ··· 201
　实训项目一　药物化学实训基础知识 ·· 201
　实训项目二　药物化学实训基本操作技能 ··· 204
第二部分　药物的理化性质实训 ··· 213
　实训项目三　药物溶解度及熔点测定 ·· 213
　实训项目四　药物比旋度测定 ··· 215
　实训项目五　解热镇痛药的定性鉴别 ·· 217
　实训项目六　维生素类药物的定性鉴别 ·· 218
　实训项目七　抗生素类药物的定性鉴别 ·· 220
　实训项目八　心血管系统药物的定性鉴别 ··· 222
　实训项目九　局部麻醉药的定性鉴别 ·· 224
第三部分　药物的制备实训 ··· 226
　实训项目十　阿司匹林的制备 ··· 226
　实训项目十一　对乙酰氨基酚的制备 ·· 227
　实训项目十二　苯妥英钠的制备 ·· 229
第四部分　综合实训 ·· 230
　实训项目十三　甾类药物的定性鉴别 ·· 230
　实训项目十四　药品的氧化变质实训 ·· 233
　实训项目十五　药品的水解变质实训 ·· 234
　实训项目十六　未知药物的定性鉴别 ·· 235
　实训项目十七　白消安的制备 ··· 237
　实训项目十八　贝诺酯的制备 ··· 239

参考文献

绪论

一、什么是药物？

药物是指对疾病具有预防、治疗和诊断作用或用以调节机体生理功能的物质。

药物通常是低分子量（100～500）的可与大分子靶点结合产生一种生物学反应的化学制品，这种效应的利与弊与所使用的药物及给药剂量有关。药物的这种生物学反应对治疗来说是有益的，从毒性的角度来说是有害的。在临床上应用的大多数药物，如果服用剂量高于规定剂量均会产生潜在毒性。

【知识链接】
药品，是指用于预防、治疗、诊断人的疾病，有目的地调节人的生理功能并规定有适应证或者功能主治、用法和用量的物质，包括中药材、中药饮片、中成药、化学原料药及其制剂、抗生素、生化药品、放射性药品、血清、疫苗、血液制品和诊断药品等。

二、药物的分类

可根据药物的药理学作用、所影响的特殊生化过程、药物的结构类型或药物所作用的分子靶点而将其分类。但最后一种分类方式为药物化学中最常用的一种。

根据药物的来源和性质不同，可将其分为中药或天然药物、化学药物和生物药物。其中化学药物是目前临床应用中的主要使用药物，也是药物化学研究的对象之一。化学药物主要包括无机矿物质、合成有机药物或天然药物中提取的有效成分或通过发酵方法得到的抗生素或半抗生素，它是一类既有明确疗效，又具有确切化学结构的化合物。

根据化学结构分类，这种分类方法可给出药物的共同结构特点，且用此法分类的药物通常具有相似的药理学活性。如青霉素类抗生素均含有一个 β-内酰胺环，具有相同的杀菌机制。因此，此种分类方法在药物化学研究中是非常有用的。

高等药物化学认为根据药物作用的分子靶点分类是最有效的分类方法之一，这是因为它可以对所研究的药物进行合理的结构比较。

三、药物化学学科简介

药物化学是在分子水平上对药物作用机制进行了解，设计和合成新型药物的一门学科。一种有效的药物必须能与人体内的分子靶点相结合并能够到达靶点。也就是说，药物化学是关于药物的发现、确证和发展，并在分子水平上研究药物作用方式的一门综合性学科。它是以化学学科为基础,与生物化学、药理学、药代动力学和计算机科学等多学科相互渗透,并为药物分析、药剂学、制药工艺学等药学、制药等相关专业课程奠定相应的化学基础,是药学、制药领域的重要学科之一。其主要研究内容为化学药物的化学结构、理化性质、制备方法、构效关系、体内代谢、作用机制以及寻找新药的途径与方法。

药物化学是近 20 年来发展起来的一门学科。在此之前,对其的研究进展往往是通过反复试验、直觉或纯粹的幸运所取得的。虽然也根据已知活性化合物的结构合成了大量的类似物,但对药物作用的具体机制或与药物结合的靶点结构却知之甚少。如今生物学的进步已经促使人们对药物靶点和药物的作用机制有了深刻了解。因此,药物设计是靶点导向的设计,也是先导化合物导向的设计。

四、药物化学的具体工作类型

(1) 为有效、合理应用现有化学药物提供理论基础 研究已知药理作用并已临床应用化学药物的结构与理化性质的关系、药物中杂质的来源,为药物流通过程中的贮存和保管、药物分析过程中检测方法的建立、药物制剂过程中剂型的选择提供必要的化学理论和方法。研究药物的体内转化及构效关系,为临床药学研究这种药物的配伍禁忌和合理用药以及新药研发过程中药物的结构修饰奠定相应的化学基础。

(2) 为化学药物的生产提供科学合理、技术先进、经济实用的方法和工艺 研究现有化学药物的合成路线和工艺条件,不断优化和发展新原料、新试剂、新技术、新工艺和新方法,降低药品生产成本,不断提高药品的产量与质量,获取较高的经济效益。

(3) 不断探索开发新药的途径和方法 通过研究化学药物的结构和生物活性间的关系、药物在体内的代谢过程,对现有药物进行化学结构改造,研制疗效更好、毒性更小、副作用更少的新药。

五、新药研发——从概念到上市

通常一个新药物上市需要经历三个阶段:药物发现、药物设计和药物研发。

阶段一:药物发现,大多数药物化学项目研究是从确定一种药物的靶点开始的。然后进入试验程序,寻找有设计活性的化合物——先导化合物。

阶段二:药物设计,合成先导化合物的类似物并测试其活性,确定有重要活性化合物的结构特征,这些结构特征在改善药物的药效学和药物代谢动力学性质的设计中被保留。

阶段三:药物研发。为了评估所设计新药的性质和安全性,需要进行临床前试验。如果结果令人满意,接下来要开展临床试验。大批量的合成可与生物试验同步进行。管理部门负责批准药物的临床试验和上市。

一个专业的药物化学工作者在制药过程中应精通不同领域的技术,比如药物发现、药物设计、质量控制、放射合成和工业生产等。

六、化学药物的名称

1. 通用名称

药品使用通用名称,即同一处方或同一品种的药品使用相同的名称,有利于国家对药品的监督管理,有利于医生选用药品,有利于保护消费者合法权益,也有利于制药企业之间展开公平竞争。药品通用名称是新药开发者在新药申请时向政府主管部门提出的正式名称，不受专利和行政保护，也是文献、资料、教材以及药品说明书中标明有效成分的名称。

《中华人民共和国药典》（简称《中国药典》）或药品标准采用的通用名称，又称为药品法定名称。在我国，药品的通用名称，是根据国际通用药品名称、国家药典委员会《新药审批办法》的规定命名的。若某药物已在世界范围内使用，则将中国药典收载的药品通用名称转换为英文名称，即为国际非专利药名（INN），此为世界通用名称。

通用名称的主要命名原则为：中文名尽量与英文对应，以音译为主，长音节可缩减，不得超过6个汉字；简单有机化合物可用化学名，如对乙酰氨基酚；INN采用相同词干（词头或词尾）来表明同一类药物。

2. 商品名称

药物的商品名称又称商标名，是制药企业为保护自己开发产品的生产权或市场占有权，对其药品起的商品名。不同生产厂家生产的同一药物制剂可以以不同的名称命名，该名称经过注册批准后即为注册药名，具有专有性质，受到保护，故又称专利名称。

药物商品名称命名的基本要求：规范、不能暗示药品的疗效和用途。

3. 化学名称

药物的化学名称是依据药物的化学结构予以命名，药物的化学名称命名原则可参考国际纯粹与应用化学联合会（IUPAC）公布的有机化学命名原则及中国有机化合物命名原则（化学化工词典）。

用化学命名法命名药物是一种药物准确的命名，它有一母体基本结构，然后冠以取代基。一般药物的化学名非常长，不易掌握。

【知识拓展】

根据药品监管部门的要求，在药品外包装中字体最大、处在视觉最明显位置的应为按照《药品通用名称命名原则》组织制定并报卫生健康委员会备案的药品的法定名称，也就是药品的通用名，但由于通用名通常冗长拗口，经销商、普通消费者甚至医生有时也难以记清，因此大家更容易接受的实际上是药品包装上简短而上口的商品名。

七、药物化学的学习方法

注意掌握分类、机制、用途，从化学的角度区分官能团、杂环、异构体、结构编号等。

以结构为本，衍生出药物的性质、构效关系，注意总结、联系各类药物形成知识网络，逐步培养药物化学思维。

共同词干药物：

"西泮"——地西泮——苯二氮䓬类镇静催眠药

"巴比妥类"——苯巴比妥——巴比妥类抗癫痫药

"昔康"——美洛昔康——1,2-苯并噻嗪类非甾体抗炎药

"西林"——阿莫西林——青霉素类抗菌药

"头孢"——头孢氨苄——头孢类抗菌药

"沙星"——诺氟沙星——喹诺酮类抗菌药

"磺胺"——磺胺甲噁唑——磺胺类抗菌药

"康唑"——氟康唑——唑类抗真菌药

"夫定"——齐多夫定——嘧啶核苷类抗病毒药

"昔洛韦"——阿昔洛韦——嘌呤核苷类抗病毒药（疱疹）

"司特"——孟鲁司特——影响白三烯的平喘药

"替丁"——西咪替丁——H_2 受体阻断剂类抗溃疡药

"拉唑"——奥美拉唑——质子泵抑制剂类抗溃疡药

"必利"——伊托必利——促胃动力药

"洛尔"——普萘洛尔——β 受体阻断剂类心血管药

"地平"——硝苯地平——钙拮抗剂类心血管药

"普利"——卡托普利——ACE 抑制剂类抗高血压药

"沙坦"——氯沙坦——AⅡ受体拮抗剂类抗高血压药

"他汀"——洛伐他汀——HMG-CoA 还原酶抑制剂类调血脂药

"格列"——格列本脲——磺酰脲类胰岛素分泌促进剂类降糖药

"司琼"——昂丹司琼——5-HT_2 受体阻断剂类止吐药

药名提示结构：

"噻"——含"S"原子；一般成环：吩噻嗪类、噻吨类、氯噻平、昔康类（1,2-苯并噻嗪）、噻托溴铵、氢氯噻嗪、噻唑烷二酮类、噻康唑

"噁"——含"O"原子；一般成环：磺胺甲噁唑

"布"——含"丁基"；如布桂嗪、布洛芬、非布索坦、特布他林、班布特罗、布地奈德

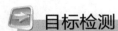

目标检测

一、单项选择题

1. 药物发现，大多数药物化学项目是从确定一种药物的（　　）开始的。
   A. 缓激肽　　　B. 组胺　　　C. 靶点　　　D. 前列腺素

2. （　　）是新药开发者在新药申请时向政府主管部门提出的正式名称，不受专利和行政保护，也是文献、资料、教材以及药品说明书中标明有效成分的名称。
   A. 药品通用名称　　B. 药品化学名称　　C. 药品商品名称　　D. 药品专利名称

二、多项选择题

1. 药物是指对疾病具有（　　）、（　　）和（　　）作用或用以调节机体生理功能的物质。
   A. 预防　　　B. 治疗　　　C. 诊断
   D. 测试　　　E. 康复

2. 根据药物的来源和性质不同，可分为（　　）或（　　）、（　　）和（　　）。
   A. 中药　　　B. 天然药物　　　C. 化学药物
   D. 生物药物　　E. 保健药

3. 通常一个新药物上市需要经历三个阶段——（　　）、（　　）和（　　）。
   A. 药物发现　　B. 药物设计　　C. 药物研发
   D. 药物应用　　E. 药物跟踪

三、简答题

1. 请结合专业实际，介绍药物化学的具体工作类型有哪些？
2. 为什么药物要尽快申请专利？

第一章

解热镇痛药、非甾体抗炎药和抗痛风病药

【药物化学经典案例】

百年老药阿司匹林

阿司匹林这一种药,它的年龄超过了120岁。它与青霉素、安定并称为"医药史上三大经典药物"。它为人类减少死亡,延长寿命,尤其是为降低心梗死亡率提供了简单有效而经济的手段。从它诞生那一刻起,围绕着它的争论就没有停止过。

1. 柳树皮中找到止痛药

西方医学史上最早记载的关于阿司匹林的故事始于1897年。但实际上,阿司匹林的传奇历史几乎和人类文明一样漫长。古苏美尔人的泥板上就有用柳树叶子治疗关节炎的记载——公元前1500年,古埃及的《埃伯斯氏古医集》记载了用柳树皮、树叶涂抹身体,可缓解关节炎和背部疼痛。

而被尊为"医学之父"的古希腊著名医师希波克拉底曾把柳树皮磨成药粉让病人服用。希波克拉底从柳树中找到的镇痛药就是阿司匹林的原型——水杨酸,并把它写进了自己的著作中。虽然水杨酸能镇痛,但它有着几乎无法去除的副作用,如损伤胃黏膜,导致胃出血,这使得很多患者控制了风湿却不得不忍受胃病带来的痛苦。

19世纪末,化学家菲利克斯·霍夫曼的父亲老霍夫曼,用水杨酸驱除关节炎带来的疼痛,但呕吐和胃部不适让他痛不欲生。或许是不堪忍受父亲因服药带来的巨大痛苦,霍夫曼查阅了一系列论文,终于找到了一种方法,生产出了稳定且副作用较小的乙酰水杨酸(ASA,阿司匹林的主要成分)。从此,风湿病治疗的历史被改变。

1899年3月6日,阿司匹林的发明专利申请被通过,商品专利号为36433。阿司匹林开始在位于德国伍珀塔尔的埃尔伯福特工厂生产,从此阿司匹林便问世了。

2. 阿司匹林可预防心脏病

很快,阿司匹林便以镇痛药的身份畅销全球。在临床应用中,有医生发现服用阿司匹林和心脏病发病率存在一定的关系,尽管他们并不确定。

英国加地夫大学流行病学教授彼得埃尔伍德博士及其团队在1974年发表了一次研究成果,对心肌梗死后使用阿司匹林与死亡率的关系进行了首次随机性试验,这引起了全世界对阿司匹林降低心血管疾病发生率的研究兴趣。1980年,通过对阿司匹林在心脏病预防上的各项试验结果进行总结分析,得出了令人信服的结论:阿司匹林可以降低25%~30%的心脏病发作风险。

阿司匹林之所以能够降低心脏病发病率,是因为它可以抑制血小板某些特性从而稀释血液,让服用者的血液不那么黏稠,一些由栓塞引发的心脑血管疾病就能够得以避免。

哈佛大学医学院的查尔斯·海尼肯斯博士在1983年开始了一项有22071名年龄大于40岁的健康男性医生参与的研究。5年以后，研究结果证明，服用阿司匹林的那一半人相比服用安慰剂的那一半人，心肌梗死风险降低44%，首次致死性心肌梗死发生率下降66%，糖尿病人群首次心肌梗死发生率下降61%。但同时也发现，服用阿司匹林的人比对照组有更高的脑出血的风险。此后的多项研究在证实阿司匹林能预防心脑血管疾病发生的同时，也揭示出阿司匹林增加了人们消化道出血、颅内出血、胃黏膜损伤发生的概率。

对于曾经有过心脏病发作和中风史的患者，以及确诊的冠心病患者，服用阿司匹林治疗没有异议。但是对于没有心脏病和心脑血管疾病发作史，却有此种风险的人群，是否应该常规服用阿司匹林，却一直有着争议。

3. 阿司匹林是把双刃剑

2010年6月，首次在中国召开的"世界心脏病学大会"上，"阿司匹林"这个词又被频频提起，纷争也并不少。不是每个人都适合使用阿司匹林，但在心血管疾病的一级预防上，中国专家们却达成了共识。世界心脏联盟前任主席沙赫里亚尔阿·谢赫教授也向与会的全球专家呼吁，加强心血管疾病的一级预防，除培养健康的生活方式、加强健康教育外，另一个不可或缺的方法就是长期小剂量服用阿司匹林。

2010年《中国内科杂志》上刊载了一篇由中国医师协会心血管内科分会署名的文章《心血管疾病一级预防中国专家共识》，文章作者是著名的健康教育专家、中华医学会心血管分会主任委员胡大一。文章中列出了包括年龄、性别、种族、家族史、高胆固醇血症、吸烟、糖尿病、高血压、腹型肥胖、缺乏运动、饮食缺少蔬菜水果、精神紧张12种心血管病高危因素，而且建立了中国人缺血性心血管发病危险的评估方法。

由于老年、糖尿病、高血压等特征人群既是血栓高危人群，也是出血高危人群，根据评估结果，如果未来10年心血管风险大于8%，则服用阿司匹林的获益要大于风险；若是评估的风险小于6%，则风险要大于获益。8%和6%的风险如何评估出来呢？这需要找专业心内科医生进行评估。

12种心血管病高危因素中，一个人如果占到超过了三项，建议到医院做准确评估，在医生的指导下科学合理使用阿司匹林或采取其他干预方式。

解热镇痛药和非甾体抗炎药（NSAIDs）是全球用量很大的一类药物。解热镇痛药以解热、镇痛作用为主，其中多数兼有抗炎和抗风湿作用；非甾体抗炎药以抗炎作用为主，多数有解热、镇痛作用。

解热镇痛药和非甾体抗炎药都是通过抑制环氧合酶（COX）或脂氧合酶（LOX）以阻断前列腺素类（PGs）或白三烯类（LTs）化合物的合成与释放，从而发挥解热、镇痛和抗炎作用的。这两类药物并无本质区别，在化学结构和抗炎机制上都与肾上腺皮质激素类抗炎药不同，现也统称为非甾体抗炎药（NSAIDs）。

解热镇痛药和非甾体抗炎药所针对的疾病均属常见病、多发病，因此世界上对此类药物的需求量很大，其中一些药物的新用途如阿司匹林的抗血栓形成作用更是拓宽了用药领域。

痛风是由于体内嘌呤代谢紊乱或尿酸排泄减少而引起的一种疾病，主要表现在尿酸过多、反复发作性关节炎及肾脏损害等。抗痛风病药在结构上无明显规律，临床治疗主要以秋水仙碱、非甾体抗炎药、激素、促进尿酸排泄药（如丙磺舒、磺吡酮及苯溴马隆）和抑制尿酸合成药（别嘌呤醇）为主。这些药物在治疗上都有缺陷，疗效差、副作用大成为其临床应用的瓶颈。

第一节 解热镇痛药

解热镇痛药是一类能使发热病人的体温降至正常水平，并能缓解疼痛的药物。其作用部位主要在外周，镇痛范围限于头痛、牙痛、神经痛、肌肉痛、关节痛和痛经等慢性钝痛，对急性锐痛如创伤性疼痛和内脏平滑肌痉挛所致的绞痛等几乎无效。这类药物大多数对风湿病和痛风疼痛能减轻其症状，除苯胺类药物外均有一定抗炎作用，不易产生耐受性及成瘾性。

其解热作用是通过作用于下丘脑的体温调节中枢，从而引起外周血管扩张，皮肤血流增加，出汗，使散热增加；其镇痛作用则是通过抑制环氧合酶（COX），减少炎症介质，即抑制前列腺素（致痛物质）和血栓素的合成来实现的。按化学结构分为以下几类。

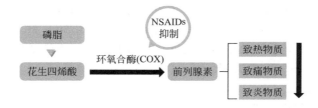

【知识拓展】

COX 有两种同工酶：COX-1 和 COX-2。

COX-2，引起炎症反应；COX-1，在人体组织存在，具有生理作用。胃壁 COX-1 促进胃壁血流、分泌黏液和碳酸氢盐以中和胃酸，保护胃黏膜不受损伤。血小板 COX-1 使血小板聚集和血管收缩。肾组织内同时具有 COX-1 和 COX-2，共同维护生理功能。

一、水杨酸类

最早使用的一类解热镇痛药为水杨酸类。早在 19 世纪以前，人们就知道咀嚼柳树皮可以退热和缓解牙痛、肌肉痛，1838 年从柳树皮中提取得到水杨酸，1860 年 Kolbe 首次用化学方法合成水杨酸；1875 年水杨酸钠作为解热镇痛药和抗风湿药首次应用于临床，但其对胃肠道刺激性较大。1899 年水杨酸的衍生物——阿司匹林正式在临床使用，并应用至今。

水杨酸　　　水杨酸钠　　　阿司匹林

阿司匹林结构中的羧基是产生解热、镇痛、抗炎作用的重要基团，但也是引起胃肠道刺激的主要基团，口服用药对胃黏膜有刺激性，长期使用或剂量过大可诱发并加重溃疡病，甚至引起胃出血。因此，人们对阿司匹林的结构进行了一系列修饰，以寻找疗效更好、毒副作用更小的水杨酸衍生物，如制成相应的盐、酯和酰胺，可以降低羧基的酸性，减少或消除其刺激胃肠道的不良反应,在其羧基或羟基的对位引入氟代苯基也能起到同样的效果。

典型药物:阿司匹林

【药物名称】化学名为 2-(乙酰氧基)苯甲酸,又名乙酰水杨酸。

【理化性质】本品为白色结晶或结晶性粉末,无臭或微带乙酸臭,味微酸;在乙醇中易溶,氯仿和乙醚中可溶,水中微溶。因含游离羧基,显弱酸性,pK_a 为 3.5。

本品含酚酯结构,又因羧基的邻助作用,使其遇湿、酸、碱以及受热和微量金属离子催化易水解成水杨酸和乙酸;前者在空气中见光或遇氧气可自动氧化生成醌型化合物而变色(淡黄→红棕色→深棕色),故本品应密封、防潮、避光保存。

本品水溶液加热煮沸放冷后,滴加 $FeCl_3$ 试剂,显紫堇色。依此法可区别阿司匹林和水杨酸(水杨酸加 $FeCl_3$ 试剂即显紫堇色)。

【知识拓展】
合成工艺:本品的化学合成方法,国内外均采用水杨酸和乙酸酐酰化工艺。
此合成反应简单。实验室用浓硫酸作催化剂,在 50~60℃ 的水浴上加热约 30min 即可完成反应,但硫酸根不易洗脱。工业上用乙酸作催化剂,可避免产生杂质硫酸根,但需在 70~80℃ 回流 8h。

【临床应用】本品口服易吸收,具有较强的解热、镇痛和消炎、抗风湿作用,临床广泛用于感冒发热、头痛、神经痛、牙疼、肌肉痛、关节痛、急慢性风湿痛及类风湿痛等症的治疗。由于其具有抑制血小板凝聚作用,可用于防治动脉血栓和心肌梗死;本品还有促进尿酸排泄的作用,可用于痛风的治疗。

【知识拓展】
乙酰水杨酸精制技术的好坏直接影响产品的质量,采用有机溶剂重结晶,以计算机可变程序控制结晶,可获得密度大、均匀度和流动性好的立方型结晶,可减少和消除原料及生产过程中的杂质异物,适应直接压片和其他剂型的要求。

二、乙酰苯胺类

1886 年将苯胺乙酰化得乙酰苯胺,俗称"退热冰",曾用于临床,但因毒性大,现已被淘汰。1887 年将乙酰苯胺代谢物对氨基酚分子中羟基醚化、氨基酰化,得到非那西丁,解热镇痛作用良好,但因其代谢产物对肾、血红蛋白及视网膜均产生毒性,并有致突变、致癌作用,现已被淘汰。直到 1948 年,Brodie 发现非那西丁的一种代谢物对乙酰氨基酚,其毒副作用小,解热镇痛作用优良,成为乙酰苯胺类的代表药物。

R=H	R=OC$_2$H$_5$	R=OH
乙酰苯胺	非那西丁	对乙酰氨基酚

典型药物：对乙酰氨基酚

$$HO-\underset{}{\underset{}{\bigcirc}}-NHCOCH_3$$

【药物名称】化学名为 4-羟基乙酰苯胺，又名扑热息痛。

【理化性质】本品为白色结晶或结晶性粉末，无臭，味微苦；在丙酮中溶解，易溶于热水或乙醇，略溶于水，pK_a 为 9.7。本品结构中含酚羟基，遇 $FeCl_3$ 试剂显蓝紫色；本品水解产物在酸性条件下，可与亚硝酸钠发生重氮化反应，再与碱性 β-萘酚试液偶合产生橙红色沉淀。

本品分子中具有酰胺键结构，室温下其固体在干燥的空气中很稳定，但露置在潮湿的空气中会水解，生成对氨基酚，毒性较大，并进一步氧化成有色的醌型化合物（黄色→红棕色→暗棕色），应注意避光保存。其遇酸、碱会加速水解，水溶液在 pH 为 5～7 时较稳定。

【知识拓展】

合成工艺：本品的合成方法很多，关键是中间体对氨基酚的制备。如以苯酚为原料的合成路线如下：

$$\underset{}{\underset{OH}{\bigcirc}} \xrightarrow{HNO_3 \atop H_2SO_4} \underset{NO_2}{\underset{OH}{\bigcirc}} \xrightarrow{Fe,HCl} \underset{NH_2}{\underset{OH}{\bigcirc}} \xrightarrow{CH_3COOH} \underset{NHCOCH_3}{\underset{OH}{\bigcirc}}$$

本品成品中可能含有少量中间体对氨基酚，或因贮存不当成品部分水解也会带入对氨基酚，由于对氨基酚毒性大，故《中国药典》规定其含量不得超过十万分之五，该杂质可与亚硝酰铁氰化钠试液作用显色。

【临床应用】本品是目前临床上常用的解热镇痛药，口服吸收迅速，可用于发热、疼痛，解热镇痛效果与阿司匹林基本相同，但无抗炎、抗风湿作用。其可用于中、重度发热；轻、中度疼痛，如头痛、肌痛、痛经、关节痛、癌性疼痛等。其在正常剂量下对肝脏无损害，毒副作用小，尤其适用于胃溃疡病人及儿童。其代谢物为乙酰亚胺醌，具有肝肾毒性，若过量服用，可用谷胱甘肽、乙酰半胱氨酸解毒。

贝诺酯（又名苯乐来、扑炎痛）是利用前药原理和拼合原理将阿司匹林的羧基和对乙酰氨基酚的羟基酯化缩合而成的一个前体药物（1965 年合成成功）。

第二节 非甾体抗炎药

非甾体抗炎药是从 20 世纪 40 年代初迅猛发展起来的一类疗效更好、不良反应更少的抗炎药，现已有不少新药陆续应用于临床。该类药物主要用于风湿/类风湿关节炎、风湿热、红斑狼疮及各型关节炎等炎症，对感染性炎症也有一定的疗效。

一、芳基烷酸类

芳基烷酸类是发展较快、应用较多的一类非甾体抗炎药，其结构通式及分类如下：

$$\underset{\mathrm{Ar-CHCOOH}}{\overset{\mathrm{R}}{|}}$$

Ar	R	
芳环或芳杂环	—H	芳基乙酸类
芳环或芳杂环	—CH₃	芳基丙酸类

1. 芳基乙酸类

5-羟色胺是炎症反应中的一个化学致痛物质，它在体内的合成与色氨酸有关，风湿患者的色氨酸代谢水平较高，这些代谢物中都有吲哚结构，因此在对吲哚乙酸衍生物的构效关系进行研究时，从吲哚乙酸结构改造着手发现了吲哚美辛（1961 年）具有很强的抗炎、镇痛活性，但毒副作用较严重，这引起了人们极大的兴趣，并合成了大量衍生物。吲哚美辛是这类药物的代表，主要应用于风湿病的炎症疼痛及急性骨骼肌损伤以及急性痛风性关节炎、痛经等。

为了克服吲哚美辛羧基酸性对胃肠道的刺激及本品对肝脏、心血管系统的毒副作用，通过结构改造，分别得到舒林酸、托美丁、依托度酸、双氯芬酸钠、萘丁美酮以及芬布芬等具有特色的芳基乙酸类抗炎药。

双氯芬酸钠又名双氯灭痛，适用于急、慢性关节炎和软组织风湿所致疼痛，创伤后、术后的疼痛以及牙痛、头痛等，还用于解热、痛经及拔牙后止痛等。其解热镇痛抗炎作用强，不良反应小，在非甾体抗炎药中使用剂量最小。

舒林酸转变为舒林酸还原成分，药用其顺式体，前药则是甲基亚砜转变为甲硫基起效，该药物副作用轻，长期使用不会引起肾坏死。

萘丁美酮转化为 6-甲氧基-2-萘乙酸起效，非酸性前体药物丁酮转化为乙酸起效，该药物为选择性抑制 COX-2，不影响血小板聚集，肾功能不受损，胃肠道反应小。

典型药物：吲哚美辛

【药物名称】化学名为 2-甲基-1-(4-氯苯甲酰基)-5-甲氧基-1H-吲哚-3-乙酸，又名消炎痛。

【理化性质】乙酸基为必需基团，5 位甲氧基可防止代谢，2 位甲基可加强与受体结合，主要代谢为 5 位 O 去甲基。本品室温下在空气中稳定，但对光敏感。

本品的强碱性溶液与重铬酸钾和硫酸反应显紫色，与亚硝酸钠和盐酸反应显绿色，放置后渐变黄色。另本品有吲哚环，可与新鲜的香草醛盐酸液共热，呈玫瑰紫色。

【临床应用】本品口服吸收迅速，对缓解炎症疼痛作用明显，为环氧合酶抑制剂，主要用于治疗类风湿性关节炎、强直性脊椎炎、骨关节炎。因其毒副作用较严重，一般作成搽剂、栓剂等使用。

2. 芳基丙酸类

芳基丙酸类是在芳基乙酸类的基础上发展起来的。在研究芳基乙酸类构效关系时，发现苯环上引入疏水基团如异丁基可增强抗炎活性，进一步将乙酸基 α 碳上引入甲基后产生芳基丙酸类，得到了布洛芬（1966 年），其不但消炎镇痛作用增强，且毒性下降，成为临床常用的非甾体抗炎药。布洛芬的出现，引起了人们对芳基丙酸类化合物及其构效关系的广泛研究，相继开发了许多优良药物。

芳基丙酸类抗炎药可用下列通式表示：

$$X\text{-}\underset{}{\text{C}_6\text{H}_4}\text{-}\underset{\underset{\text{CH}_3}{|}}{\overset{\overset{\text{H}}{|}}{\text{C}}}\text{-COOH}$$

对其的构效关系研究表明：①羧基应连在一平面结构的芳环（通常是苯环，也可以是芳杂环）上。②羧基与芳环之间一般相隔一个碳原子。羧基α位上有一个甲基以限制羧基的自由旋转，使其维持适当构型与受体或酶结合，以增强其消炎镇痛作用。③在芳环上羧基的对位或间位可引入另一疏水基团X，以增强抗炎活性，X可以是烷基、苯环、芳杂环、环己基等，如非诺洛芬和酮洛芬。④在芳环上羧基的对位若引入疏水基后，还可在间位引入吸电子基团如F、Cl等，以加强其抗炎作用，如氟比洛芬和吡洛芬。

【知识拓展】

芳基丙酸类的光学异构体与活性的关系

芳基丙酸类药物羧基α位有不对称碳原子，都有两个旋光异构体。因对酶的适应性不同，同一药物的对映异构体活性和代谢表现也不同。一般地，S-异构体的活性比R-异构体强35倍。目前临床仅萘普生药用$S(+)$-异构体（右旋体），布洛芬药用外消旋体或$S(+)$-异构体（右旋体），其他药物则用外消旋体。

布洛芬常用外消旋体是因其拆分困难，且在体内较低活性的$R(-)$-异构体（左旋体）可代谢转化为有较高活性的$S(+)$-异构体（右旋体）。布洛芬如药用$S(+)$-异构体时，剂量只需外消旋体的一半。

典型药物：布洛芬

$$\text{(CH}_3\text{)}_2\text{CHCH}_2\text{-}\underset{}{\text{C}_6\text{H}_4}\text{-}\overset{\overset{\text{CH}_3}{|}}{\underset{*}{\text{CH}}}\text{COOH}$$

【药物名称】化学名为α-甲基-4-(2-甲基丙基)苯乙酸，又名异丁苯丙酸。

【理化性质】本品为白色结晶性粉末，有异臭，无味；易溶于乙醇、氯仿、乙醚和丙酮，不溶于水。药用品为外消旋体。pK_a为5.2，可溶于氢氧化钠或碳酸钠溶液。

异丙基上甲基使得该药物消炎作用增加，毒性降低。其S-异构体活性比R-异构体强，市售外消旋体，在体内无效$R(-)$-异构体（左旋体）转化为$S(+)$-异构体（右旋体）。

本品与氯化亚砜作用后，与乙醇成酯，在碱性条件下加盐酸羟胺生成羟肟酸，然后在酸性条件下与三氯化铁试液作用生成红色至暗红色的异羟肟酸铁。

【知识拓展】

合成工艺：布洛芬的合成有多种方法，其中较为常用的是经Darzens法制得缩水甘油酯。该方法以异丁苯为原料，通过Friedel-Crafts反应制得4-异丁基苯乙酮，再经过Darzens缩合反应生成3-(4'-异丁基苯)-2,3-环氧丁酸乙酯，经碱性水解、酸化脱羧，重排为2-(4'-异丁基苯)丙醛，最后在碱性溶液中用硝酸银氧化制得布洛芬。

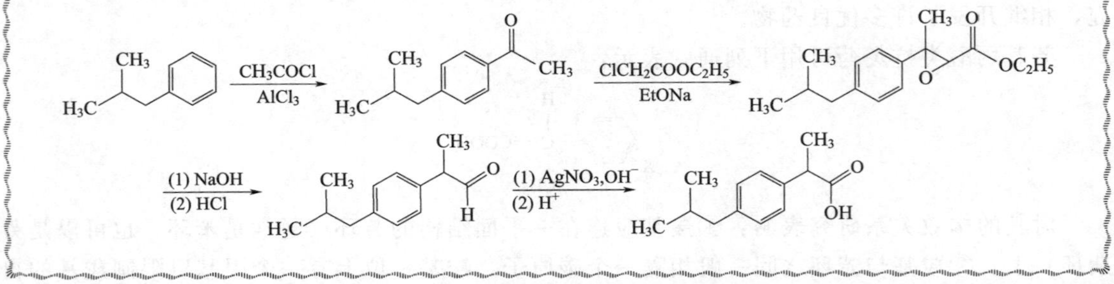

$$\text{布洛芬合成路线（图示）}$$

【临床应用】本品口服后很快吸收，消炎、镇痛和解热作用均大于阿司匹林，胃肠道副作用小，临床上广泛用于类风湿性关节炎、神经炎、咽喉炎及支气管炎等，并可缓解术后疼痛、牙痛、软组织疼痛等，即用于慢性关节炎的关节肿痛；软组织风湿疼痛，如肩痛、腱鞘炎、肌痛及运动后损伤性疼痛；急性疼痛，如手术后、创伤后、牙痛、头痛；解热等。

典型药物：萘普生

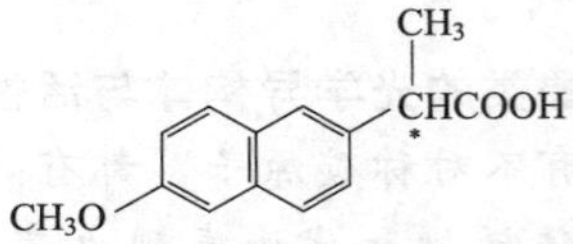

【药物名称】化学名为 $(+)-(S)$-6-甲氧基-α-甲基-2-萘乙酸。

【理化性质】本品为白色结晶性粉末，几乎不溶于水，溶于乙醇，pK_a 为 5.2，光照可缓慢变色，需避光保存。

【临床应用】本品适用于治疗风湿性及类风湿性关节炎、强直性脊椎炎等疾病。药用品为 $S(+)$-异构体。其生物活性是阿司匹林的 12 倍、布洛芬的 3～4 倍。

临床上应用的芳基烷酸类药物数量较多，现择要介绍其他常用药物，见表 1-1。

二、1,2-苯并噻嗪类

1,2-苯并噻嗪类（又称昔康类）的研究始于 20 世纪 70 年代，为新型的消炎镇痛药，对 COX-2 有一定的选择性抑制作用。本类药物结构中虽无羧基，但含有酸性的烯醇羟基，有关药物结构如下：

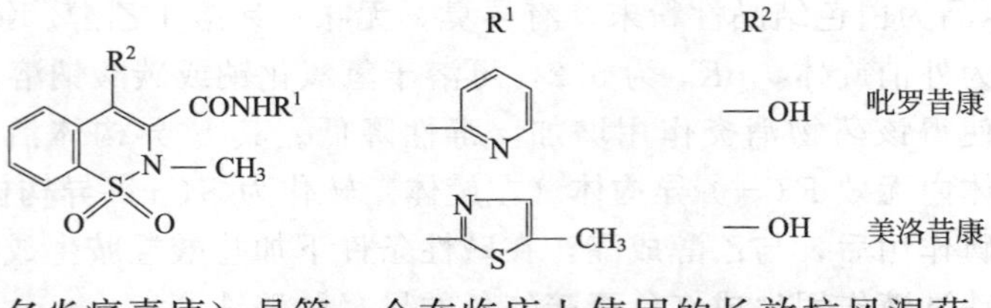

	R^1	R^2	
	2-吡啶基	—OH	吡罗昔康
	5-甲基噻唑基	—OH	美洛昔康

吡罗昔康（又名炎痛喜康）是第一个在临床上使用的长效抗风湿药，每日服一次，24h 有效；它是可逆的环氧合酶抑制剂，具有疗效显著、作用持久、耐受性好、不良反应少等特点。美洛昔康为高度的 COX-2 选择性抑制剂，对慢性风湿性关节炎的抗炎、镇痛效果与吡罗昔康相同，但对胃及十二指肠溃疡的诱发较吡罗昔康弱，可用于长期治疗类风湿性关节炎。

该类药物的药效基团为烯醇结构，显酸性；N-取代为甲基时，活性最强。美洛昔康作用于 COX-2，无胃肠道副作用，抗炎作用优于吡罗昔康。在抗炎作用的强度上，舒多昔康优于吡罗昔康。

表 1-1　其他常用芳基烷酸类非甾体抗炎药

芳基乙酸类		芳基丙酸类	
药物名称与结构	类型与作用特点	药物名称与结构	类型与作用特点
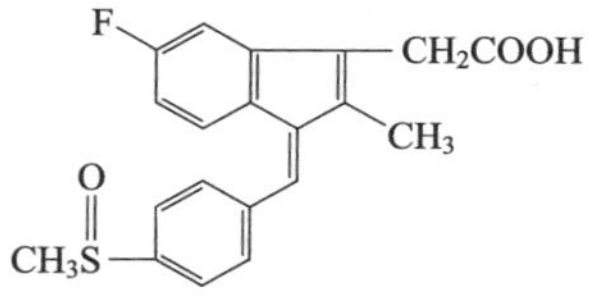 舒林酸	系用—CH＝替代吲哚美辛结构中—N＝得到的茚酸类前药。作用为吲哚美辛的 1/2，作用持久、不良反应少	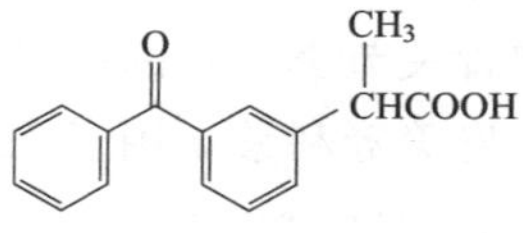 酮洛芬	为高效解热药，其解热作用比吲哚美辛强 4 倍、比阿司匹林强 100 倍
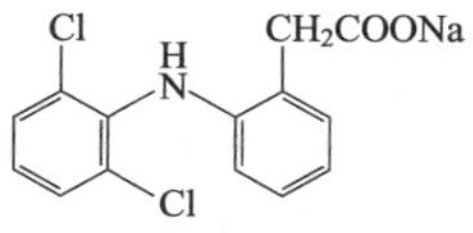 双氯芬酸钠	适用于急、慢性关节炎和软组织风湿所致疼痛，以及创伤后、术后的疼痛和牙痛、头痛等，解热、痛经及拔牙后止痛	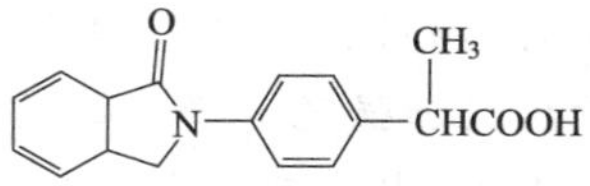 吲哚洛芬	抗炎作用强于吲哚美辛
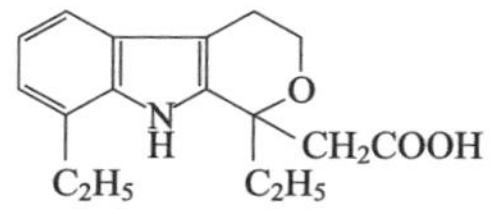 依托度酸	属吡喃乙酸类，消炎作用与阿司匹林相似	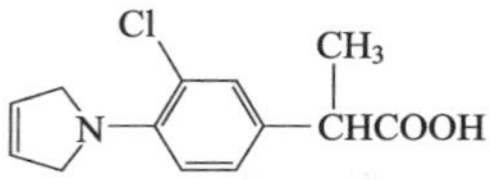 吡洛芬	疗效优于吲哚美辛，不良反应比吲哚美辛和阿司匹林少
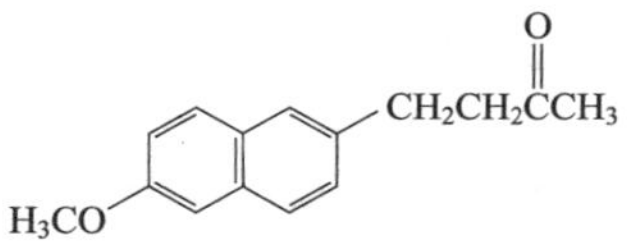 萘丁美酮	为非酸性前体药物，需经体内代谢为 6-甲氧基-2-萘乙酸产生活性，对 COX-2 有选择性抑制作用，抗炎作用是吲哚美辛的 1/3	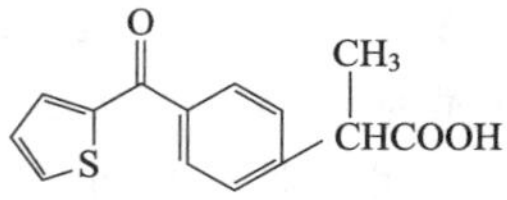 舒洛芬	镇痛作用和抗炎活性分别是阿司匹林的 200 倍和 2～14 倍
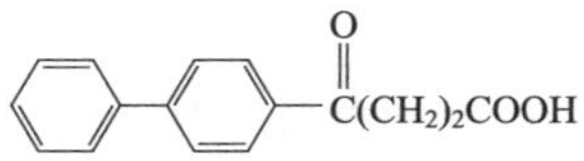 芬布芬	为酮酸型前药。具有长效消炎作用，胃肠道不良反应少		

三、选择性 COX-2 抑制剂

塞来昔布是目前临床上常用的一种环氧合酶-2（COX-2）特异性抑制剂，由美国 GD Searle & Pfizer 公司研发成功，1999 年上市销售，商品名为 Celebrex、西乐葆，本品有显著的止痛抗炎作用，上消化道溃疡及其他并发症的发生率最低。

塞来昔布为非甾体抗炎药，通过抑制环氧合酶-2（COX-2）阻断花生四烯酸合成前列腺素而发挥抗炎镇痛作用。其临床适用于治疗急、慢性骨关节炎和类风湿性关节炎。

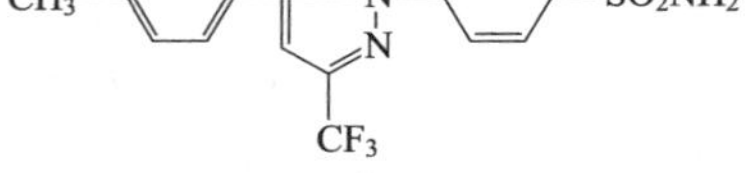

塞来昔布 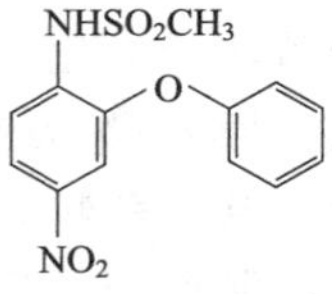　　尼美舒利

塞来昔布为选择性COX-2抑制剂，磺酰基体积大使其不易与COX-1结合，所以避免了胃肠道副作用，但有心血管事件风险。依托考昔适用于治疗骨关节炎急性期和慢性期的症状和体征，也可用于治疗急性痛风性关节炎。

尼美舒利为非甾体抗炎药，仅在至少一种其他非甾体抗炎药治疗失败的情况下使用，可用于慢性关节炎（如骨关节炎等）的疼痛、手术和急性创伤后的疼痛、原发性痛经的症状治疗。主要用药禁忌：尼美舒利禁止用于12岁以下儿童。

【知识拓展】

早在2011年，国家食品药品监督管理局就曾下发了一条《关于加强尼美舒利口服制剂使用管理的通知》。该通知规定：根据尼美舒利口服制剂不良反应监测报告，决定采取进一步措施加强尼美舒利口服制剂使用管理，调整尼美舒利临床使用，明确尼美舒利禁止用于12岁以下儿童。也就是说，按照国家相关政策，不能对儿童使用尼美舒利这种药。

【知识拓展】

1. 发热首选对乙酰氨基酚；镇痛首选对乙酰氨基酚或阿司匹林，不能奏效再用萘普生。

2. 权衡利弊

（1）有胃肠道病史者——选择性COX-2抑制剂；有心肌梗死、脑梗死病史患者则避免使用选择性COX-2抑制剂。

（2）一种药足量使用1~2周后无效才更改为另一种。避免两种或两种以上同时服用，因其疗效不叠加，而不良反应增多。

（3）不宜空腹服用。服药期间应戒酒——乙醇可致出血和出血时间延长。

（4）阶梯式加量、阶梯式渐次减量。

3. 对创伤性剧痛和内脏平滑肌痉挛引起的疼痛（痛经除外）——中枢神经系统镇痛药；对急性疼痛——对乙酰氨基酚+麻醉性镇痛药。

第三节 抗痛风病药

痛风即血尿酸增高及尿酸盐结晶在关节和组织沉积而引起的综合征。以下主要从作用机制的角度对抗痛风病药进行介绍。

一、抑制尿酸生成药物

作用机制为抑制黄嘌呤氧化酶，抑制尿酸生成。其代谢物别黄嘌呤也抑制尿酸生成。该类药作用于各种痛风：原发/继发高尿酸血症、痛风石、尿酸性肾结石、尿酸性肾病、伴肾功能不全高尿酸血症，常见药物有别嘌醇和非布司他。其中非布司他对氧化型和还原型的黄嘌呤氧化酶均有显著抑制作用，且作用更强大和持久，也更安全。它的选择性和活性都强于别嘌醇，在肝脏代谢，对肾功能不良患者无影响。

典型药物：别嘌醇

【药物名称】化学名为1H-吡唑并[3,4-d]嘧啶-4-醇。

【理化性质】白色或类白色结晶粉末，几乎无臭，在碱液中易溶，微溶于水或乙醇，不溶于氯仿。在pH为3.1~3.4时最稳定。

【作用特点】是唯一在临床应用的黄嘌呤氧化酶抑制剂。主要用于确定性痛风患者的治疗，特别是同时有尿石形成者。

【临床应用】血尿酸和24h尿酸过多；有痛风结石、泌尿系统结石，不宜应用促进尿酸排出药者；预防痛风关节炎的复发。

二、促进尿酸排泄药物

作用机制为促进尿酸排泄，促进已形成尿酸盐溶解，无抗炎镇痛作用。该类药物相互作用则为减少氨甲蝶呤、磺胺药、降糖药、青霉素、利福平、肝素代谢和排泄；加速别嘌醇代谢。常见药物为丙磺舒、苯溴马隆。该类药物能抑制肾小管对尿酸盐的重吸收，使尿酸排出增加；亦促进尿酸结晶的重新溶解。而苯溴马隆需在痛风性关节炎急性发作症状控制后方能使用。

典型药物：丙磺舒

【药物名称】化学名为对-[(二丙氨基)磺酰基]苯甲酸。

【理化性质】白色结晶性粉末，无臭，味微苦，易溶于丙酮，略溶于乙醇和氯仿，几乎不溶于水；在稀氢氧化钠溶液中溶解，在稀酸中几乎不溶。

【临床应用】可缓解或防止尿酸盐结晶的生成，减少关节的损伤，亦可促进已形成的尿酸盐溶解，用于慢性痛风的治疗。

三、促进尿酸分解药物

通过促进已经形成的尿酸分解来降低尿酸水平，进而达到控制痛风的目的。该类药物较新，常见药物为拉布立酶和聚乙二醇尿酸酶。

拉布立酶为重组尿酸氧化酶，可用于治疗和预防具有高危肿瘤溶解综合征的血液恶性肿瘤病人的急性高尿酸血症，尤其适用于化疗引起的高尿酸血症病人。本品应在化疗前或化疗早期使用。

聚乙二醇尿酸酶用于常规治疗无效或常规治疗无法耐受的成年痛风患者的治疗，能够将尿酸代谢成无害物质并经过尿液排出体外来降低痛风患者体内的尿酸水平。该药物的给药方式为静脉注射，每两周注射一次。

四、抑制粒细胞浸润——选择性抗急性痛风性关节炎药物

该类药物的作用机制包括抑制粒细胞浸润和白细胞趋化；抑制磷脂酶 A_2，减少单核细

胞和中性白细胞释放前列腺素和白三烯；抑制局部细胞产生 IL-6。

秋水仙碱是一种生物碱，因最初从百合科植物秋水仙中提取出来，故名，也称秋水仙素。纯秋水仙碱呈黄色针状结晶，熔点157℃；易溶于水、乙醇和氯仿；味苦，有毒。秋水仙碱能抑制有丝分裂，破坏纺锤体，使染色体停滞在分裂中期。这种由秋水仙碱引起的不正常分裂，称为秋水仙碱有丝分裂。在这样的有丝分裂中，染色体虽然纵裂，但细胞不分裂，不能形成两个子细胞，因而使染色体加倍。自1937年美国学者布莱克斯利等，用秋水仙碱加倍曼陀罗等植物的染色体数获得成功以后，秋水仙碱就被广泛应用于细胞学、遗传学的研究和植物育种中。该药物可能是通过减低白细胞活动和吞噬作用及减少乳酸形成从而减少尿酸结晶的沉积，减轻炎性反应，从而起止痛作用。其主要用于急性痛风，对一般疼痛、炎症和慢性痛风无效。对其结构等总结如下。

典型药物：秋水仙碱

【药物名称】化学名为 N-(5,6,7,9-四氢-1,2,3,10-四甲氧基-9-氧代-苯并[a]庚间三烯并庚间三烯-7-基)乙酰胺。

【理化性质】本品为类白色至淡黄色结晶性粉末，遇光颜色变深，需避光密闭保存。本品在乙醇或三氯甲烷中易溶，在水中溶解（但在一定浓度的水溶液中能形成半水合物结晶析出），在乙醚中极微溶解。

【作用特点】天然生物碱，控制炎症；仅用于痛风急性期，有抗肿瘤作用，有骨髓抑制副作用，不良反应与剂量相关，口服比静注安全。

【抗痛风药总结】

秋水仙碱：仅有抗炎作用，对尿酸盐无影响；可抗肿瘤；

别嘌醇、非布司他：抑制尿酸生成（抑制黄嘌呤氧化酶）；

丙磺舒、苯溴马隆：促进尿酸排泄（抑制肾小管对尿酸主动重吸收）。

【知识拓展】

痛风首选非药物治疗——极为重要！包括：①禁酒（啤酒、白酒）；②饮食控制（限制嘌呤摄入）；③碱化尿液；④生活调节（多食草莓、香蕉、橙橘或果汁）。如能坚持，可避免或减少抑酸药和排酸药的不良反应和剂量。

目标检测

一、单项选择题

1. 解热镇痛和非甾体抗炎药主要是通过抑制下列哪种物质的合成而起作用的？（ ）
   A. 缓激肽　　　　B. 组胺　　　　C. 5-羟色胺　　　　D. 前列腺素

2. 属于3,5-吡唑烷酮类的非甾体抗炎药是（　　）。
   A. 羟布宗　　　　B. 吲哚美辛　　　C. 布洛芬　　　　D. 吡罗昔康
3. 对乙酰氨基酚是在研究下列哪个化合物的代谢物时发现的？（　　）
   A. 苯胺　　　　　B. 乙酰苯胺　　　C. 对氨基酚　　　D. 非那西丁
4. 布洛芬药用品的构型是（　　）。
   A. 左旋体　　　　B. 右旋体　　　　C. 外消旋体　　　D. 内消旋体
5. 萘普生药用品的构型是（　　）。
   A. $R(-)$　　　　B. $R(+)$　　　　C. 外消旋体　　　D. 内消旋体
6. 对乙酰水杨酸说法错误的是（　　）。
   A. 结构中含游离酚羟基　　　　　　B. 该药物是COX抑制剂
   C. 活性基团是羧基　　　　　　　　D. 该药物具抗血小板作用
   E. 该药物易水解
7. 分子中含嘌呤结构，通过抑制黄嘌呤氧化酶，减少尿酸生物合成而发挥作用的抗痛风病药物是（　　）。
   A. 秋水仙碱　　　B. 别嘌醇　　　　C. 丙磺舒
   D. 非布司他　　　E. 苯溴马隆

二、多项选择题

1. 贝诺酯是由下列哪几种药物拼合而成的？（　　）
   A. 阿司匹林　　　B. 对乙酰氨基酚　C. 布洛芬
   D. 非那司他　　　E. 水杨酸
2. 属于芳基丙酸类的非甾体抗炎药是（　　）。
   A. 萘普生　　　　B. 吲哚美辛　　　C. 布洛芬
   D. 酮洛芬　　　　E. 吲哚洛芬
3. 下列哪些药物的水解产物可以发生重氮化-偶合反应？（　　）
   A. 对乙酰氨基酚　B. 羟布宗　　　　C. 萘普生
   D. 阿司匹林　　　E. 布洛芬
4. 下列哪些药物水解后可进一步被氧化变色？（　　）
   A. 阿司匹林　　　B. 对乙酰氨基酚　C. 吲哚美辛
   D. 布洛芬　　　　E. 贝诺酯
5. 下列哪些药物不属于环氧合酶-2选择性抑制剂？（　　）
   A. 阿司匹林　　　B. 双氯芬酸钠　　C. 吲哚美辛
   D. 美洛昔康　　　E. 布洛芬
6. 下列属于前体药物的是（　　）。
   A. 贝诺酯　　　　B. 萘普生　　　　C. 萘丁美酮
   D. 塞来昔布　　　E. 吲哚美辛

三、配伍选择题

1. A. 吡唑烷二酮类　B. 邻氨基苯甲酸类　C. 吲哚乙酸类　D. 芳基乙酸类
   E. 芳基丙酸类
   （1）甲灭酸　（2）布洛芬　（3）双氯芬酸钠　（4）吲哚美辛　（5）保泰松
2. A. 阿司匹林　B. 美沙酮　C. 尼可刹米　D. 山莨菪碱　E. 兰索拉唑
   （1）作用于M-胆碱受体　（2）作用于前列腺素合成酶　（3）作用于阿片受体
   （4）作用于质子泵　（5）作用于延髓

3. A. 对乙酰氨基酚 B. 阿司匹林 C. 舒林酸 D. 双氯芬酸钠 E. 美洛昔康
（1）属于前体药物的抗炎药　　（2）含有1,2-苯并噻嗪类结构的药物
（3）中毒可使用谷胱甘肽解救的是
4. A. 秋水仙碱 B. 丙磺舒 C. 苯溴马隆 D. 非布司他 E. 别嘌醇
（1）仅用于痛风急症期炎症，也有抗肿瘤作用的是
（2）含苯并呋喃结构的促尿酸排泄药
（3）结构中含有丁基的抗痛风病药物

四、区别题（用化学方法区别下列各组药物）
1. 阿司匹林和对乙酰氨基酚
2. 布洛芬和吲哚美辛

五、简答题
1. 引起阿司匹林水解和制剂变色的主要原因是什么？其制剂应如何保存？
2. 对阿司匹林进行哪些结构修饰可以减少其刺激胃肠道的不良反应？
3. 写出芳基烷酸类非甾体抗炎药的结构通式和分类，概括芳基丙酸类的结构特点。

第二章

维生素

【药物化学经典案例】

维生素C与哥伦布发现新大陆

　　早在哥伦布发现美洲的航行中，就发生过好多船员生病、乏力、牙龈出血，甚至死亡的情况。同样的事情在1519年航海家麦哲伦的航行中重蹈覆辙，到达目的地后，200个船员只剩下35人。

　　人们渐渐发现只要在海上远航，船员就非常容易生病，首先出现的是无力、精神消退、肌肉酸痛，接着脸肿、牙龈出血、牙齿脱落、皮肤大片出血，最后严重疲惫、腹泻、呼吸困难、死亡。另外还发现，在荒漠中长期行军或被长期围困城堡中缺少食物的人们也会出现类似现象。人们称这种病症为坏血病，但对于是什么原因导致的、怎么治疗却束手无策。

　　一直到十八世纪，事情有了转机。有一个名叫林特的年轻船医，发现坏血病都发生在船员身上，而包含船长和他自己在内的管理人员却没有人得坏血病。偶然地，他到船员的餐厅用餐，发现船员只有面包与腌肉可吃，而船长还有马铃薯与高丽菜芽可以吃。林特医生认为新鲜蔬果或许可以治疗坏血病。后来，他们遇上了满载柳橙与柠檬的荷兰货船，林特医生就买了柳橙与柠檬来治疗坏血病人，效果非常好。林特医生又将病人分成两组，吃一样的食物，但有一组病人另外补充了柑橘类水果，结果补充水果组病人的坏血病有了明显改善。林特医生就此写了份报告，建议供应所有船员新鲜水果，可惜没有被采纳。但美国探险家库克读了这份报告，并在他以后三次率队远航太平洋的过程中采纳了林特医生的建议，没有一人丧生于坏血病。

　　林特医生去世后，英国海军也开始提供给水兵莱姆汁（青柠汁），让水兵的健康更有保障。英国能在十九世纪享有"日不落帝国"的美誉，除了船坚炮利外，莱姆汁也有不可替代的贡献。

　　二十世纪，预防坏血病的物质终于被研究出来，命名为抗坏血酸，也就是维生素C。科学家们确定了维生素C的化学分子式，从牛的副肾中分离出维生素C，从辣椒中分离出维生素C。1933年瑞士化学家发明维生素C的工业生产法；1934年罗氏公司购得维生素C工业生产法的专利，开始了工业化生产维生素C，以便用于治疗疾病。

　　维生素是人和动物为维持正常的生理功能而必须从食物中获得的一类微量有机物质。维生素的种类很多，它们的化学结构各不相同，大多数是某些酶的辅酶（或辅基）的组成成分，是维持机体正常生长（生长、健康、繁殖和生产机能）必不可少的化合物，在体内起催化作用，促进主要营养素（蛋白质、脂肪、碳水化合物等）的合成和降解，从而控制代谢。维生素本质为低分子有机化合物，它们大多不能在体内合成，或者所合成的量难以满足机体的需要，所以必须由外界供给。采用溶解度分类法，维生素可分为脂溶性维生素和水溶性维生素两大类。

第一节　脂溶性维生素

　　脂溶性维生素是溶于有机溶剂而不溶于水的一类维生素，包括维生素 A、维生素 D、维生素 E 及维生素 K。一般脂溶性维生素能溶解于脂肪，不易被排泄，故可储存于体内，不需每日供给。它们都含有环结构和长的脂肪族烃链，以上四种维生素尽管每一种都至少含有一个极性基团，但都是高度疏水的。某些脂溶性维生素是辅酶的前体，而且不需进行化学修饰就可被生物体利用。

> 【知识拓展】
> 　　脂溶性维生素口服后在肠道吸收需要胆汁存在，并在肝脏有一定量的储存，服用过量就会引起中毒。如维生素 A 长期过量摄入可造成严重中毒甚至死亡。维生素 D 大量久用可引起高血钙，导致泌尿系结石及软组织异常钙化。维生素 E 大剂量长期服用可引起恶心、呕吐、胃肠功能紊乱、唇炎、口角炎、眩晕、视力模糊等，妇女可引起月经过多、闭经等。维生素 K_3 口服常引起恶心、呕吐等胃肠道反应，中等剂量（每次 30mg）可导致新生儿溶血、高胆红素血症甚至核黄疸，大剂量时可致贫血。

一、维生素 A

　　维生素 A 是 1913 年美国化学家台维斯从鳕鱼肝中提取得到的。维生素 A 是不饱和的一元醇类，属脂溶性维生素。由于人体或哺乳动物缺乏维生素 A 时易出现眼干燥症，故又称为抗干眼醇。引致该病的根本原因是维生素 A 是眼睛中视紫质的原料，也是皮肤组织必需的材料，人缺少它会得眼干燥症、夜盲症等。已知维生素 A 有维生素 A_1 和维生素 A_2 两种，维生素 A_1 存在于动物肝脏、血液和眼球的视网膜中，又称为视黄醇，天然维生素 A 主要以此形式存在。维生素 A_2 主要存在于淡水鱼的肝脏中。维生素 A_1 是一种脂溶性淡黄色片状结晶，熔点为 64℃，维生素 A_2 熔点为 17～19℃，通常为金黄色油状物。维生素 A 是含有 β-白芷酮环的多烯醇。维生素 A_2 的化学结构与维生素 A_1 的区别只是在 β-白芷酮环的 3 位和 4 位上多一个双键。维生素 A 分子中有不饱和键，其化学性质活泼，在空气中易被氧化，或受紫外线照射而破坏，失去生理作用，故维生素 A 的制剂应置于棕色瓶内避光保存。不论是维生素 A_1 或维生素 A_2，都能与三氯化锑作用，呈现深蓝色，这种性质可作为定量测定维生素 A 的依据。

　　许多植物如胡萝卜、番茄、绿叶蔬菜、玉米含类胡萝卜素物质，如 α-胡萝卜素、β-胡萝卜素、γ-胡萝卜素、隐黄质、叶黄素等，其中有些类胡萝卜素具有与维生素 A_1 相同的环结构，在体内可转变为维生素 A，故称为维生素 A 原，β-胡萝卜素含有两个维生素 A_1 的环结构，转换率最高，1 分子 β-胡萝卜素加 2 分子水可生成 2 分子维生素 A_1。在动物体内，这种加水氧化过程由 β-胡萝卜素-15,15′-加氧酶催化，主要在动物小肠黏膜内进行。食物中或由 β-胡萝卜素裂解生成的维生素 A 在小肠黏膜细胞内与脂肪酸结合成酯，然后掺入乳糜微粒，通过淋巴吸收进入体内。动物的肝脏为储存维生素 A 的主要场所，当机体需要时，再释放入血。在血液中，视黄醇（R）与视黄醇结合蛋白（RBP）以及血浆前清蛋白（PA）结合，生成 R-RBP-PA 复合物而转运至各组织。

典型药物：维生素A$_1$（视黄醇）

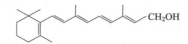

【药物名称】化学名为3,7-二甲基-9-(2,6,6-三甲基-1-环己烯基)-2,4,6,8-壬四烯-1-醇，又名抗干眼病维生素。

【理化性质】本品为黄色片状结晶，不纯品一般是无色或淡黄色油状物（加热至60℃应成澄明溶液）。不溶于水，在乙醇中微溶，易溶于油（油食品）及其他有机溶剂。遇光、空气或氧化剂则分解失效，在无氧条件下可耐热至120～130℃，但在有氧条件下受热或受紫外线照射时，均可使其破坏失效。

【知识拓展】

合成工艺：世界上维生素A的工业合成，主要有Roche和BASF两条合成工艺路线。Roche合成工艺以β-紫罗兰酮为起始原料、格氏（Grignard）反应为特征，经Darzens反应、格氏反应、选择加氢、羟基溴化、脱溴化氢等完成维生素A醋酸酯的合成。

Pommer等于20世纪50年代研究开发的维生素A合成方法，为BASF技术路线奠定了基础，后经数十年的不断改进完善，BASF公司终于在1971年投入工业生产。该合成工艺的典型特征是Witting反应，即以β-紫罗兰酮为起始原料和乙炔进行格氏反应生成乙炔-β-紫罗兰醇，选择加氢得到乙烯-β-紫罗兰醇，再经Witting反应，在醇钠催化下，与C$_5$醛缩合生成维生素A醋酸酯。

【临床应用】维生素A参与体内许多氧化过程，当维生素A缺乏时，可影响骨骼的生长、生殖功能衰退、皮肤干燥粗糙，尤其对眼睛的影响较大，如引起干燥性眼炎、角膜软化以及夜盲症等。因此，维生素A具有促进生长，维护皮肤、角膜等正常机能的作用。

【知识拓展】

正常成人每天的维生素A最低需要量约为3500国际单位（IU）（0.3μg维生素A或0.332μg乙酰维生素A相当于1个国际单位），儿童为2000～2500IU，不能摄入过多。有关研究表明，维生素A还有抗癌作用。

从食物类别来分，通常可分为：动物性食物，如鱼肝油、鸡蛋等；植物性食物，主要有深绿色或红黄色的蔬菜、水果，如胡萝卜、红心红薯、杜果、辣椒和柿子等；还有一类是药食同源的食物，如车前子、防风、紫苏、藿香、枸杞子等。

从维生素A结构的角度分，主要有两类来源：一类是维生素A源，也就是指β-胡萝卜素及其他类胡萝卜素，多存在于植物性食物中，如绿叶菜类、黄色菜类以及水果类，含量较丰富的有菠菜、苜蓿、豌豆苗、红心甜薯、胡萝卜、青椒、南瓜等；另一类则是来自维生素A$_1$（视黄醇），主要存在于动物性食物中，能够直接被人体吸收和利用，如动物肝脏、奶及奶制品（全脂奶）和禽蛋中。

据食物分析表显示，平均每一份（100g）中含有维生素A最丰富（约12000IU）的是绿叶蔬菜，例如牛皮菜、羽衣甘蓝、菠菜和其他绿色蔬菜。即使是一份刀豆、西兰花、胡萝卜、黄南瓜、杏、甘薯或山药也能提供5000IU的维生素A，而这正是成年人一天所需的量。一份番茄、豌豆、芹菜、莴苣和芦笋中所含的维生素A的量平均也接近2000IU。除了杏以外，大多数黄色水果一份中维生素A的含量都少于400IU。已经失去原来的颜色或从未变成绿色的蔬菜中缺少这种维生素。

动物肝脏中含有极为丰富的维生素A，动物肾脏和杂碎中所含的量也很高。肌肉中无法储存维生素A，烧烤、煎炸的肉和肉排中缺乏这种维生素。鸡蛋和乳脂中含有维生素A，其数量有赖于动物所摄取的食物。每升全脂牛奶中维生素A的含量为500～7000IU，平均为2000IU。牛奶经均质后其中绝大多数的维生素A都会被氧气所破坏，但到目前为止，人类仍未找到解决这一问题的方法。母牛在喂食干草后所产的奶为冬黄油，每450g冬黄油中所含的维生素A也许只有2000IU，而每450g夏黄油平均则是12000IU。每450g黄油替代品中所添加的维生素A通常为12000IU。

鱼肝油是商业上维生素A的最丰富来源之一。动物肝脏中所含的维生素A有赖于动物所摄食的食物及动物的年龄。大比目鱼肝油中的维生素A含量比鳕鱼肝油中的要丰富，这是因为大比目鱼上市出售时比鳕鱼都要老，市场上卖的鳕鱼一般都还处于比较小的阶段，大比目鱼因此有更多的年数摄食海里的绿色海藻。同样的原因，成年牛和羊的肝脏中所含的维生素A比小牛和小羊的肝脏中所含的维生素A要丰富得多。

【知识拓展】

该类药物共性：与视黄醇对基因的调控有关。视黄醇也具有相当于类固醇激素的作用，可促进糖蛋白的合成，促进生长、发育，强壮骨骼，维护头发、牙齿和牙床的健康。

视黄醇和视黄酸可以调控基因表达，减弱上皮细胞向鳞片状分化，增加上皮生长因子受体的数量。因此，维生素A可以调节上皮组织细胞的生长，维持上皮组织的正常形态与功能；保持皮肤湿润，防止皮肤黏膜干燥角质化，不易受细菌侵害，有助于对粉刺、脓包、疖疮以及皮肤表面溃疡等症的治疗；有助于祛除老年斑；能保持组织或器官表层的健康。缺乏维生素A，会使上皮细胞的功能减退，导致皮肤弹性下降，干燥粗糙，失去光泽。

作用特点：

① 小肠中的胆汁，是维生素A乳化所必需的。

② 膳食脂肪，足量脂肪可促进维生素A的吸收。

③ 抗氧化剂，如维生素E和卵磷脂等，有利于其吸收。

④ 服用矿物油及有肠道寄生虫不利于维生素A的吸收。

⑤ 维生素C对维生素A有破坏作用。尤其是大量服用维生素C以后，会促进体内维生素A的排泄，所以，在大量服用维生素C的同时，一定要注意维生素A的服用量要充足。维生素A也能防止维生素C受到氧化。

⑥ 和胡萝卜素一起进入人体的多不饱和脂肪酸，假如没有抗氧化物质存在，会妨碍维生素A发挥作用。

⑦ 如正在服用口服避孕药，必须要减少维生素A的用量。

⑧ 维生素A与维生素D、维生素E、钙、磷和锌等配合使用时，能充分发挥其功效（必须有锌才能把储藏在肝脏里的维生素A释放出来）。

⑨ 没有兽医的特别指示，不要给犬、猫服用维生素A。

⑩ 正在服用降胆固醇的药物时，如降胆敏，对维生素A的吸收量就会减低，此时可服用补品。

二、维生素D

维生素D具抗佝偻病作用，又称抗佝偻病维生素。目前认为维生素D也是一种类固醇激素，其家族成员中最重要的成员是维生素D_2（麦角钙化醇）和维生素D_3（胆钙化醇）。维生素D均为由不同的维生素D原经紫外照射后生成的衍生物。植物不含维生素D，但维生素D原在动、植物体内都存在。维生素D是一种脂溶性维生素，有五种化合物，与健康关系较密切的是维生素D_2和维生素D_3。它们有以下特性：存在于部分天然食物中；人体皮下储存有从胆固醇生成的7-脱氢胆固醇，受紫外线照射后，可转变为维生素D_3；适当的日光浴足以满足人体对维生素D的需要。

典型药物：维生素D_2

【药物名称】化学名为$(3\beta,5Z,7E,22E)$-9,10-麦角甾烷-5,7,10(19),22-四烯-3-醇，又名麦角钙化醇。

【理化性质】本品为无色针状结晶或白色结晶性粉末，无臭，遇光或空气均易变质。熔点115～118℃（分解），比旋光度$[\alpha]_D^{20}$ +102.5°（乙醇），本品乙醇液在265nm波长处有最大吸收。易溶于乙醇（1：2）、乙醚（1：2）、丙酮（1：10）和氯仿（1：0.7），不溶于水。遇氧或光照活性降低。

【知识拓展】

合成工艺：主要由存在于植物油或酵母中的麦角固醇，经日光或紫外线照射后生成维生素D_2，又称钙化醇或麦角钙化醇。故麦角固醇被称为维生素D_2原。将麦角甾醇溶于乙醇，在紫外线照射下开环，将反应液减压浓缩，冷冻，过滤。滤液减压浓缩至干，得维生素D_2粗油，经精制得成品。维生素D_2自然存在于肝、奶和蛋黄中，工业上的生产方法是先从植物油或酵母中提取人体不能吸收的麦角钙化醇，再将其溶于氯仿或环己烷，然后在石英玻璃烧瓶中用紫外线照射转化成维生素D_2。麦角甾醇乙醇溶液经紫外线照射，9,10位键断裂得维生素D_2粗品，后者再与3,5-二硝基苯甲酰氯酯化，碱性条件下水解纯化得本品。

【临床应用】该品为维生素类药。维生素D_2促进小肠黏膜刷状缘对钙的吸收及肾小管重吸收磷，提高血钙、血磷浓度，协同甲状旁腺激素（PTH）、降钙素（CT），促进旧骨释放磷酸钙，维持及调节血浆钙、磷正常浓度。维生素D_2促使钙沉着于新骨形成部位，使枸橼酸盐在骨中沉积，促进骨钙化及成骨细胞功能和骨样组织成熟。维生素D_2摄入后,在细胞微粒体中受 25-羟化酶系催化生成骨化二醇,经肾近曲小管细胞 1-羟化酶系催化,生成具有生物活性的骨化三醇。动物实验将小白鼠甲状旁腺切除后,1-羟化酶活性丧失,不能合成骨化三醇。高钙血症时,CT 分泌增多,1-羟化酶活性受抑,使骨化二醇转变成骨化三醇减少,证实骨化三醇代谢受 PTH 和 CT 调节,磷酸盐、钙亦能调节 1-羟化酶的活性。

【课堂内外】

维生素 D 的发现是人们与佝偻病抗争的结果。早在 1824 年,就有人发现鱼肝油可在治疗佝偻病中起重要作用。1918 年,英国的梅兰比爵士证实佝偻病是一种营养缺乏症。但他误认为是缺乏维生素 A 所致。1930 年哥廷根大学的 A. Windaus 教授首先确定了维生素 D 的化学结构,1932 年经过紫外线照射麦角固醇而得到的维生素 D_2 的化学特性被阐明。维生素 D_3 的化学特性直到 1936 年才被确定。

1913 年,美国科学家 Elmer McCollum 和 Marguerite Davis 在鱼肝油中发现了一种物质,起名叫"维生素 A",后来,英国医生 Edward Mellanby 发现,喂了鱼肝油的狗不会得佝偻病,于是得出结论维生素 A 或者其协同因子可以预防佝偻病。1921 年 Elmer McCollum 使用破坏掉鱼肝油中的维生素 A 后做同样的实验,结果相同,说明抗佝偻病并非维生素 A 所为。他将其命名为维生素 D,即第四种维生素,但当时的人们还不知道,这种东西和其他维生素不同,因为只要有紫外线,人自己就可以合成(有悖于维生素的定义)。

1923 年,人们知道 7-脱氢胆固醇经紫外线照射可以形成一种脂溶性维生素(即维生素 D_3),Alfred Fabian Hess 甚至指出"阳光即是维生素"。德国哥廷根大学教授 A. Windaus 于 1928 年荣获诺贝尔奖,以表彰其在研究固醇与维生素关系的工作。如前所述,在 20 世纪 30 年代,他成功地研究出维生素 D 的化学结构。

1923 年威斯康星大学教授 Harry Steenbock 证明了用紫外线照射食物和其他有机物可以提高其中的维生素 D 含量,用紫外线照射兔子的食物,可以治疗兔子的佝偻病。他用自己攒下的 300 美元为自己申请了专利,并且用自己的技术对食品中的维生素 D 进行强化,到 1945 年他的专利权到期时,佝偻病已经在美国绝迹。

由此,人类史上对维生素 D 的利用开始渐渐多了起来。

【知识链接】

该类药物共性:维生素 D 缺乏会导致少儿佝偻病和成年人的软骨病。佝偻病多发于婴幼儿,主要表现为神经精神症状和骨骼的变化。神经精神症状上表现为多汗、夜惊、易激惹。骨骼的变化与年龄、生长速度及维生素 D 缺乏的程度等因素有关,可出现颅骨软化、肋骨串珠等。骨软化症多发生于成人,多见于妊娠多产的妇女及体弱多病的老人。最常见的症状是骨痛、肌无力和骨压痛。

化学结构:维生素 D 是环戊烷多氢菲类化合物,可由维生素 D 原经紫外线(270~300nm)激活形成。动物皮下 7-脱氢胆固醇、酵母细胞中的麦角固醇都是维生素D原，经紫外线激活分别转化为维生素D_3及维生素D_2量少，但人工照射者多为此型。

生理代谢：从食物中得来的维生素D，与脂肪一起被吸收，吸收部位主要在空肠与回肠。胆汁帮助其吸收。脂肪吸收受干扰时，如慢性胰腺炎、脂肪痢及胆道阻塞都会影响维生素D的吸收。吸收的维生素D与乳糜微粒相结合，由淋巴系统运输，但也可与维生素D运输蛋白（α-球蛋白部分）相结合在血浆中运输；有些也与β-脂蛋白相结合，口服维生素D与乳糜微粒结合，比从皮肤中来的与蛋白质结合者易于分解。

食物推荐：进行户外活动，只要人体接受足够的日光，体内就可以合成足够的维生素D；除强化食品外，通常天然食物中维生素D含量较低，动物性食品是非强化食品中天然维生素D的主要来源，如含脂肪高的海鱼和鱼卵、动物肝脏、蛋黄、奶油和奶酪中相对较多，而瘦肉、奶、坚果中含微量的维生素D，蔬菜、谷物及其制品和水果含有少量维生素D或几乎没有维生素D的活性。

三、维生素E

维生素E是所有具有α-生育酚活性的生育酚和生育三烯酚及其衍生物的总称，又名生育酚，是一种脂溶性维生素，主要存在于蔬菜、豆类中，在麦胚油中含量最丰富。天然存在的维生素E有8种，均为苯并二氢吡喃的衍生物，根据其化学结构可分为生育酚及生育三烯酚两类，每类又可根据甲基的数目和位置不同，分为α-、β-、γ-和δ-四种。商品维生素E以α-生育酚生理活性最高，β-生育酚及γ-生育酚和α-三烯生育酚的生理活性仅为α-生育酚的40%、8%和20%。

天然α-生育酚是右旋型，即d-α-生育酚。它是生物活性最高的维生素E形式。1g d-α-生育酚的生物活性为1490IU，所以称其为1490型维生素E。另外，d-α-生育酚醋酸酯、d-α-生育酚琥珀酸酯等衍生物经常用在维生素E补充剂中。由于1g d-α-生育酚醋酸酯的生物活性仅为1360IU，所以称其为1360型维生素E，而且d-α-生育酚醋酸酯和琥珀酸酯在吸收前需先经胰脂酶和肠黏膜脂酶水解成具生物活性的游离生育酚即α-生育酚时才能被人体吸收，进而起到抗氧化作用，因此外用不能起到抗氧化作用。在外用时，d-α-生育酚醋酸酯只能起到保湿的作用，而d-α-生育酚具有保湿和抗氧化双重作用。

维生素E为微带黏性的淡黄色油状物，在无氧条件下较为稳定，甚至加热至200℃以上也不被破坏。但在空气中维生素E极易被氧化，颜色变深。维生素E易于氧化，故能保护其他易被氧化的物质（如维生素A及不饱和脂肪酸等）不被破坏。食物中维生素E主要在动物体内小肠上部吸收，在血液中主要由β-脂蛋白携带，运输至各组织。同位素示踪实验表明，α-生育酚在组织中能氧化成α-生育醌。后者再还原为α-生育氢醌后，可在肝脏中与葡萄糖醛酸结合，随胆汁入肠，经粪排出。其他维生素E的代谢与α-生育酚类似。维生素E对动物生育是必需的。缺乏维生素E时，雄鼠睾丸退化，不能形成正常的精子；雌鼠胚胎及胎盘萎缩而被吸收，会引起流产。动物缺乏维生素E也可能发生肌肉萎缩、贫血、脑软化及其他神经退化性病变。如果还伴有蛋白质不足，则会引起急性肝硬化。虽然这些病变的代谢机理尚未完全阐明，但是维生素E的各种功能可能都与其抗氧化作用有关。人体有些疾病的症状与动物缺乏维生素E的症状相似。由于一般食品中维生素E含量尚充分，较易吸收，故不易发生维生素E缺乏症，而仅见于肠道吸收脂类不全时。维生素E在临床上适用范围较广泛，并发现对某些病变有一定防治作用，如贫血、动脉粥样硬化、肌营养不良症、脑水肿、男性或女性不育症、先兆流产等，也可用维生素E预防衰老。维生素E是人体内优良的抗氧化剂，人体缺少它，男女都不能生育，严重者会患肌肉萎缩症、神经麻木症等。

维生素E是一重要的抗氧化剂，其中的α-生育酚是自然界中分布最广泛、含量最丰富、活性最高的维生素E形式之一。维生素E溶于脂肪和乙醇等有机溶剂，不溶于水，对热、酸稳定，对碱不稳定，对氧敏感，但在油炸时维生素E活性明显降低。生育酚能促进性激素分泌，使男子精子活力和数量增加，使女子雌性激素浓度增高，提高生育能力，预防流产，还可用于防治男性不育症、烧伤、冻伤、毛细血管出血、更年期综合征、美容等方面。近来还发现维生素E可抑制眼睛晶状体内的过氧化脂质反应，使末梢血管扩张，改善血液循环，预防近视眼发生和发展。

典型药物：维生素E醋酸酯

【药物名称】化学名为2,5,7,8-四甲基-2-(4′,8′,12′-三甲基十三烷基)-6-苯并二氢吡喃醇醋酸酯，又名α-生育酚醋酸酯。

【理化性质】本品为微黄色至黄色或黄绿色澄清的黏稠液体；几乎无臭；遇光色渐变深。天然型放置会固化，25℃左右熔化。溶于乙醇、脂肪及脂溶剂，对酸及热稳定，但对碱不稳定。对氧非常敏感，极易氧化，尤其是在光照和加热、碱及铁或铜等微量元素存在的情况下，故是极为有效的抗氧化剂。脂肪酸败加速α-生育酚的破坏。食物中的维生素E在一般烹饪加工时虽受损不多，但高温及油炸可使其活性大量丧失。

【知识拓展】

合成工艺：天然生育酚由植物油蒸气馏出物提取或分子蒸馏制得。例如，α-生育酚在玉米、油菜籽、大豆、向日葵和麦芽油中的含量为0.1%～0.3%。β-生育酚、γ-生育酚在天然物质中通常与α-生育酚并存。消旋合成生育酚可通过适宜的甲基化的氢醌与消旋异植醇的缩合反应制得。

【临床应用】患者脂肪吸收不良也影响维生素E吸收，口服无效，应注射维生素E。早产儿呼吸困难，常给予氧治疗，应注射维生素E，剂量为500g体重15mg维生素E醋酸酯。间歇性跛行患者，每日给300IU维生素E可增加肌肉中维生素E含量，改善肢体血流。预防血栓形成，每日给予1200IU或更多，使血小板中维生素E为正常值的3倍，因而减少血小板聚集，可以预防血栓形成。也有报告大剂量维生素E增加HDL中的胆固醇。减缓自由基对机体的侵害：有人主张给以大剂量维生素E以减缓衰老的过程，维生素E可减轻或预防O_2、O_3、NO_2、CCl_4及酒精对机体的伤害。

α-生育酚醋酸酯缺乏病多数是由于α-生育酚醋酸酯体内储存不足、摄入量少、吸收差或需要量多而引起。早产儿缺乏α-生育酚醋酸酯时临床上出现贫血、水肿，鼻部有水样分泌物，面、颈及头部有丘疹样皮疹。在儿童及成人中缺乏则表现为神经、肌肉症状及不育。

α-生育酚醋酸酯缺乏时可出现不同程度的溶血性贫血，故血红蛋白降低、网织红细胞增多及周围血象中可见异形红细胞增多。

有研究表明，维生素E使用剂量及使用时间与其安全性有一定的相关性。服用α-生育酚醋酸酯6个月以上者易引起血小板聚集和血栓形成。大剂量长时服用，可引起恶心、头痛、疲劳、眩晕、视物模糊、月经过多、闭经等反应。个别患者有皮肤皲裂、口角炎、胃肠功能紊乱、肌无力等反应，停药后上述反应可逐渐消失；偶致低血糖、血栓性静脉炎、凝血酶原降低等。

【课堂内外】

该类药物的共性：维生素E具有抗氧化的作用，对酸、热都很稳定，对碱不稳定，若在铁盐、铅盐或油脂酸败的条件下，会加速其氧化而被破坏。

发现历程：维生素E早在20世纪20年代就被发现，伊万斯和他的同事在研究生殖过程中发现，酸败的猪油可以引起大鼠的不孕症。1922年国外专家发现一种脂溶性膳食因子对大白鼠的正常繁育必不可少。1924年这种因子便被命名为维生素E。在之后的动物实验中，科学家们发现，小白鼠如果缺乏维生素E则会出现心、肝和肌肉退化以及不生育；大白鼠如果缺乏维生素E则雄性永久不生育，雌性不能怀足月胎仔，同时还有肝退化、心肌异常等症状；猴子缺乏维生素E就会出现贫血、不生育、心肌异常。1936年分离出其结晶体，1938年被瑞士化学家人工合成。80年代，医学专家们发现，人类如果缺乏维生素E则会引发遗传性疾病和代谢性疾病。随着研究的深入，医学专家又认识到维生素E在防治心脑血管疾病、肿瘤、糖尿病及其他并发症、中枢神经系统疾病、运动系统疾病、皮肤疾病等方面具有广泛的作用。

【知识链接】

生理作用：维生素E可有效对抗自由基，抑制过氧化脂质生成，祛除黄褐斑；抑制酪氨酸酶的活性，从而减少黑色素生成。酯化形式的维生素E还能消除由紫外线、空气污染等外界因素造成的过多的氧自由基，起到延缓光老化、预防晒伤和抑制日晒红斑生成等作用。

食物来源：富含维生素E的食物有果蔬、坚果、瘦肉、乳类、蛋类、压榨植物油、柑橘皮等。果蔬包括猕猴桃、菠菜、卷心菜、羽衣甘蓝、莴苣、甘薯、山药等。坚果包括杏仁、榛子和胡桃等。

四、维生素K

维生素K又叫凝血维生素，属于维生素的一种，具有叶绿醌生物活性，其最早于1929年由丹麦化学家达姆从动物肝和麻子油中发现并提取。维生素K包括维生素K_1、维生素K_2、维生素K_3、维生素K_4几种形式，其中维生素K_1、维生素K_2是天然存在的，属于脂溶性维生素；而维生素K_3、维生素K_4是通过人工合成的，是水溶性的维生素。这四种维生素K的化学性质都较稳定，能耐酸、耐热，正常烹调中只有很少损失，但它们对光敏感，也易被碱和紫外线分解。维生素K具有防止新生婴儿发生出血疾病、预防内出血及痔疮、减少生理期大量出血、促进血液正常凝固等生理作用，故而在临床上有一定的应用。

维生素 K 是具有异戊二烯类侧链的萘醌类化合物。其中，维生素 K_1 和维生素 K_2 是天然的，从化学结构上看，维生素 K_1 和维生素 K_2 都是 2-甲基-1,4-萘醌的衍生物，区别仅在 R 基的不同。维生素 K_1 是黄色油状物，维生素 K_2 呈淡黄色结晶，均有耐热性，但易受紫外线照射而破坏，故要避光保存。维生素 K_3 为 2-甲基-1,4-萘醌，有特殊臭味，维生素 K_4 是维生素 K_3 的氢醌型，它们的性质较维生素 K_1 和维生素 K_2 稳定，而且能溶于水，可用于口服或注射。

健康人对维生素 K 的需要量低而膳食中含量又比较多，所以原发性维生素 K 缺乏不常见，临床上见到的由于维生素 K 缺乏所致的表现是继发性出血如伤口出血、大片皮下出血和中枢神经系统出血等。胎盘转运维生素 K 量少，新生儿初生时体内储存量低及体内肠道的无菌状态阻碍了利用维生素 K，母乳中维生素 K 含量低，新生儿吸乳量少以及婴儿未成熟的肝脏还不能合成正常数量的凝血因子等原因，使新生儿、小婴儿普遍存在低凝血酶原症。已知最常见的成人维生素 K 缺乏性出血多发生于摄入含维生素 K 低的膳食并服用抗生素的病人中，维生素 K 不足可见于患有吸收不良综合征和其他胃肠疾病如囊性纤维化、口炎性腹泻、溃疡性结肠炎、节段性小肠炎、短肠综合征、胆道梗阻、胰腺功能不全等的人群，以上情况均需常规补充维生素 K 制剂。缺乏维生素 K 会减少机体中凝血酶原的合成，从而导致出血时间延长，因凝血时间延长，出血不止，即便是轻微的创伤或挫伤也可能引起血管破裂，或出现皮下出血以及肌肉、脑、胃肠道、腹腔、泌尿生殖系统等器官或组织的出血或尿血、贫血甚至死亡，如新生儿患出血疾病，发生吐血或肠、脐带及包皮部位出血；成人不正常凝血，导致流鼻血、尿血、胃出血等。

维生素 K 具有的生理作用包括以下两方面：

(1) 参与 γ-羧基谷氨酸合成 维生素 K 是四种凝血蛋白（凝血酶原、转变加速因子、抗血友病因子和司徒因子）在肝脏内合成必不可少的物质，对 γ-羧基谷氨酸的合成具有辅助作用。如果缺乏维生素 K，则肝脏合成的上述四种凝血因子均为异常蛋白质分子，它们催化凝血作用的能力将大大下降。γ-羧基谷氨酸（γ-carboxyglutamic acid，Gla）的合成一般在细胞微粒体内进行，需要含有谷氨酸的肽链作为基质，并需要氧及二氧化碳和维生素 K 氢醌（维生素 KH_2）的参与。在这个作用中维生素的变化可用维生素 K-维生素 K_2，K_3 环氧化合物（维生素 K_2，K_3 epoxide，VKO）循环来表示。

(2) 参与骨骼代谢 除辅助凝血蛋白的合成外，维生素 K 也有助于骨骼的代谢。原因是维生素 K 参与合成 BGP（维生素 K 依赖蛋白质），BGP 能调节骨骼中磷酸钙的合成。特别是对老年人来说，他们的骨密度和维生素 K 呈正相关。经常摄入含维生素 K 的绿色蔬菜，能有效降低骨折的风险。

第二节　水溶性维生素

水溶性维生素是能在水中溶解的一组维生素，常是辅酶或辅基的组成部分。水溶性维生素包括在酶的催化过程中起着重要作用的 B 族维生素以及维生素 C（抗坏血酸）等。

一、B 族维生素

B 族维生素常常来源于相同的食物，如酵母等中。B 族维生素中的胆碱和肌醇通常也归为人类必需维生素。

B 族维生素有十二种以上，被世界一致公认的人体必需维生素有九种，全是水溶性维生素，它们在体内滞留的时间只有数小时，必须每天补充。B族维生素是所有人体组织必不可少的营养素，是食物释放能量的关键，它们全是辅酶，参与体内糖、蛋白质和脂肪的代谢，因此被列为一个家族。

所有的B族维生素必须同时发挥作用，这称为B族维生素的融合作用。单独摄入某种B族维生素，由于细胞的活动增加，从而使其对其他的需求跟着增加，所以各种B族维生素的作用是相辅相成的，即所谓的"木桶原理"。罗杰·威廉博士指出，所有细胞对B族维生素的需求完全相同。

典型药物：维生素 B_1

$$\left[H_3C-\underset{N}{\overset{N}{\bigcirc}}-\underset{CH_2}{\overset{NH_2}{\bigcirc}}-\overset{+}{\underset{3C}{N}}\overset{S}{\bigcirc}-C_2H_4OH \right] Cl^- \cdot HCl$$

【**药物名称**】化学名为氯化-4-甲基-3-[(2-甲基-4-氨基-5-嘧啶基)甲基]-5-(2-羟基乙基)噻唑鎓盐酸盐，又名硫胺素。

【**理化性质**】本品为白色结晶或结晶性粉末；有微弱的特臭，味苦，有引湿性，露置在空气中，易吸收水分。在碱性溶液中容易分解变质。pH在3.5时可耐100℃高温，pH大于5时易失效。遇光和热效价下降。故应置于遮光、凉处保存，不宜久贮。在酸性溶液中很稳定，在碱性溶液中不稳定，易被氧化和受热破坏。

【**知识拓展**】
合成工艺：
（1）**化学合成法** 国内外维生素 B_1 工业生产主要有丙二腈氨甲基嘧啶路线、丙烯腈乙酰氨甲基嘧啶路线、丙烯腈甲酰氨甲基嘧啶路线几种方法。国外常用丙二腈路线，此路线简短，但原料价格贵、成本高。国内采用后两种路线，丙烯腈乙酰氨甲基嘧啶路线条件温和，是国内普遍采用的，但成本较高；而丙烯腈甲酰氨甲基嘧啶路线是近两年国内工业化开发成功的最新路线，虽然路线较长，但成本较低。

（2）**微生物合成法** 微生物法合成维生素 B_1 是先分别合成嘧啶环和噻唑环结构后，再经酶反应聚合而成，即丙氨酸与甲硫氨酸反应生成3-(4-甲基-5-噻唑啉基)丙氨酸，然后再经4-甲基-5-(β-羟乙基)噻唑单磷酸形成噻唑环部分。嘧啶环部分则由氨甲酰磷酸与β-甲基天冬氨酸聚合，形成N-氨甲酰-β-甲基天冬氨酸，再转化为甲基二氢乳清酸后，经2-甲基-4-氨基-5-羟甲基嘧啶，由ATP转化为单磷酸酯，再转化为焦磷酸酯。最后，噻唑环和嘧啶环两部分在硫胺素单磷酸合成酶存在下缩合形成单磷酸硫胺素。

【**临床应用**】
(1) 治疗神经痛 据报道，穴位注射维生素 B_1 可用于治疗原发性三叉神经痛，亦可用于三叉神经的封闭治疗。这是因为维生素 B_1 能促进糖代谢，使神经组织得到充分营养而改善神经功能。

(2) 防治铅蓄积中毒 据报道，口服维生素 B_1，一日三次，每次剂量30mg，进入体内的维生素 B_1 及其代谢产物易与铅形成络合物，阻碍铅吸收，继而加速其排泄而起到预防和治疗铅中毒的效果。

(3) 治疗失眠症和预防疲劳 有临床试验证明，失眠患者通过睡前口服一定量维生素 B_1 获得了较好的治疗效果，并且没有发现副作用，这是因为维生素 B_1 可以调节自主神经功能紊乱，降低大脑皮层兴奋性，有助于睡眠和降低疲劳感。

(4) 治疗胃肠道疾病 对腹手术后患者肌注维生素 B_1，有利于促进胃肠道蠕动，减轻腹气胀，另外与维生素 B_6 混合注射可用于治疗直肠癌术后尿潴留。经足三里穴针刺注射维生素 B_1 不仅能治疗腹泻，还能减轻胃肠道肿瘤手术患者的术后炎症反应，保护术后细胞免疫功能。

【知识链接】

维生素 B_1 是最早被人们提纯的维生素之一，1896 年荷兰科学家伊克曼首先发现，1910 年为波兰化学家丰克从米糠中提取和提纯。维生素 B_1 呈白色粉末，易溶于水，遇碱易分解。它的生理功能是能增进食欲，维持神经正常活动等，缺少它会得脚气病、神经性皮炎等。成人每天需摄入维生素 B_1 2mg。维生素 B_1 已能由人工合成。因其分子中含有硫及氨基，故称为硫胺素，又称抗脚气病维生素。它主要存在于种子外皮及胚芽中，米糠、麦麸、黄豆、酵母、瘦肉等食物中含量最丰富，此外，白菜、芹菜及中药防风、车前子也富含有维生素 B_1。提取到的维生素 B_1 盐酸盐为单斜片晶；维生素 B_1 硝酸盐则为无色三斜晶体，无吸湿性。因维生素 B_1 易溶于水，因此在食物清洗过程中可随水大量流失，经加热后菜中的维生素 B_1 主要存在于汤中。如菜类加工过细、烹调不当或制成罐头食品，维生素 B_1 会大量丢失或被破坏。维生素 B_1 在碱性溶液中加热极易被破坏，而在酸性溶液中则对热稳定。氧化剂及还原剂也可使其失去作用。

B 族维生素食物来源介绍如下。

维生素 B_1 的主要食物来源为：豆类、糙米、牛奶、家禽等。

维生素 B_2（核黄素）的主要食物来源为：瘦肉、蛋黄、糙米及绿叶蔬菜，小米含很多的维生素 B_2。

维生素 B_3 的主要食物来源为：广布于动物性食物，肝脏、酵母、蛋黄、豆类等中含量丰富，蔬菜水果中则含量偏少。

维生素 B_5 的主要食物来源为：酵母，动物的肝脏、肾脏、麦芽和糙米等。

维生素 B_6 的主要食物来源为：瘦肉、果仁、糙米、绿叶蔬菜、香蕉等。

维生素 B_{12} 的主要食物来源为：动物肝、鱼、牛奶等。

B 族维生素的另一个主要来源是肠道微生物，所以在身体健康和饮食均衡的情况下，一般人不会缺乏。长期抗生素治疗可能导致 B 族维生素缺乏。

二、维生素 C

维生素 C 是一种水溶性维生素，能够治疗坏血病并且具有酸性，所以称作抗坏血酸。维生素 C 在柠檬汁、绿色植物及番茄中含量很高，它容易被氧化而生成脱氢抗坏血酸，脱氢抗坏血酸仍具有维生素 C 的作用。在碱性溶液中，脱氢抗坏血酸分子中的内酯环容易被水解成二酮古洛酸。这种化合物在动物体内不能变成内酯型结构，在人体内最后生成草酸或与硫酸结合成的硫酸酯，从尿中排出。因此，二酮古洛酸不再具有生理活性。

典型药物：维生素 C

【药物名称】化学名为 2,3,5,6-四羟基-2-己烯酸-4-内酯,又名 L-抗坏血酸。

【理化性质】本品为白色结晶或结晶性粉末,无色无臭,味酸;久置色渐变微黄;水溶液显酸性反应;易溶于水,不溶于有机溶剂。在酸性环境中稳定,遇空气中氧、热、光、碱性物质,特别是有氧化酶及痕量铜、铁等金属离子存在时,可促进其氧化破坏。氧化酶一般在蔬菜中含量较多,故蔬菜储存过程中其中的维生素 C 都有不同程度的流失。但在某些果实中含有的生物类黄酮,能保护维生素 C 的稳定性。

【知识拓展】

合成工艺:维生素 C 最早是从动植物中提炼出来的,后来发展出化学制造法,以及发酵和化学共用的制造法。发酵法是用微生物或酶将有机化合物分解成其他化合物的方法。现在的维生素 C 工业制造法有两种,一种是 Tadeusz Reichstein 发明的一段发酵制造法,一种是中国科学院微生物所尹光琳发明的较新的两段发酵法。Reichstein 制造法是瑞士化学家 Tadeusz Reichstein 发明的方法,现在仍然被西方大药厂如罗氏公司(Hoffmann-La Roche)、BASF 及日本的武田制药厂等采用。中国药厂全部采用两段发酵法,欧洲的新厂也开始使用两段发酵法。

这两种方法的第一阶段都相同,都是先将葡萄糖在高温下还原而制成山梨醇,再将山梨醇发酵变成山梨糖。Reichstein 制造法将山梨糖加丙酮制成二丙酮山梨糖,然后再用氯及氢氧化钠氧化成为二丙酮古龙酸(简称 DAKS)。DAKS 溶解在混合的有机溶液中,经过酸的催化重组成为维生素 C。最后粗制的维生素 C 经过再结晶成为纯粹的维生素 C。Reichstein 制造法多年来经过许多技术及化学的改进,使得每一步骤的转化效率都提高到 90%,所以从葡萄糖制造成维生素 C 的整体效率是 60%。Reichstein 制造法需要许多有机及无机化学物质和溶剂,例如丙酮、硫酸、氢氧化钠等的参与。虽然有些化合物可以回收,但是需要严格的环保控制和高昂的废弃物处理费用。所有的中国维生素 C 药厂都采用两段发酵法。许多西方药厂也得到此法的专利使用权,包括 Roche 和 BASF-Merck 合作的计划。此法的设备费用及操作投资都较低,生产成本只有 Reichstein 制造法的三分之一。两段发酵法是用另一发酵法代替 Reichstein 制造法制造 DAKS 的步骤。发酵的结果是另一种中间产物 2-酮基古龙酸(KGA)。最后将 KGA 转化为维生素 C 的方法与 Reichstein 制造法类似。两段发酵法比 Reichstein 制造法使用的化学原料少,所以成本降低,而且废弃物处理的费用也减少。

【临床应用】

(1) 抑制动脉硬化的危险因子 高脂血症是动脉硬化的最大危险因子之一。高脂血症患者血中维生素 C 也呈现低值,故认为胆固醇摄取量增加可致维生素 C 需要量增加。用维生素 C 治疗高脂血症是否有效,意见尚不一致,但由于高脂血症多伴有维生素 C 低值,故补充维生素 C 还是有必要的。Ginter 近年报告,用维生素 C 并用果胶治疗高脂血症有效。

(2) 防治感冒 自 Pauling 报告维生素 C 可预防感冒以来,对其有效性有多种议论。Chalmers 认为维生素 C 对减轻感冒的症状虽然有效,但对其治疗作用尚有怀疑。Baird 报告,给予 80mg 维生素 C 即可使感冒症状减轻,对 Pauling 的大剂量使用持否定态度。就减轻感冒症状而言,有的认为是对病毒的直接作用;有的则认为是通过白细胞的二次作用;还有人认为是抗组胺的作用。

(3) 控制炎症 维生素 C 控制炎症主要是通过维生素 C 的抗氧化作用实现的。维生素

C对过氧化物酶的作用,是直接抑制还是通过处理此酶系毒性氧化产物的作用,还不十分清楚。维生素C的抗菌作用虽然不清楚,但有报告认为,维生素C具有抑制细菌的过氧化氢酶的作用,而通过H_2O_2起抗炎作用。另有报告,对Chediak-Higashi综合征,每日给予维生素C 200mg,可使白细胞中增加的c-AMP恢复正常,使白细胞的运动能力恢复,减少感染的发作。这种对白细胞c-AMP的作用,有报告认为是提高淋巴细胞活性的结果。对维生素C缺乏所呈现的B细胞比率增加、T细胞减少现象,给予维生素C可出现相反的变化,即T细胞增加。维生素C与体液免疫的关系尚不十分清楚,但对支气管哮喘患者IgE的增加以及白细胞易动性的降低,给予维生素C可使之改善。

(4) 抗癌及抑癌 癌症患者对维生素C消耗增加,常出现类似坏血病的症状。Pauling用紫外线照射裸小鼠生成扁平上皮癌,给予维生素C明显低于对照组。环境化学致癌物N-亚硝基二甲胺或N-亚硝基二乙胺每日$10\mu g/kg$体重即可诱癌。此类亚硝胺可由食物中的含氮化合物生成。Mivish报告,维生素C有阻碍其形成的作用。

【课堂内外】

该类药物的共性:植物及绝大多数动物均可在自身体内合成维生素C。可是人、灵长类及豚鼠则因在肝脏中缺少一个古洛内酯氧化酶,因此不能在体内合成维生素C,必须从食物中摄取,如果在食物中缺乏维生素C,则会发生维生素C缺乏症(坏血病),这时由于细胞间质生成障碍而出现出血、牙齿松动、伤口不易愈合、易骨折等症状。由于维生素C在人体内的半衰期较长(大约16天),所以食用不含维生素C的食物3~4个月后才会出现坏血病。因为维生素C易被氧化还原,故一般认为其天然作用应与此特性有关。维生素C与胶原的正常合成、体内酪氨酸代谢及铁的吸收有直接关系。维生素C的主要功能是帮助人体完成氧化还原反应,从而使脑力好转、智力提高。据诺贝尔奖获得者鲍林研究,服用大剂量维生素C对预防感冒和抗癌有一定作用。但有人提出,有亚铁离子存在时维生素C可促进自由基的生成,因而认为应用量大是不安全的。

维生素C是最不稳定的一种维生素,由于它容易被氧化,在食物贮藏或烹调过程中,甚至切碎新鲜蔬菜时它都能被破坏,微量的铜、铁离子可加快破坏的速度。因此,只有新鲜的蔬菜、水果或生拌菜才是维生素C的丰富来源。维生素C熔点为190~192℃,易溶于水,水溶液呈酸性,化学性质较活泼,遇热、碱和重金属离子容易分解,所以炒菜不可用铜锅和加热过久。

【知识链接】

作用特点:①解毒。体内补充大量的维生素C后,可以缓解铅、汞、镉、砷等重金属对机体的毒害作用。②预防癌症。许多研究证明维生素C可以阻断致癌物N-亚硝基化合物合成,预防癌症。③清除自由基。维生素C可通过逐级供给电子而转变为半脱氢抗坏血酸和脱氢抗坏血酸的过程清除体内超氧阴离子($\cdot O_2^-$)、羟自由基($OH\cdot$)、有机自由基($R\cdot$)和有机过氧基($ROO\cdot$)等自由基;使生育酚自由基重新还原成生育酚,反应生成的抗坏血酸自由基在一定条件下又可被$NADH_2$的体系酶作用还原为抗坏血酸。

食物来源：维生素 C 的主要食物来源是新鲜蔬菜与水果。蔬菜中，青椒、番茄、大白菜、茼蒿、苦瓜、豆角、菠菜、马铃薯、韭菜等中含量丰富；水果中，酸枣、鲜枣、草莓、柑橘、柠檬、山楂、猕猴桃、沙棘和刺梨等中含量最多。在动物的内脏中也含有少量的维生素 C。

目标检测

一、单项选择题

1. 食物中或由 β-胡萝卜素裂解生成的维生素 A 在小肠黏膜细胞内与脂肪酸结合成酯，然后掺入乳糜微粒，通过（　　）吸收进入体内。
 A. 小肠　　　　　B. 淋巴　　　　　C. 胃　　　　　D. 食道

2. 1923 年，威斯康星大学教授 Harry Steenbock 证明了用紫外线照射食物和其他有机物可以提高其中的（　　）含量，用紫外线照射过的兔子的食物，可以治疗兔子的佝偻病。
 A. 维生素 A　　　B. 维生素 B_1　　C. 维生素 C　　　D. 维生素 D

3. （　　）是所有具有 α-生育酚活性的生育酚和生育三烯酚及其衍生物的总称，又名生育酚，是一种脂溶性维生素，主要存在于蔬菜、豆类中，在麦胚油中含量丰富。
 A. 维生素 A　　　B. 维生素 B_2　　C. 维生素 E　　　D. 维生素 C

4. （　　）是中国微生物学家尹光琳发明出来的，所有的中国维生素 C 药厂都采用此法。
 A. 一段发酵法　　B. 两段发酵法　　C. 三段发酵法　　D. 四段发酵法

二、多项选择题

1. 食物中（　　）主要在动物体内（　　）上部吸收，在血液中主要由 β-脂蛋白携带，运输至各组织。
 A. 维生素 C　　　B. 维生素 A　　　C. 维生素 E
 D. 淋巴　　　　　E. 小肠

2. 水溶性维生素是能在水中溶解的一组维生素，常是辅酶或辅基的组成部分，它主要包括维生素 B_1、（　　）、（　　）和（　　）等一类能溶于水的有机营养分子。
 A. 维生素 A_1　　B. 维生素 A_2　　C. 维生素 B_2
 D. 维生素 C　　　E. 维生素 B_6

3. 据诺贝尔奖获得者鲍林研究，服用大剂量维生素 C 对（　　）有一定作用。
 A. 预防坏血病　　B. 预防感冒　　　C. 抗佝偻病
 D. 抗癌　　　　　E. 抗动脉硬化

三、简答题

1. 结合本章内容，简要介绍维生素类型有哪些？
2. 简要说明维生素 E 的发现对人类的用处。

第三章

抗生素

【药物化学经典案例】

人类最伟大的发明——青霉素的曲折发现历史

青霉素的诞生是人类医学史上,甚至是整个科技史上造福人类全体的最重大的发明之一。

1. 青霉素的抑菌和杀菌作用

1928年亚历山大·弗莱明(Alexander Fleming,1881—1955)发现青霉素是微生物学研究中偶然性作用的经典事例。

那是在1928年的夏天,那段时间弗莱明正在专心撰写一篇有关葡萄球菌的回顾论文,出于需要在实验室里培养大量的金黄色葡萄球菌(S. aureus),7月下旬的某一天不知什么原因一个霉菌孢子恰好掉进了培养皿中,当时弗莱明不在场。

当9月3日弗莱明返回实验室的时候才发现培养皿有个角落长了一块青霉菌,仔细观察后,他发现周围居然没有细菌滋长,聪明的弗莱明马上意识到这个霉菌肯定不一般,于是他将污染的东西进行培养最终发现这就是青霉菌,而它所释放出一种物质可以杀死很多致病菌。弗莱明给这种物质取名为"青霉素"。随后弗莱明把这个现象发表在1929年2月13日的英国《实验病理学杂志》上。当时这本杂志的编辑之一正是弗洛里。

文章发表后并没有引起很大的反响。而弗莱明本人在后续的研究中也发现:

① 培养青霉菌很难;

② 即使培养成功,后续的分离提纯更难;

③ 即使分离成功,青霉素在人体内的作用时间或许不足以杀死细菌……

由于以上种种原因,1935年弗莱明终于放弃对青霉素进行深入研究转而钻研磺胺,不过那株青霉菌却幸运地被弗莱明连续传代了12年。

如果说是弗莱明推开了一条门缝,那一定是弗洛里把那扇门彻底地打开了。因为在以后的日子里这三个问题都会被在后者的带领下一一解决。

2. 神奇的黄色粉末

人类大规模地使用青霉素是在第二次世界大战时,那至少是1939年之后,也就是说从1928年发现青霉素到真正使用中间相距十几年。

青霉素真正被运用于临床治疗是在20世纪40年代,这完全得益于牛津大学病理学家弗洛里(Howard Walter Florey,1898—1968)和生物化学家钱恩的工作。

弗洛里1898年出生于澳大利亚,1921年前往牛津大学读书,后在牛津大学担任病理学教授。他在1938~1939年对已知的由微生物产生的抗生物质进行了系统研究。

弗莱明发现的青霉素是最引起他注意的物质之一。

弗洛里花了大量的精力，雇用了大量人员培养霉菌，这些被称之为青霉女孩的工作人员不断地试验，至少证明一点：青霉素是有效的，但是前述的剂量问题仍然没有解决。

有一天，弗洛里手下的一个研究员在水果市场上买水果，发现一只在角落里的哈密瓜长满了霉菌，没法食用了，但是这个实验员看到这个哈密瓜上的霉菌长得很奇怪，马上带到实验室做实验，而后发现这种青霉的菌种可以把青霉素产量提高两千多倍。很快地，美国的那些大的制药公司也参与，就这样产量从一到两千多倍，到几万倍几十万倍，一点一点提高。

1939年，弗洛里和德裔生物化学家钱恩决定对青霉菌培养物中的活性物质——青霉素进行提取和纯化，经过18个月的艰苦努力，他们终于得到了100mg纯度可满足人体肌内注射的黄色粉末状青霉素。他们发现，加入100万倍溶剂配制成的青霉素溶液，就可以阻止老鼠身上链球菌的生长。接着他们进行了人体实验，开始情况不错，但在病人体内的细菌尚未完全消灭前，他们提炼的青霉素却已经用完了，虽然病人最终不治身亡，但青霉素的有效性却已得到了充分证明。

1940年春天，他们又进行多次动物感染实验，结果都非常令人满意。于是同年8月，钱恩和弗洛里等人把对青霉素重新研究的全部成果都刊登在著名的《柳叶刀》杂志上。

3. 青霉素的曲折命运

青霉素再次被发现之后，它的命运仍然十分坎坷。牛津大学不仅拒绝为钱恩申请青霉素的专利保护，而且还拒绝了钱恩组建试验工厂以进一步探索工业化生产青霉素条件的要求。弗洛里等人四处奔波，希望英国的药厂能大量投产这一大有前途的新药，遗憾的是多数药厂都借口战时困难而置之不理。最后，他们不得不远涉重洋来到了美国。

在这片美洲大陆上，弗洛里和钱恩惊喜地发现，早在他们研究青霉素结构的同时，美国就已经大规模地开展了该项研究。参加该项计划的有200多名化学家，他们有的来自研究机构，也有的来自工厂企业。

在牛津的工作者处境则极为困难，他们只有2g青霉素，其中1.5g纯度只有50%。而在美国的一个研究小组——Merck小组就拥有几百克的结晶青霉素。在美国，弗洛里等人终于得到了需要的帮助。

青霉素应用之初，不仅一般人对它表示怀疑，就连多数医务工作者也不相信它的药效。直到1944年，英美联军在诺曼底登陆，开辟了第二战场，开始大规模地同德国法西斯作战，受伤的士兵越来越多，对抗菌药物的需要也越来越迫切，青霉素在医治伤员时显示了极大的威力。

这些事实使得医护人员对青霉素刮目相看。更重要的是，青霉素在治疗战伤方面的奇妙作用引起了军事指挥人员的关注。一位陆军少将由衷地称赞青霉素是治疗战伤的一座里程碑。

最后，在军方的大力支持下，青霉素开始走上了工业化生产的道路。

到1942年6月，库存青霉素已经能够治疗10个病人了；到1943年，已经能够提供给军队使用了，到秋天，已经能够在战区使用，但成本还是很高，20美元一个剂量，因此只能给有生命危险的伤员使用。1943年，军方占用了青霉素产量的85%，为 2310 亿单位；到 1944 年，产量达到 16330 亿单位；在诺曼底登陆时，盟军有 3000 亿单位、10 万剂量青霉素的储备；1945 年青霉素产量达到 79520 亿单位；1946 年每剂成本只有 55 美分。

1944 年 1 月，樊庆笙乘坐美国的运输船历经艰辛于当年 7 月到达印度，又经驼峰航线飞到了昆明。樊庆笙回国时，随身带着三支青霉素菌种，这在当时比黄金还贵重，他要用它造福祖国人民。后在汤飞凡的协助下，1944 年年底，第一批中国造 5 万单位/瓶的青霉素面世。

4. 抗生素史上的重要里程碑

青霉素的发现标志着抗生素纪元即化学治疗的黄金时代的开始。青霉素大量应用以后，许多曾经严重危害人类的疾病，那些曾是不治之症的猩红热、化脓性咽喉炎、白喉、梅毒、淋病以及各种结核病、败血症、肺炎、伤寒等，都受到了有效治疗。

青霉素奇迹般的疗效，开启了利用抗菌物质杀灭人体内致病菌的新思路。青霉素的发现促使科学家们在世界各地到处寻找新的抗菌物质。

1943 年，俄国出生的生化学家瓦克斯曼博士发现另一种有效的抗生素——链霉素。这是一种由生长在土壤里的放线菌所产生的物质，它可以有效地治疗包括肺结核在内的一些疾病。此后的短短 20 余年内，人们又陆续发现了氯霉素、金霉素等数十种各有功效的抗生素。

抗生素的广泛应用，不仅充分展示了它的神奇功效，同时也尖锐地暴露出它的问题。在全世界应用青霉素总数超过亿剂后，出现了第一起由青霉素引发的死亡报告。后来，人们发现，多达 10% 的人对青霉素有过敏反应，而且某些细菌也逐渐对青霉素产生了耐药性。

尽管如此，青霉素的发现和成功应用仍然是划时代的成就，它为使用抗生素治疗传染病开辟了道路。为此，弗莱明、弗洛里和钱恩三人一起分享了 1945 年的诺贝尔生理学或医学奖。

抗生素是由某些细菌、放线菌、真菌等微生物在代谢过程中所产生的化学活性物质，或用化学方法合成的与天然抗生素具有相同结构的化合物或结构修饰物，常以极低的浓度就能抑制各种病原菌性微生物的生长或起到杀灭作用而对宿主不产生严重毒性。

抗生素按化学结构可分为 β-内酰胺类、四环素类、氨基糖苷类、大环内酯类、多肽类、多烯类、氯霉素类及其他类。

随着抗生素的发展，其应用领域也不断扩展，除用于抗细菌感染外，还用于抗螺旋体、立克次体、真菌、病毒、阿米巴原虫等的感染，以及用于抗肿瘤、免疫抑制和刺激植物生长等。

【知识链接】　　　　细菌对抗生素的耐药性及其防治措施

随着抗生素在临床上的广泛应用，细菌常会出现耐药性，造成临床治疗中的困难。细菌耐药性可分为：天然或突变产生的耐药性，即染色体遗传基因介导的耐药性；获得耐药性或质粒介导的耐药性。

对耐药性的防治措施有：合理使用抗生素；医院中严格执行消毒隔离制度，防止耐药菌的交叉感染；加强药政管理。

第一节　β-内酰胺类抗生素

β-内酰胺类抗生素的结构中都含有具有抗菌活性的β-内酰胺环，是目前临床上治疗感染性疾病的重要药物。依据与β-内酰胺环稠合物结构的不同，可将β-内酰胺类抗生素分为天然青霉素类、半合成青霉素类、头孢菌素类和单环β-内酰胺类等。

这些药物中的共同结构，即活性必需的结构是β-内酰胺环。

青霉素类　　头孢菌素类　　碳青霉烯类

头霉素类　　单环β-内酰胺类

一、青霉素类

青霉素类药物的主体结构为β-内酰胺环＋四氢噻唑，有3个手性碳（$2S,5R,6R$），2位羧基具有酸性，β-内酰胺环张力大，易裂解。在酸碱环境条件下，青霉素分解为青霉酸、青霉胺和青霉醛，因此不能与氨基糖苷类等碱性药物合用。在胺和醇的环境条件下，青霉素转变为青霉酰胺和青霉酸酯。因该类药物易水解，临床用其钠盐或钾盐的粉针剂。合用丙磺舒使青霉素的排泄能力下降，其交叉过敏反应存在的原因为抗原决定簇即青霉噻唑高聚物的作用。

1. 天然青霉素

从青霉菌培养液和头孢菌素发酵液中得到的天然青霉素共有7种，包括青霉素F、青霉素G、青霉素K、青霉素X、青霉素V、青霉素N及双氢青霉素。其中以青霉素G的活性最强、产量最高，青霉素V耐酸，可口服，两者均有临床应用价值。目前青霉素G虽然可以全合成，但成本高，所以还是以粮食发酵生产为主。

典型药物：青霉素

【**药物名称**】化学名为($2S,5R,6R$)-3,3-二甲基-6-(2-苯乙酰氨基)-7-氧代-4-硫杂-1-氮杂双环[3.2.0]庚烷-2-甲酸，又名苄青霉素、青霉素G，简称青霉素。

【**理化性质**】本品在酸性条件下加热，再加入盐酸羟胺和三氯化铁溶液，溶液显紫红色。此反应为β-内酰胺环的共同鉴别反应。

青霉素结构中的β-内酰胺环是该化合物结构中最不稳定的部分，由于两个稠合环不共平面，导致β-内酰胺环中羰基和氮原子的未共用电子对不能共轭，易受到亲核性试剂或亲电性试剂的进攻，造成β-内酰胺环破裂。

青霉素在酸、碱条件下或β-内酰胺酶存在时，均易发生开环反应而失去抗菌活性，金属离子、高温和氧化剂亦可加速分解反应。

① 在碱性条件（pH＞8）下青霉素的分解反应为：水解产生青霉酸而失效，进一步裂解为 D-青霉胺和青霉醛。

② 在不同的酸性条件（pH＜5）下青霉素分解为青霉二酸、D-青霉胺和青霉醛，导致青霉素钠失效。故该药不能口服，需肌内注射。

③ 使用青霉素钠后，细菌可产生 β-内酰胺酶，这种酶能使 β-内酰胺环开环降解，使药物失去抗菌活性，这是细菌易对青霉素产生耐药性的原因。酶分解药物的过程与碱性条件下的分解反应相似。

【临床应用】本品为最早应用于临床的抗生素。青霉素 G 具有抗菌作用强的特点，但抗菌谱窄，临床主要用于革兰阳性菌（如链球菌、葡萄球菌、肺炎链球菌等）所引起的全身或严重局部感染，是治疗梅毒、淋病的特效药。

2. 半合成青霉素

为了克服青霉素的不稳定性、抗菌谱窄、过敏反应和耐药性等缺点，利用从青霉素发酵液中得到的 6-氨基青霉烷酸（6-APA），对其进行结构修饰，合成了一系列优良的半合成青霉素。半合成青霉素按性能可分为耐酸青霉素、耐酶青霉素、广谱青霉素及青霉素与 β-内酰胺酶抑制剂的复合物。常见的半合成青霉素见表 3-1。

表 3-1 常见的半合成青霉素

药物名称	化学结构
非奈西林	(结构式)
苯唑西林钠	(结构式)·H₂O
氨苄西林	(结构式)
阿莫西林	(结构式)·3H₂O
哌拉西林	(结构式)

耐酸青霉素：在青霉素酰胺侧链的 α-碳原子上引入吸电子基团，阻碍了青霉素在酸性条件下的电子转移重排，增加了对酸的稳定性，如引入吸电子基苯氧基得到非奈西林。

耐酶青霉素：在青霉素酰胺侧链的 α-碳原子上引入空间位阻大的基团，可以阻止药物与酶活性中心作用，从而保护分子中的 β-内酰胺环，增强了 β-内酰胺环的稳定性，如引入苯异噁唑基，得到苯唑西林，临床上用其钠盐。

广谱青霉素：在青霉素酰胺侧链的 α-碳原子上引入极性、亲水性基团，扩大了抗菌谱，如引入氨基得到氨苄西林、引入氨基和羟基得到阿莫西林。

抗铜绿假单胞菌青霉素：氨苄西林改造——氨基以脂肪酸、芳香酸、芳杂环酸酰化，如引入哌嗪酮酸得到哌拉西林、引入咪唑啉酮酸得到美洛西林可以对抗铜绿假单胞菌、变形杆菌、肺炎杆菌。

在此基础上，归纳出了半合成青霉素类药物的构效关系为：

① 四元 β-内酰胺环和五元氢化噻唑环的并合、三个手性中心（2S、5R、6R）是活性必需的；噻唑环上的两个甲基不是必需的。

② 3 位羧基是保持活性的必需基团，成盐或酯可得到长效制剂。

③ 适当增大侧链，如引入噻吩、呋喃等杂环，不仅有广谱性质，对酸和 β-内酰胺酶也较稳定。

④ 6 位的基团主要决定其抗菌谱，改变其极性，使之易于透过细胞膜可扩大抗菌谱。例如，在 α-碳上引入—NH_2、—COOH 和—SO_3H 等亲水性基团，可扩大抗菌谱；基团的亲水性增强或酸性增加，有利于对革兰阴性菌的抑制作用，尤其对铜绿假单胞菌有效。

典型药物：阿莫西林

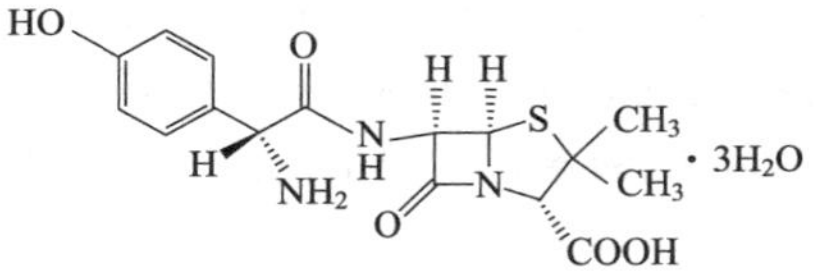

【药物名称】化学名为 (2S,5R,6R)-3,3-二甲基-6-[(R)-(—)-2-氨基-2-(4-羟基苯基)乙酰氨基]-7-氧代-4-硫杂-1-氮杂双环[3.2.0]庚烷-2-甲酸三水合物，又名羟氨苄青霉素。

【理化性质】本品为白色或类白色结晶性粉末；味微苦。微溶于水，不溶于乙醇。水溶液在 pH 为 6.0 时比较稳定。在水中（1mg/mL）比旋度为 +290°～+310°。临床应用 R 构型。

本品含酚羟基，能与 $FeCl_3$ 反应显色，且易氧化变质，应避光密封贮存。

【临床应用】本品为广谱半合成青霉素，对革兰阳性菌的抗菌作用与青霉素相同，对革兰阴性菌如淋球菌、流感杆菌、大肠杆菌等的作用较强，但易产生耐药性。临床上主要用于泌尿系统、呼吸系统等的感染，口服吸收良好。

【拓展提高】

阿莫西林与其他药物的相互作用

（1）丙磺舒可延缓阿莫西林经肾排泄，延长其血清半衰期，因而使本品的血药浓度升高。

（2）阿莫西林与氨基糖苷类药物合用时，在亚抑菌浓度时可增强阿莫西林对粪链球菌的体外杀菌作用。

（3）阿莫西林与 β-内酰胺酶抑制剂如克拉维酸合用时，抗菌作用明显增强。克拉维酸不仅可以不同程度地增强产 β-内酰胺酶菌株对阿莫西林的敏感性,还可增强阿莫西林对某些非敏感菌株的作用,这些菌株包括拟杆菌、军团菌、诺卡菌和假鼻疽杆菌。

(4) 食物可延迟阿莫西林的吸收,但食物并不明显降低药物吸收的总量。

二、头孢菌素类

1. 头孢菌素类药物概述

头孢菌素 C 是由与青霉菌近缘的头孢菌属真菌所产生的天然头孢菌素之一,其结构由 D-α-氨基己二酸与 7-氨基头孢烷酸(7-ACA)缩合而成。头孢菌素 C 对 β-内酰胺酶高度稳定,具有耐酸、耐酶、毒性小、很少或无交叉过敏等优点,但它抗菌活性小,所以在临床上几乎没有应用,因此研究者们致力于半合成头孢菌素的设计与开发。

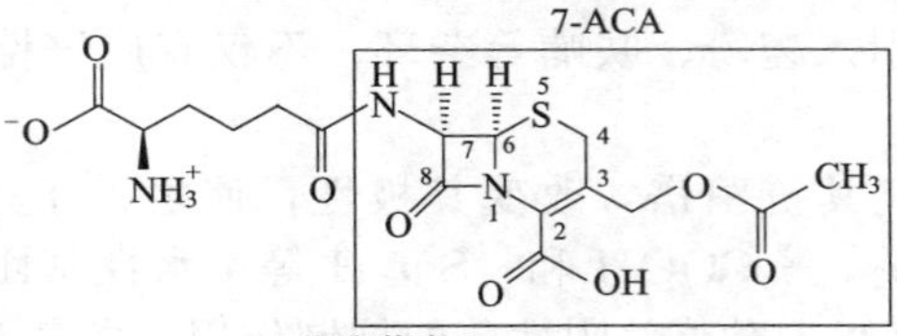

头孢菌素C

2. 半合成头孢菌素

该类药物的抗菌活性药效团为 β-内酰胺环+氢化噻嗪环;β-内酰胺环的稳定性强于青霉素类,因此多数头孢菌素类药物耐酸,可以口服。其的抗菌谱决定基团为 7 位酰胺取代基、3 位取代基。该类药物的总特点为抗菌谱广、活性强、毒副作用低,具体分为四代,它们的结构类似但特点鲜明(见表3-2)。

表 3-2 常用半合成头孢菌素

分类	药物名称	药物结构	作用特点
第一代头孢菌素	头孢唑啉	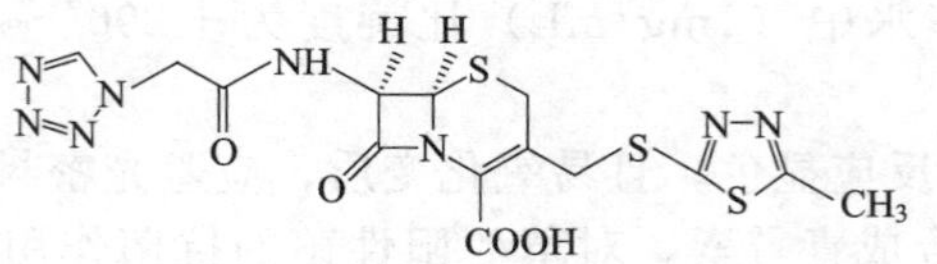	耐酸、耐酶,注射给药。对革兰阴性杆菌的作用较强,作用时间较长
	头孢拉定	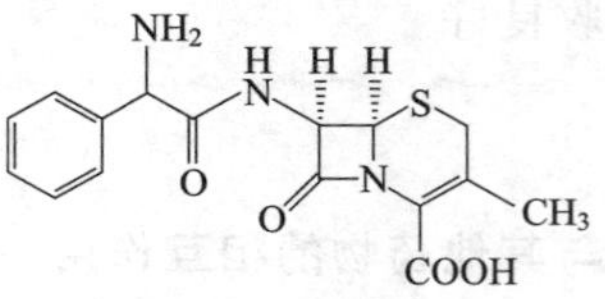	口服或注射给药。对耐药金黄色葡萄球菌和耐药杆菌均有效
	头孢羟氨苄	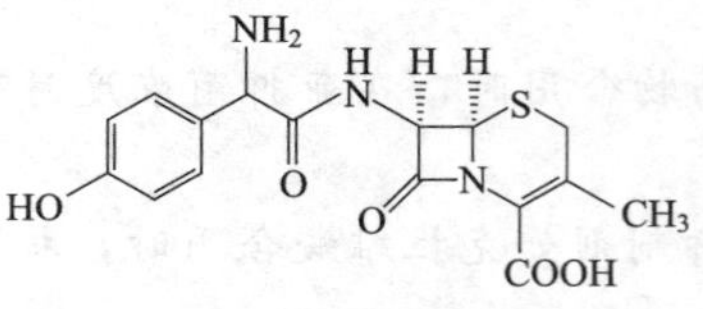	口服或注射给药,用钠盐。主要对革兰阴性菌有效,血浓度高而持久

续表

分类	药物名称	药物结构	作用特点
第二代头孢菌素	头孢呋辛		注射给药。对革兰阴性菌活性较强，对 β-内酰胺酶稳定
	头孢替坦		注射给药。对革兰阴性菌的作用较强。对产酶革兰阴性菌和厌氧菌作用突出
	头孢雷特		注射给药。对 β-内酰胺酶具高度稳定性。适用于敏感菌引起的各种感染
第三代头孢菌素	头孢曲松		注射给药。在消化道不吸收。对革兰阳性菌有中度抗菌作用，对革兰阴性菌的作用强
	头孢他啶		注射给药。对于大多数 β-内酰胺酶高度稳定，对革兰阴性杆菌的作用较强，对革兰阴性杆菌中多重耐药菌株具有抗菌活性
	头孢克肟		口服给药。对革兰阳性菌和革兰阴性菌均有较广泛的抗菌作用，对 β-内酰胺酶稳定

续表

分类	药物名称	药物结构	作用特点
第四代头孢菌素	头孢吡肟	(结构式)	注射给药。高度耐受多数β-内酰胺酶的水解，对多数耐氨基糖苷类或第三代头孢菌素菌株均有效
	头孢匹罗	(结构式)	注射给药。对好气菌和厌氧的革兰阳性和阴性菌具有广泛的抗菌作用。对β-内酰胺酶稳定
	头孢唑兰	(结构式)	注射给药。对革兰阳性和阴性菌具有广泛的抗菌作用。它对β-内酰胺酶具有高度的稳定性

第一代头孢菌素：耐青霉素酶，但不耐β-内酰胺酶。它们的抗菌谱广，主要用于耐青霉素酶的金黄色葡萄球菌等敏感革兰阳性球菌和某些革兰阴性球菌的感染，对肾有一定的毒性。代表药物有头孢氨苄，类比氨苄西林，耐酸，可口服；头孢羟氨苄，类比阿莫西林，口服吸收和维持时间比头孢氨苄更好；头孢唑啉，它具有 C3 位的巯基噻二唑结构以及侧链四氮唑结构，以其钠盐注射给药，半衰期更长，在胸水和腹水分布广，在临床上用于治疗敏感菌所致的胆道感染、葡萄球菌引起的心内膜炎、腹膜炎，以及移植手术的预防感染。

第二代头孢菌素：对多数β-内酰胺酶稳定，抗菌谱比第一代更广，对革兰阴性菌的作用较第一代增强，对革兰阳性菌的作用与第一代头孢菌素相似或略差，肾毒性较第一代小。代表药物如头孢克洛，3 位—Cl 使得亲脂性增强，口服吸收好；头孢呋辛具 3 位氨基甲酸酯、侧链顺式甲氧肟结构，对酶稳定，极性大，钠盐供注射，若做成头孢呋辛酯则为前药，可以口服。

第三代头孢菌素：对多数β-内酰胺酶高度稳定，抗菌谱更广，对革兰阴性菌抗菌活性增强，对革兰阳性菌的活性减弱，部分抗铜绿假单胞菌活性强，几乎无肾毒性。代表药物如头孢哌酮，具有哌嗪酮酸的结构，使得抗菌活性增强，抗铜绿假单胞菌作用增强，硫代甲基四氮唑结构也使得抗菌活性增强。该类药物可作用于各种感染、败血症、脑膜炎等；头孢曲松具有强酸性杂环 6-羟基-1,2,4-三嗪-5-酮，可产生非线性剂量依赖性药动学特性，钠盐注射给药，分布广泛，在脑脊液中可达到治疗浓度。

第四代头孢菌素：它们在化学结构上的特征为在 7 位连有 2-氨基噻唑-α-甲氧亚氨基乙酰基侧链，在 3 位存在季铵基团。它们的抗菌活性更强，抗菌谱更广，对β-内酰胺酶高度稳定，对多数耐药菌株活性超过第三代头孢菌素及氨基糖苷类抗生素。此类药物基本无肾毒性。

3. 半合成头孢菌素的结构改造

半合成头孢菌素是以头孢菌素 C 水解得到的 7-ACA 或以青霉素 G 扩环得到 7-ADCA

（7-氨基去乙酰氧基头孢烷酸）为中间体，在 7 位或 3 位接上不同取代基得到。可进行结构改造的位置有四处：

$$R^1-CONH \underset{I}{\overset{II}{\underset{8}{\overset{H}{\underset{O}{\bigsqcup}}}}} \overset{5}{\underset{N}{\overset{S}{\underset{2}{\bigsqcup}}}} \overset{III}{\underset{4}{\overset{}{\underset{CH_2OCOCH_3}{\bigsqcup}}}}$$

对 I 的结构改造：7-酰氨基部分，是抗菌谱的决定性基团。当 7 位侧链 α-位引入亲水性基团—SO_3H、—NH_2、—COOH 时，可得到广谱头孢菌素。若同时结合 3 位的改造，可改进口服吸收，如头孢氨苄、头孢羟氨苄、头孢拉定、头孢克洛、头孢哌酮、头孢磺啶等。当 7 位侧链引入亲脂性杂环取代基时，则能增强抗菌效力，如头孢噻吩、头孢匹林。当 7 位侧链引入顺式肟时，则能增加耐酶性，同时扩大抗菌谱，如头孢他啶、头孢克肟等。

对 II 的结构改造：7 位氢原子的改变会影响对 β-内酰胺酶的稳定性。当 7 位氢原子换成 α-甲氧基时，空间位阻作用会影响药物和酶活性中心的结合，如头孢西丁、头孢替坦、头孢美唑等。

对 III 的结构改造：硫原子的变化对抗菌效力有影响。硫原子被生物电子等排体氧原子取代后可以得到氧头孢烯类结构，如拉氧头孢；用生物电子等排体—CH_2 取代时，可以得到碳头孢烯类。

对 IV 的结构改造：将 3 位乙酰氧基改变会影响药物动力学的性质和抗菌效力。用—CH_3、—Cl、硫代杂环等基团取代时，结合 7 位的结构改造可以得到头孢噻啶和头孢唑林等；若具有氨噻肟结构的半合成头孢菌素继续进行结构改造，如在 3 位引入季铵基团，得到的药物耐酶且扩大了抗菌谱，表现在对金黄色葡萄球菌等革兰阳性菌产生了抗菌效力，如头孢匹罗等。

4. 半合成头孢菌素的典型药物

与半合成青霉素类似，半合成头孢菌素的合成是以 7-氨基头孢烷酸（7-ACA）、7-氨基去乙酰氧基头孢烷酸（7-ADCA）为原料，可用与半合成青霉素相似的酰氯法、混合酸酐法、DCC 法和固定化酶法，通过在 7-ACA 的 3 位和 7 位接上相应的取代基，得到疗效较好的半合成头孢菌素。

7-ACA、7-ADCA 是抗菌活性的基本母核，它们是以头孢菌素 C 为原料经过裂解而得，其方法有亚硝酰氯法、硅酯法和青霉素扩环法。

典型药物：头孢氨苄

【药物名称】 化学名为 (6R,7R)-3-甲基-7-[(R)-2-氨基-2-苯乙酰氨基]-8-氧代-5-硫杂-1-氮杂双环[4.2.0]辛-2-烯-2-甲酸一水合物，又名先锋霉素 IV 号、头孢力新。

【理化性质】 白色或微黄色结晶性粉末；微臭。微溶于水，在乙醇、氯仿或乙醚中不溶，水溶液的 pH 为 3.5~5.5。固态比较稳定，水溶液在 pH 8.5 以下较为稳定、pH 9 以上则迅速被破坏。遇热、强酸、强碱和光能促使本品降解，在温度高、湿度大时易发生聚合。水溶液的比旋度为 +144°~+158°。

本品具有 β-内酰胺环的共同鉴别反应。与茚三酮试液呈颜色反应；与含有硝酸的硫酸混合氧化成黄色；与冰醋酸和硫酸铜混合，再与氢氧化钠作用，显橄榄绿色。

本品在温度升高和湿度加大的条件下易生成高聚物，从而引发过敏反应，对有青霉素过敏史的患者应进行相应的过敏反应试验。

> **【知识拓展】**
> 　　合成工艺：本品可采用来源较广的青霉素为原料，用化学方法制得。青霉素 G 钾在吡啶存在下，加三氯氧磷反应成，保护 C3 游离羧基，在甲酸中以过氧化氢氧化为青霉素亚砜，再以磷酸处理，经过二氢噻唑环 S-C 键断裂形成中间体次磺酸，继而形成 7-苯乙酰氨基-3-去酰氧基头孢烷酸三氯乙酯，以五氯化磷氯化成偕氯亚胺，与甲醇作用成偕亚胺醚，水解后得一氨基去乙酰氧基头孢烷酸（7-ADCA）三氯乙酯，再与 D-(—)-N-三氯乙氧羰基苯甘氨酰氯进行酰化得头孢氨苄三氯乙酯，最后用锌粉、甲酸进行还原性水解得头孢氨苄。

　　【临床应用】 本品为第一代半合成可口服的头孢菌素，对革兰阳性菌作用较好，对革兰阴性菌作用较差，主要用于敏感菌所致的扁桃体炎、咽喉炎、脓毒症等的感染患者，对尿路感染有特效。

典型药物：头孢噻肟钠

[头孢噻肟钠结构式]

　　【药物名称】 化学名为(6R,7R)-3-[(乙酰氧基)甲基]-7-[2-(2-氨基噻唑-4-基)-2-(甲氧亚氨基)乙酰氨基]-8-氧代-5-硫杂-1-氮杂双环[4.2.0]辛-2-烯-2-甲酸钠盐。
　　【理化性质】 白色、类白色或淡黄色结晶。易溶于水，微溶于乙醇，不溶于氯仿。
　　【临床应用】 本品 7 位的侧链上 α 位是甲氧肟基，由于空间位阻作用，阻碍酶分子接近 β-内酰胺环，保护其不易被酶破坏。β 位是 2-氨基噻唑基团，可以增强药物与细菌青霉素结合蛋白的亲和性。这两个基团的结合使该药物具有耐酶和广谱的特点。
　　本品为第三代头孢菌素的衍生物，对革兰阴性菌的抗菌活性高于第一代、第二代，尤其对大肠杆菌作用强。它对大多数厌氧菌有强效抑制作用。本品可用于治疗敏感细菌引起的败血症、化脓性脑膜炎以及呼吸道、泌尿道、胆道、骨和关节、皮肤和软组织、腹腔、消化道、五官、生殖器等部位的感染。此外，它还可用于免疫功能低下、抗体细胞减少等防御功能低下的感染性疾病的治疗。

> **【知识链接】**
> **头孢噻肟钠保存与剂型选择**
>
> 　　头孢噻肟钠结构中的甲氧肟基通常是顺式构型，顺式异构体的抗菌活性是反式异构体的 40~100 倍。在光照的情况下，顺式异构体会向反式异构体转化，使疗效降低。因此本品通常需避光保存，并制成粉针，临用前加灭菌注射用水溶解后立即使用。

三、非经典的 β-内酰胺抗生素及 β-内酰胺酶抑制剂

　　非经典的 β-内酰胺抗生素包括碳青霉烯类、青霉烯类、氧青霉烷类和单环 β-内酰胺类，

常见药物见表 3-3。

表 3-3　常用非经典 β-内酰胺抗生素和 β-内酰胺酶抑制剂

分类	药物名称	药物结构	作用特点
碳青霉烯类	亚胺培南		具有抗菌活性高、抗菌谱广、耐酶等特点，但进入机体后 80% 被肾脱氢肽酶水解失效
单环 β-内酰胺类	氨曲南		对大多数需氧革兰阴性菌包括铜绿假单胞菌有较强抗菌作用，具有体内分布广、与青霉素类及头孢素类药物交叉过敏低的特点，能透过血脑屏障，副作用少
β-内酰胺酶抑制剂	克拉维酸		不可逆 β-内酰胺酶抑制剂，临床用其钾盐，自身抗菌活性弱，但与 β-内酰胺类抗生素合用，能大大增强后者的抗菌效力和减少后者的用量
	舒巴坦		不可逆竞争性 β-内酰胺酶抑制剂，抑酶活性比克拉维酸稍差，化学稳定性比克拉维酸大。对革兰阳性菌和革兰阴性菌都有作用，与阿莫西林合用时，能显著提高抗菌作用

1. 碳青霉烯类

该类药物与青霉素结构的差异为：噻唑环 S 原子被 C 原子取代；噻唑环内引入一双键。此类药物抗菌谱广，对革兰阳性菌和阴性菌、需氧菌、厌氧菌都有很强的抗菌活性，对 β-内酰胺酶稳定，但在体内易受肾脱氢肽酶水解失活，且半衰期短。常用药物有亚胺培南等。

亚胺培南对多数 β-内酰胺酶高度稳定，对脆弱杆菌、铜绿假单胞菌有高效，易被肾肽酶代谢；与西司他丁钠（肾肽酶抑制剂）合用，同时减少亚胺培南排泄，降低肾毒性。

美罗培南对肾肽酶稳定，结构也稳定，广谱，对需氧、厌氧菌有强杀灭作用，血药浓度高，组织分布广。

2. 青霉烯类

与碳青霉烯类抗生素相似，该类药物抗菌谱广，抗菌活性强，但化学性质不够稳定，且在体内易代谢产生低分子硫化物，有恶臭，故难以推向临床应用。

3. 单环 β-内酰胺类

氨曲南是第一个全合成的 β-内酰胺类抗生素，磺酸基团吸电子有利于内酰胺开环，C2 位的甲基能增加对 β-内酰胺酶的稳定性。

4. 氧青霉烷类（β-内酰胺酶抑制剂）

β-内酰胺酶抑制剂本身并没有或仅有较弱的抗菌活性，抗菌谱较窄，但能与β-内酰胺酶较紧密结合，使该酶不能与β-内酰胺类抗生素作用，从而保持后者的抗菌活性。其与β-内酰胺酶类抗生素合用后，还可扩大抗菌谱，增强抗菌作用，从而显示出独特的临床使用价值。

β-内酰胺酶抑制剂按化学结构分为氧青霉烷类和青霉烷砜类两类，代表药物为克拉维酸、舒巴坦、他唑巴坦。

如舒巴坦与氨苄西林以1∶1结合制得可口服的双酯结构前药舒他西林，舒巴坦也可与头孢哌酮制成复方制剂，其药效是单用头孢的4倍。

【拓展提高】
β-内酰胺类抗生素与β-内酰胺酶抑制剂的复方制剂

β-内酰胺类抗生素与β-内酰胺酶抑制剂组成复方制剂，既抗菌又耐酶。此复方制剂已广泛应用于临床，取得优良效果。如奥格门汀为阿莫西林与克拉维酸钾以2∶1组合成的复方制剂，泰门汀为替卡西林与克拉维酸以15∶1组成的复方制剂，舒他西林为氨苄西林与舒巴坦钠以2∶1组合成的复方制剂，此外还有舒普深（头孢哌酮与舒巴坦钠组方）等。在临床上能杀灭多种革兰阳性和革兰阴性菌，特别是对产生β-内酰胺酶的耐药菌有特殊的疗效。

第二节 大环内酯类抗生素

大环内酯类抗生素是一类由链霉菌产生的弱碱性抗生素，因其分子中含有一个内酯结构的十四元或十六元大环而得名。属于十四元大环的抗生素，如红霉素（EM）及其衍生物等；属于十六元大环的抗生素，如麦迪霉素、交沙霉素、螺旋霉素、乙酰螺旋霉素等。

R	R′	
OH	CH_3	红霉素A
H	CH_3	红霉素B
OH	H	红霉素C

一、结构特征与理化性质

大环内酯类抗生素基本结构特征为具有十四元或十六元的内酯环，并通过内酯环上的羟基和去氧氨基糖或6-去氧糖缩合成碱性苷。

大环内酯类抗生素一般均为无色的碱性化合物，不溶于水，易溶于有机溶剂；可与酸成盐，其盐易溶于水，但化学性质不稳定，在酸性条件下易发生苷键的水解；在碱性条件下内酯环开环；在体内也易被酶分解丧失或降低抗菌活性。

二、作用机制与临床应用

大环内酯类抗生素作用于细菌的 50S 核糖体亚单位,通过阻断转肽作用和 mRNA 转位而抑制细菌的蛋白质合成。

这类抗生素对革兰阳性菌、某些革兰阴性菌、支原体等有较强的抑制作用,与临床常用的其他抗生素之间无交叉,且毒性很低,无严重不良反应。细菌对同类药物可产生耐药性。目前大环内酯类抗生素的临床应用仅次于 β-内酰胺类抗生素。

> 【拓展提高】
>
> **配 伍 禁 忌**
>
> 青霉素不可与大环内酯类抗生素如红霉素、麦迪霉素、螺旋霉素等合用。因为红霉素等是快效抑菌剂,当服用红霉素等药物后,细菌生长受到抑制,使青霉素无法发挥杀菌作用,从而降低药效。

三、红霉素及其衍生物和类似物

红霉素是从红色链丝菌代谢产物中得到的一种口服抗生素,包括红霉素 A、红霉素 B、红霉素 C 三种组分。其中红霉素 A 为抗菌活性主要成分,主要缺点是水溶性小,只能口服,酸中不稳定。红霉素与乳糖醛酸成盐可注射,成酯提高稳定性,如 5 位糖 2′ 位成酯得到依托红霉素、琥乙红霉素。对红霉素的半合成类改造位点为 6-羟基和 9-羰基。

红霉素是由红霉内酯与脱氧氨基糖和克拉定糖(又称红霉糖)缩合形成的碱性糖苷。

红霉内酯环的结构特征为:14 元的大环,无双键;C2、C4、C6、C8、C10、C12 位上各有一个甲基;C9 位有一个羰基;C3、C5、C6、C11、C12 位上共有 5 个羟基。C3 羟基与克拉定糖形成苷,C5 羟基与脱氧氨基糖形成苷。

红霉素的抗菌谱窄,水溶性较小,只能口服,在酸性环境中易分解失活,且半衰期短(1~2h),为改良其性质,通过结构修饰研制出一批衍生物和类似物,并广泛应用于临床。

根据前药原理,为增加红霉素的水溶性合成了红霉素的乳糖醛酸盐;为增加红霉素的稳定性和水溶性,采用将去氧氨基糖的 2′-羟基成酯的方法合成了一系列红霉素的酯类衍生物。

同时,为了提高红霉素的稳定性和抗菌活性,对在酸性环境中发生降解反应的参与基团 C9 酮羰基、C6 羟基及 C8 氢部位进行了结构改造。

临床常用红霉素的酯类和盐类前体药物介绍如下。

克拉霉素是 C6 位羟基甲基化的产物。甲基化可阻止 C6 羟基与 C9 羰基在酸性环境中形成半缩酮羟基。故克拉霉素耐酸,血药浓度高而持久;对流感嗜血杆菌有特效,对需氧菌、厌氧菌、支原体、衣原体等病原微生物有效。其作用比红霉素强,毒性低,用量较红霉素小。

氟红霉素是根据电子等排原理,在红霉素的 C8 位引入电负性较强的氟原子,导致羰基活泼性降低,同时也阻断了 C8 和 C9 位之间的脱水反应的发生。因而其对酸稳定,半衰期为 8h,对肝脏无毒性。

C3 位的酮羰基提高了在弱酸环境中的稳定性,由于结构改变使该类药物的抗菌作用增强，尤其是对呼吸道感染病原菌耐药者的抗菌污性明显提高。泰利霉素是一类 C3 位为酮羰基的 14 元大环内酯的半合成红霉素类，又称为酮内酯，在 C11 与 C12 间形成环状的氨基甲酸酯。

典型药物：红霉素

【药物名称】化学名为 3-[[(2,6-二脱氧-3-C-甲基-3-O-甲基-α-L-吡喃糖基)氧]-13-乙基-6,11,12-三羟基-2,4,6,8,10,12-六甲基-5-[3,4,6-三脱-3-(二甲氨基)-β-D-吡喃木糖基]氧]-1-氧杂环十四烷-1,9-二酯。

【理化性质】本品为白色或类白色结晶性粉末；无臭，味苦；微吸湿性。易溶于甲醇、乙醇或丙酮，微溶于水。本品的水合物熔点为 128℃，无水物熔点为 193℃。无水乙醇（20mg/mL）中比旋度为 71°～78°。

本品在酸性条件下不稳定，易发生降解反应。由于结构中存在多个羟基和 C9 上有一个羰基，在酸性条件下先发生 C6 羟基和 C9 羰基脱水环合形成半缩酮羟基，再与 C8 上的氢消去一分子水，形成脱水物。脱水物 C12 上的羟基与 C8、C9 双键加成，形成螺旋酮。然后 C11 羟基与 C10 上的氢消去一分子水，同时水解生成红霉胺和克拉定糖，导致红霉素失去抗菌活性。

本品溶于丙酮后，加盐酸即显橙黄色，渐变为紫红色，转入氯仿中则显蓝色。

【临床应用】本品对各种革兰阳性菌有很强的抗菌作用，对革兰阴性百日咳杆菌、流感杆菌、淋球菌、脑膜炎球菌等亦有效，而对大多数肠道革兰阴性菌则无活性。其为治疗耐药的金黄色葡萄球菌和溶血性链球菌引起的感染的首选药。

典型药物：罗红霉素

【药物名称】化学名为 9-{O-[(2-甲氧基乙氧基)-甲基]肟}红霉素。

【理化性质】本品为白色或类白色的结晶性粉末，无臭，味苦，略有吸湿性；易溶于乙醇或丙酮，溶于甲醇或乙醚，不溶于水；在无水乙醇中比旋度为－87°～－82°。

【临床应用】本品为红霉素 C9 肟衍生物，该官能团的引入使得药物的稳定性增加，口服吸收增加，作用增强 6 倍，组织分布更广。

本品主要作用于革兰阳性菌、厌氧菌、衣原体和支原体等。

典型药物：阿奇霉素

【**药物名称**】化学名为(2R,3S,4R,5R,8R,10R,11R,12S,13S,14R)-13-[(2,6-二脱氧-3-C-甲基-3-O-甲基-α-L-核-己吡喃糖基)氧]-2-乙基-3,4,10-三羟基-3,5,6,8,10,12,14-七甲基-11-[[3,4,6-三脱氧-3-(二甲氨基)-β-D-木-己吡喃糖基]氧]-1-氧杂-6-氮杂环十五烷-15-酮。

【**理化性质**】本品为白色或类白色结晶性粉末；无臭，味苦；微有引湿性；易溶于甲醇、丙酮、氯仿、无水乙醇或稀盐酸溶液，在乙腈中溶解，几乎不溶于水；对酸稳定；在无水乙醇中的比旋度为 $-49°\sim-45°$；熔点为155℃。

【**临床应用**】本品是第一个环内含氮的15元环的内酯红霉素衍生物，药物的碱性增大，组织浓度更高。它比红霉素具有更广泛的抗菌谱，对许多革兰阴性杆菌有很强的抑制作用，对酸稳定，半衰期为68～76h，每天给药一次，组织浓度高。本品可用于多种病原微生物所致的感染，特别是性传染疾病，如淋球菌等的感染。

四、螺旋霉素

	R^1	R^2	R^3
螺旋霉素Ⅰ	H	H	H
螺旋霉素Ⅱ	$COCH_3$	H	H
螺旋霉素Ⅲ	COC_2H_5	H	H
乙酰螺旋霉素Ⅰ	H	H	$COCH_3$
乙酰螺旋霉素Ⅱ	$COCH_3$	H	$COCH_3$
乙酰螺旋霉素Ⅲ	COC_2H_5	$COCH_3$	$COCH_3$

螺旋霉素是由螺旋杆菌新种产生的含有双烯结构的16元环大环内酯抗生素，在其内酯环的9位与去氧氨基糖缩合成碱性苷，主要有螺旋霉素Ⅰ、螺旋霉素Ⅱ、螺旋霉素Ⅲ三种成分。国产螺旋霉素以螺旋霉素Ⅱ、螺旋霉素Ⅲ为主，进口螺旋霉素以螺旋霉素Ⅰ为主。

螺旋霉素为碱性的大环内酯类抗生素，味苦，口服吸收不好，进入体内后，可部分水解导致活性降低。

乙酰螺旋霉素是螺旋霉素的前药，为螺旋霉素的三种成分的乙酰化产物。它们对酸稳定，口服吸收比螺旋霉素好，在胃肠道吸收后转化为螺旋霉素发挥作用，抗菌谱与螺旋霉素相似。

第三节　四环素类抗生素

四环素类抗生素是一类可口服的广谱抗生素，包括由放线菌产生的天然四环素类抗生素（金霉素、土霉素及四环素等）和一系列半合成四环素类抗生素。

四环素类抗生素的抗菌机制主要是通过抑制核糖体蛋白质的合成,从而干扰细菌蛋白质的生物合成。四环素类抗生素的基本结构是十二氢化并四苯基本结构,该类药物有共同的A、B、C、D四个环的母核,其中D环是苯环,其他三个均为环己烯环,结构中具有多个手性碳原子。

十二氢化并四苯

四环素类药物的共性为广谱,该类药物具有酸性是因为具有酚羟基和烯醇羟基,碱性是因为具有二甲氨基,其等电点等于5;该类药物表现为不稳定性,遇光变色,酸碱环境下能发生脱水、差向异构化、内酯结构异构化;其结构中的羰基、羟基可与金属离子螯合;其活性改造位点为C6位。

一、天然四环素类抗生素

天然四环素类药物主要有四环素、金霉素、土霉素等。其中金霉素因毒性大,只作外用,土霉素和四环素现在临床也已少用,主要用作兽药和饲料添加剂。

	R^1	R^4
土霉素	—OH	—H
金霉素	—H	—Cl
四环素	—H	—H

四环素类抗生素的理化性质如下所述。

(1) 物理性质 四环素类抗生素有相似的抗菌谱,而且理化性质也很相近,均为黄色结晶性粉末,味苦。

(2) 化学性质 该类药物干燥状态下稳定,遇光变色;水中溶解度小,呈酸碱两性,能溶于碱性和酸性溶液中;盐类水溶液在弱酸性溶液中较稳定;在酸性、中性及碱性溶液中均不稳定;在pH<2条件下,C6上的羟基和相邻碳上的氢脱水,生成橙黄色脱水物,使效力降低;在pH 2~6条件下,C4上的二甲氨基很易发生差向异构化,生成无抗菌活性的差向异构体;在碱性条件下,C环破裂重排,生成具有内酯结构的异构体。

其结构中含有酚羟基,可与三氯化铁试液呈颜色反应;结构中含有酚羟基和烯醇基,能与金属离子形成不溶性的有色螯合物,如可与钙离子、铝离子形成黄色螯合物,与铁离子形成红色螯合物。

【课堂互动】

四环素牙

小儿服用四环素类抗生素药物会使牙齿发育不全并出现黄染现象,被称为"四环素牙"(牙齿着色:金霉素呈灰棕色、四环素和土霉素偏于黄色、去甲金霉素黄色最深)。这是因为该类药物能和钙离子结合生成黄色→灰色的螯合物——四环素钙,它在体内呈黄色并沉积在骨骼和牙齿上。

试分析孕妇可以服用该类药物吗?含金属离子的药物及富含钙、铁等金属离子的食物(如牛奶等)能和四环素类抗生素药物同服吗?

二、半合成四环素类抗生素

在临床应用中发现天然四环素类抗生素存在易产生耐药性，化学结构在酸、碱性条件下不稳定等缺点，因此对其进行了结构修饰。半合成四环素类是对天然四环素结构的5位、6位、7位取代基进行改造而得到的一类广谱抗生素。半合成四环素类药物主要有美他环素、多西环素、米诺环素等。

美他环素又名甲烯土霉素，C6位成烯键，使得药物稳定性增加。

米诺环素为四环素去掉6位羟基和6位甲基，增加7位二甲胺得到的结构修饰产物，稳定性进一步增加。

典型药物：盐酸多西环素

【药物名称】化学名为 6-甲基-4-(二甲氨基)-3,5,10,12,12α-五羟基-1,11-二氧代-1,4,4α,5,5α,6,11,12α-八氢-2-并四苯甲酰胺盐酸盐，又称为盐酸脱氧土霉素、盐酸强力霉素（去掉6位羟基，使得稳定性增加）。

【理化性质】本品为淡黄色至黄色结晶性粉末，无臭，味苦，有引湿性，易溶于水和甲醇，微溶于乙醇和丙酮，室温下稳定，遇光变质。

【临床应用】本品抗菌谱广，对革兰阳性菌和阴性菌都有效，其抗菌作用是四环素的10倍，对四环素耐药菌仍有效。其主要用于呼吸道感染和泌尿系统感染等，也可用于支原体肺炎。

第四节 氨基糖苷类抗生素

氨基糖苷类抗生素是由链霉菌、小单胞菌和细菌所产生的具有氨基糖苷结构的抗生素。其代表药物有链霉素、卡那霉素、庆大霉素、妥布霉素、巴龙霉素、新霉素、阿米卡星、奈替米星等。

一、结构特征与理化性质

氨基糖苷类抗生素是由 1,3-二氨基肌醇（如链霉胺、2-脱氧链霉胺、放线菌胺）为苷元与氨基糖（单糖或双糖）形成的苷。

本类抗生素的共同特点是：①结构中有由氨基糖和醇形成的苷。②氨基和胍基等碱性基团的存在，使药物显碱性，可制成硫酸盐或盐酸盐。③糖结构中的多羟基使药物亲水性强，脂溶性差，口服给药不易吸收，仅作为肠道感染用药，需注射给药。④该药物含有多个手性碳，故具有旋光性。⑤因药物原型经肾排泄，具有耳毒性和肾毒性。⑥因为钝化酶的产生，细菌易产生耐药性。

二、常见药物

庆大霉素为广谱的抗生素，临床主要用于铜绿假单胞菌或某些耐药革兰阴性菌引起的感染和败血症、尿路感染、脑膜炎及烧伤感染。庆大霉素可被庆大霉素乙酰转移酶Ⅰ和庆大霉素腺苷转移酶酰化而失去活性,从而产生耐药性。庆大霉素对听觉和肾的毒性较卡那霉素小。庆大霉素经常与其他抗生素一起使用,其兼容性较好。但由于 β-内酰胺类抗生素的 β-内酰胺环可与庆大霉素的氨基糖连接而致其失活,所以两者不能混合使用;若两者均需使用时,必须在不同部位给药,一般可将 β-内酰胺类抗生素采用静滴方法给药,氨基糖苷类抗生素采用肌注方法给药。

阿米卡星,又名丁胺卡那霉素,氨基羟丁酰基的存在使该药物对转移酶稳定,其活性增强,活性排序为:L-(一)型＞DL-(±)型＞D-(+)型。

【知识链接】

氨基糖苷类抗生素的耳毒性

北京临床药学研究所分析了1039例聋哑患者,发现在各种致聋原因的人数中,因药物致聋的高达618人(59.5%),而药物致聋又都是小儿时因病使用氨基糖苷类抗生素引起的。特别是多种氨基糖苷类抗生素联合应用,使很多发育正常的儿童造成终身残疾。

链霉素是第一个被发现的氨基糖苷类抗生素,在分子结构中有三个碱性中心,可以和各种酸成盐,临床用其硫酸盐。

典型药物:硫酸链霉素

【药物名称】化学名为 O-2-甲氨基-2-脱氧-α-L-葡吡喃糖基-(1→2)-O-5-脱氧-3-C-甲酰基-α-L-来苏呋喃糖基-(1→4)-N^1,N^3-二脒基-D-链霉胺硫酸盐。

【理化性质】本品为白色或类白色粉末,无臭,味微苦,有引湿性。易溶于水,在乙醇中不溶。

本品分子中的醛基受电子效应的影响,既有还原性又有氧化性,易被氧化而失效,也可被还原性药物如维生素C等还原失效。在临床配伍使用时须注意。

本品含苷键,在酸性和碱性条件下容易水解失效,在碱性溶液中迅速完全水解;在酸性条件下分步水解:先水解生成链霉胍和链霉双糖胺,后者进一步水解生成链霉糖和 N-甲基葡萄糖胺。

本品在碱性条件下水解生成的链霉糖经脱水重排,产生麦芽酚,麦芽酚在微酸性溶液中与铁离子形成紫红色螯合物。此为链霉素特有的反应,称麦芽酚反应,可用于药物的鉴别。

本品加氢氧化钠试液,水解生成的链霉胍与8-羟基喹啉乙醇液和次溴酸钠试液反应,显橙红色,可用于鉴别。

【临床应用】本品临床用作抗结核药,常与异烟肼等药物联用。其缺点是易产生耐药性,对第八对脑神经有损害,可引起永久性耳聋,应予注意。

第五节 氯霉素

化学名为：D-苏式-(-)-N-[α-(羟基甲基)-β-羟基-对硝基苯乙基]-2,2-二氯乙酰胺。

氯霉素为1947年由委内瑞拉链霉菌培养滤液中得到。由于其结构较简单，次年实现化学方法全合成，并应用于临床，但活性低于天然氯霉素。

本品结构中含有两个手性碳原子，有四个旋光异构体。其中仅 $1R,2R(-)$ 或 D-(-)-苏阿糖型有抗菌活性，为临床使用的氯霉素。合霉素是氯霉素的苏阿糖型外消旋体，疗效为氯霉素的一半。

$1R,2R(-)$ D-(-)-苏阿糖型　　$1S,2S(+)$ L-(+)-苏阿糖型　　$1S,2R(+)$ D-(+)-赤藓糖　　$1R,2S(-)$ L-(-)-赤藓糖

本品为白色或微带黄绿色的针状、长片状结晶或结晶性粉末，味苦，易溶于甲醇、乙醇、丙酮或丙二醇，微溶于水；在无水乙醇中比旋度为 $+18.5°\sim +21.5°$，在乙酸乙酯中比旋度为 $-25.5°$；熔点为 $149\sim 153℃$。

本品虽含有酰胺键，但因为空间位阻，使其在一般条件下不易水解，性质较稳定，能耐热。其在干燥状态下可保持抗菌活性5年以上，水溶液可冷藏几个月，煮沸5h对抗菌活性亦无影响。本品在中性、弱酸性（pH 4.5~7.5）条件下较稳定，但在强碱性（pH 9以上）或强酸性（pH 2以下）溶液中，加热可引起水解。

氯霉素的合成以对硝基苯乙酮为原料，经溴化、水解、乙酰化、羟乙基化、还原、脱乙酰基反应得外消旋体氨基物，用诱导结晶法进行拆分，得左旋体氨基物，最后进行二氯乙酰化即得。

本品分子中芳香硝基经氯化钙和锌粉还原，可产生羟胺衍生物，与苯甲酰氯进行苯甲酰化，生成物可与铁离子形成紫红色的配位化合物。

本品加醇制氢氧化钾试液，加热，溶液显氯化物的鉴别反应。

本品为广谱抗生素，对革兰阳性菌和阴性菌都有抑制作用，临床主要用于治疗伤寒、副伤寒、斑疹伤寒等。其对百日咳、沙眼、细菌性痢疾及尿道感染等也有效，但若长期和多次应用可损害骨髓的造血功能，引起再生障碍性贫血。

目标检测

一、单项选择题

1. 关于青霉素类抗生素药物，说法错误的是（　　）。

A. 此类药物有交叉过敏反应

B. 结构中 β-内酰胺环在酸碱环境下均易裂解
C. 氨苄西林为广谱半合成青霉素
D. 哌拉西林对铜绿假单胞菌有良好作用
E. 含有 β-内酰胺并氢化噻嗪的结构母核

2. 结构中含有季铵基团，穿透力强，抗菌谱广，且抗菌活性强的是哪一代头孢菌素？（   ）
   A. 第 1 代　　　　B. 第 2 代　　　　C. 第 3 代
   D. 第 4 代　　　　E. 第 5 代

3. 去除四环素的 C6 位甲基和 C6 位羟基，7 位引入二甲氨基，使其稳定性增加的四环素类药物是（   ）。
   A. 土霉素　　　　B. 四环素　　　　C. 多西环素
   D. 美他环素　　　E. 米诺环素

4. 青霉素 G 钠在室温、酸性条件下易发生的反应是（   ）。
   A. 分解成青霉醛和 D-青霉胺　　　B. 6-氨基上酰基侧链水解
   C. β-内酰胺环的水解开环　　　　D. 发生分子重排生成青霉二酸
   E. 钠盐被酸中和成游离的羧酸

5. 下列几种说法中，不能正确叙述 β-内酰胺类抗生素的结构及其性质的是（   ）。
   A. 青霉噻唑基是青霉素类过敏原的主要决定簇
   B. 青霉素类、头孢菌素类的酰胺侧链对抗菌活性甚为重要，影响抗菌谱和作用强度及特点
   C. 在青霉素类化合物的 6 位引入甲氧基对某些细菌产生的 β-内酰胺酶有高度稳定性
   D. 青霉素遇酸发生分子重排，加热后生成青霉醛和 D-青霉胺
   E. β-内酰胺酶抑制剂，通过抑制 β-内酰胺酶而与 β-内酰胺类抗生素产生协同作用，其本身不具有抗菌活性

6. 下列药物中哪种是 β-内酰胺酶抑制剂？（   ）
   A. 阿莫西林　　　B. 阿米卡星　　　C. 克拉维酸
   D. 头孢羟氨苄　　E. 多西环素

7. 罗红霉素的化学结构与下列哪种药物的化学结构相类似？（   ）
   A. 盐酸四环素　　B. 硫酸卡那霉素　　C. 红霉素
   D. 阿米卡星　　　E. 多西环素

8. 下列描述中与青霉素 G 的性质不符的是（   ）。
   A. 易产生耐药性　　　　B. 易发生过敏反应
   C. 可以口服给药　　　　D. 对革兰阳性菌效果好
   E. 为生物合成的抗生素

9. 下列描述中符合头孢羟氨苄特点的是（   ）。
   A. 易溶于水　　　　　　B. 在体内代谢稳定
   C. 不能口服　　　　　　D. 为口服的半合成头孢菌素
   E. 对耐药金黄色葡萄球菌无作用

10. 哌拉西林属于哪一类抗生素？（   ）
    A. 大环内酯类　　B. 氨基糖苷类　　C. β-内酰胺类
    D. 四环素类　　　E. 其他类

11. 下列抗生素中通过干扰细菌蛋白质合成起作用的是（   ）。

A. 青霉素　　　　B. 头孢噻吩钠　　　　C. 哌拉西林
D. 舒巴坦钠　　　E. 红霉素

二、多项选择题
1. 下列描述中符合头孢噻吩钠的是（　　　）。
A. 侧链含有 2-噻吩乙酰氨基
B. 是对头孢菌素 C 结构改造取得成功的第一个半合成头孢菌素类药物
C. 干燥且呈固态时比较稳定，水溶液也比较稳定
D. 体内代谢过程为 3-去乙酰基水解，产物进而环合生成内酯化合物
E. 口服吸收差

2. 对氨苄西林的描述以下符合的是（　　　）。
A. 作用机理是抑制细菌细胞壁的合成　　B. 不易产生耐药性
C. 属于半合成青霉素类抗生素　　　　　D. 与茚三酮作用显紫色
E. 有 4 个手性碳原子，临床使用右旋体

3. 以下说法合理的是（　　　）。
A. 对头孢菌素的 3 位进行结构改造可明显改变药代动力学的性质
B. 头孢菌素环中的硫原子改为氧原子后，活性下降
C. β-内酰胺类抗生素的作用机理是抑制细菌细胞壁的合成
D. 在青霉素的侧链引入吸电子基团，具有耐酸活性
E. 在青霉素的侧链引入极性大的基团，可得到广谱抗生素

4. 属于大环内酯类抗生素的是（　　　）。
A. 硫酸庆大霉素　　B. 红霉素　　　　　C. 克拉霉素
D. 罗红霉素　　　　E. 麦迪霉素

5. 氨苄西林易发生的反应是（　　　）。
A. 在酸性条件下生成 6-氨基青霉烷酸
B. 在酸性溶液中加热可生成青霉醛和 D-青霉胺
C. 水溶液在室温下放置 24h，可发生聚合反应
D. 与水合茚三酮试液作用溶液显紫色
E. 与碱性酒石酸铜试液反应溶液显紫色

6. 多西素的特点是（　　　）。
A. 为酸、碱两性药物，其药用制剂为盐酸盐
B. 抗菌谱范围很窄
C. 为半合成的四环素类
D. 也可用于斑疹伤寒、霍乱的治疗
E. 因 6 位上除去羟基，所以在酸、碱性溶液中更不稳定

7. 红霉素的理化性质及临床应用特点是（　　　）。
A. 为大环内酯类抗生素　　　　　　B. 为碱性化合物
C. 对酸不稳定　　　　　　　　　　D. 为广谱抗生素
E. 有水合物和无水物两种形式

8. 对于阿莫西林描述正确的是（　　　）。
A. 有水合物和无水物两种形式
B. 为白色或类白色结晶性粉末
C. 结构中含有酸性的羧基、弱酸性的酚羟基和碱性的氨基

D. 具有4个手性碳原子，临床使用右旋体
E. 近中性条件下可与多种金属离子形成不溶性的螯合物

9. 下列头孢类药物中，含有甲氧肟结构的有（　　）。
   A. 头孢克洛　　　B. 头孢呋辛　　　C. 头孢曲松
   D. 头孢匹罗　　　E. 头孢吡肟

三、配伍选择题

[1～4]
A. 哌拉西林　　　B. 阿米卡星　　　C. 红霉素
D. 多西环素　　　E. 阿莫西林

1. 氨基糖苷类抗生素
2. 四环素类抗生素
3. 大环内酯类抗生素
4. β-内酰胺类抗生素

[5～7]
A. 哌拉西林　　　B. 青霉素G　　　C. 亚胺培南
D. 阿莫西林　　　E. 舒巴坦

5. 为氨苄西林侧链氨基取代的衍生物
6. 为β-内酰胺酶抑制剂
7. 可以口服的广谱半合成青霉素

四、简答题

1. 为什么青霉素不能口服？其钠盐应用于临床时为什么必须做成灭菌粉末？
2. 为什么要严格控制四环素的质量？

五、实例分析

1. 试分析青霉素钠不宜与葡萄糖注射液合用，而应溶于生理盐水中静滴的原因。
2. 根据头孢哌酮的结构式，试分析其可能具有的理化性质及作用特点。

第四章
合成抗菌药

【药物化学经典案例】

人类发现的第一个有效的抗菌药物是磺胺

磺胺类药物是人类发现的第一个有效的抗菌药物。它们是一类化学合成的化合物，是在 20 世纪 30 年代随着人类偶然发现一个有抗菌活性的合成染料——百浪多息后得到发展的。因为人们很快发现，百浪多息在体外没有任何活性，只有在体内转化为磺胺时才有活性。

在所合成的大量磺胺衍生物中，磺胺吡啶是其中活性最好的。这也是第一个用于治疗肺炎的有效药物。在第二次世界大战中，温斯顿·丘吉尔（Wenston Churchill）在北非患病，曾用这个药治疗。

磺胺药的作用机制在于阻断细菌细胞内的一个重要维生素——叶酸的合成，从而阻断了细菌细胞内所有需要叶酸的生物合成途径，使细菌细胞的生长和分裂遭到阻断，使人体能够利用自身的免疫体系清除这些入侵者。由于磺胺只能抑制细菌细胞的生长，却不能彻底杀灭它们，所以，磺胺也被称为抑菌剂。因为人体细胞自身不合成叶酸，而是通过食物摄取，所以磺胺对人体细胞没有毒性。

治疗细菌感染的疾病，除抗生素类药物外，合成抗菌药也占有重要地位。它们在抗菌机制上各有特点，例如磺胺类药物是二氢叶酸合成酶的抑制剂、喹诺酮类药物是旋转酶抑制剂。各类药物体内的吸收、分布及所对抗的细菌种类不尽相同，所表现的毒副作用也不一样，为数众多的合成抗菌药为临床用药提供了更多的选择余地。

第一节　喹诺酮类抗菌药

一、结构类型、特点和理化性质

喹诺酮类抗菌药是一类具有 1,4-二氢-4-氧代喹啉（或氮杂喹啉）-3-羧酸结构的化合物，是作用于革兰阴性菌的抗菌药物，对革兰阳性菌的作用较弱（某些品种对金黄色葡萄球菌有较好的抗菌作用）。该类药物的作用靶点是 DNA 促旋酶和拓扑异构酶Ⅳ，结构中的 A 环及其取代基是产生药效关键的药效团，1,4-二氢-4-氧代喹啉环上其他取代基的存在和性质都将对药效、药代、毒性有较大的影响。或者也可以说，在喹诺酮类抗菌药分子中的关键药效团是 3 位羧基和 4 位羰基，该药效团对于与 DNA 促旋酶和拓扑异构酶Ⅳ的结合至关重要，同时，在体内 3 位羧基可与葡萄糖醛酸结合，这是该类药物主要代谢途径之一，该药效团极易和钙、镁、铁、锌等金属的离子螯合，这不仅降低了药物的抗菌活性，也是造成体内的金属离子流失，引起妇女、老人和儿童缺钙、贫血、缺锌等副作用的主要原因。

喹诺酮类药物按发明先后及其抗菌性能的不同，分为四代，该类药物的构效关系如下：

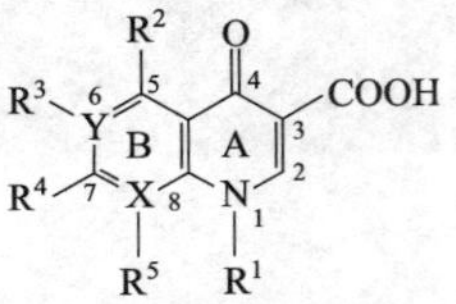

吡啶酮酸的 A 环是抗菌作用必需的基本药效基团，变化较小。其中 3 位—COOH 和 4 位 C=O 与 DNA 促旋酶和拓扑异构酶Ⅳ结合，为抗菌活性不可缺少的部分。3 位的羧基被磺酸基、乙酸基、磷酸基、磺酰氨基等酸性基团替代以及 4 位 C=O 被硫酮基、亚氨基等取代均使抗菌活性减弱。

A、B 环必须稠合，B 环可作较大改变，可以是并合的苯环（X=CH，Y=CH）、吡啶环（X=N，Y=CH）、嘧啶环（X=N，Y=N）等。

C1 为乙基或其电子等排，活性强；C5 被 NH_2 取代，C6 引入 F，活性增加；C7 引入侧链，则抗菌谱广，其中引入哌嗪活性最强；C8 引入不同基团，毒性不同，F 毒性最大，—OCH_3 毒性最小。

二、典型药物

典型药物：诺氟沙星

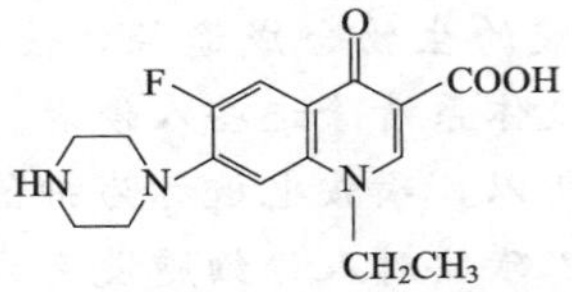

【药物名称】化学名为 1-乙基-6-氟-1,4-二氢-4-氧代-7-(1-哌嗪基)-3-喹啉羧酸，又名氟哌酸。

【理化性质】本品为淡黄色或类白色粉末。无臭，味微苦。熔点 218～224℃，在醋酸、盐酸或氢氧化钠中易溶，在氯仿中微溶，难溶于乙醇，在水、甲醇中几乎不溶。

本品具有羧基结构，具有酸性，与碱液反应生成盐。取本品少许于干燥的试管中，加入少许丙二酸与乙酐，在 80～90℃ 水浴中保温 5～10min 后，显红棕色。本品属于含氟化合物，可用氟化物鉴别反应鉴别本品。

【知识拓展】

合成工艺：将氟氯苯胺（Ⅰ）与乙氧基次甲基丙二酸二乙酯（EMME）高温缩合、环合得 6-氟-7-氯-1,4-二氢-4-氧-喹啉羧酸乙酯（Ⅱ），用溴乙烷乙基化，然后水解得 1-乙基-6-氟-7-氯-1,4-二氢-4-氧-喹啉-3-羧酸（Ⅲ），与哌嗪缩合得氟哌酸，经过十几年的生产实践该路线已日趋成熟。

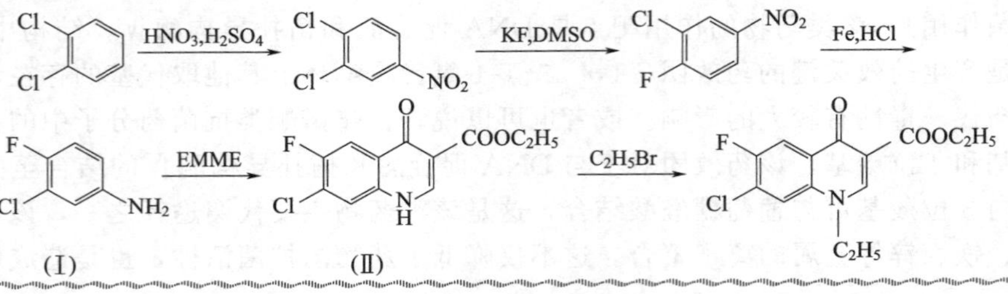

【临床应用】6 位引入的氟原子增加喹诺酮类药物与靶酶 DNA 促旋酶作用和增加进入细菌细胞的通透性,因而使得抗菌活性增加。因此,诺氟沙星 7 位存在的哌嗪基为抗菌活性重要药效团,哌嗪基药效团能与 DNA 促旋酶 B 亚基产生相互作用,增加对 DNA 促旋酶的亲和力,氟原子使药物与细菌 DNA 促旋酶的结合力增大 2~17 倍。同时由于氟原子的亲脂性,药物对细菌细胞壁的穿透能力也增加了 1~70 倍。另外,哌嗪基团的碱性使得整个分子的碱性和水溶性增加,从而使其抗菌活性增加。

本品为临床最早应用的第三代喹诺酮类药物,抗菌谱广,主要用于敏感菌所致的泌尿道、肠道及耳道感染,不易产生耐药性。

典型药物:环丙沙星

【药物名称】化学名为 1-环丙基-6-氟-1,4-二氢-4-氧代-7-(1-哌嗪基)-3-喹啉羧酸,又名环丙氟哌酸。

【理化性质】本品为白色或类白色结晶性粉末,味苦。其稳定性较好,但在酸性或光照条件下,仍可检出 7 位哌嗪的开环产物和 3 位脱羧产物。

【临床应用】诺氟沙星分子中 1 位乙基被环丙基取代得到环丙沙星,在 1 位的取代基对抗菌活性影响较大,乙基或氟乙基等取代时活性较强,1 位为环丙基时,可明显改善该类药物的药动学性质。在所有喹诺酮类药物中,环丙沙星具有最低抑菌浓度。

本品对金黄色葡萄球菌等所致的呼吸系统、消化系统、泌尿系统、皮肤、软组织、耳鼻喉等部位的感染均有效,可口服。

典型药物:左氧氟沙星

【药物名称】化学名为(−)-(S)-3-甲基-9-氟-2,3-二氢-10-(4-甲基-1-哌嗪基)-7-氧代-7H-吡啶并[1,2,3-de]-1,4-苯并噁嗪-6-羧酸。3 位碳原子为手性碳,其外消旋体为氧氟沙星。

【理化性质】本品为类白色至淡黄色结晶性粉末,无臭,味苦,微溶于水、乙醇、丙醇、甲醇,极易溶于冰醋酸。

【临床应用】将喹诺酮1位和8位成噁唑环得到左氧氟沙星,此环含有手性碳,药用为左旋体,这源于其对DNA促旋酶的抑制作用大于右旋体,然而左旋体的抗菌作用远远大于右旋体。临床上也用外消旋体氧氟沙星,相对来说左旋体优点为:活性强、水溶性好、毒性小,其不良反应为喹诺酮类抗菌药已上市中的最小者。

本品主要用于革兰阴性菌引起的呼吸系统、消化系统、泌尿系统、生殖系统的感染,也可用于免疫损伤的病人预防感染。

【拓展提高】

在喹诺酮类药物的6位和8位同时引入两个氟原子,并在7位引入3-甲基哌嗪得到洛美沙星,但8位氟原子取代可使药物活性增强,光毒性增强。因此该药物消除减慢,半衰期延长,可一天给药一次。喹诺酮类抗菌药的典型药物还有依诺沙星、加替沙星等。

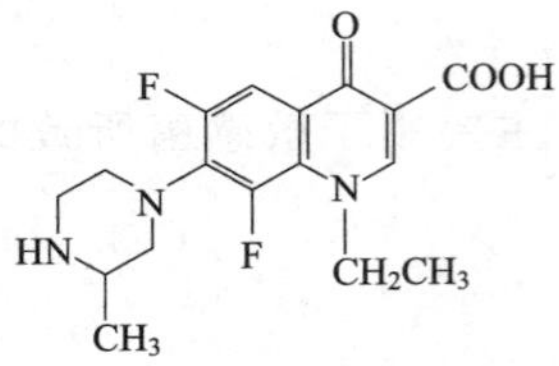

洛美沙星 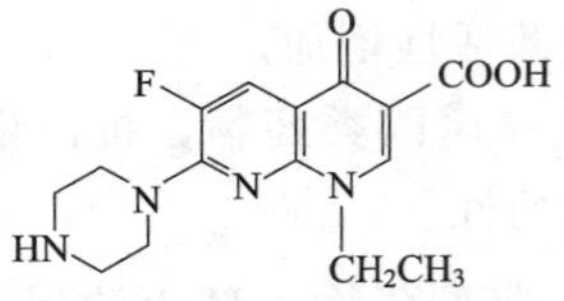　　　　　　依诺沙星 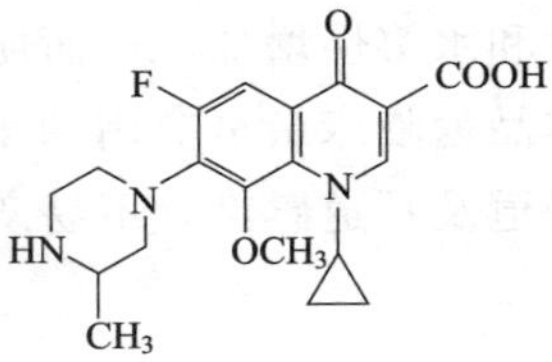　　　　　　加替沙星

在喹诺酮类抗菌药物母核8位以氮取代使生物利用度提高,口服生物利用度98%,口服1~2h血药达峰值,但清除半衰期为3~6h,需要一天给药2次。

在喹诺酮类抗菌药物母核8位以甲氧基取代时,其光毒性较小。

在喹诺酮类抗菌药物母核5位以氨基取代时,增加3位羧基和4位羰基的电子云密度,使其与DNA促旋酶和拓扑异构酶Ⅳ作用加强,因而活性较强,代表药物是司帕沙星。但由于8位由氟原子取代,具有较强的光毒性,用药期间及用药后应避免日晒。特征官能团为$5-NH_2$、$8-F$。

第二节　磺胺类抗菌药

磺胺类药物为人工合成的抗菌药,用于临床已近50年,它具有抗菌谱较广、性质稳定、使用简便、生产时不耗用粮食等优点。特别是1969年抗菌增效剂——甲氧苄啶(TMP)发现以后,与磺胺类联合应用可使其抗菌作用增强、治疗范围扩大,因此,虽然有大量抗生素问世,但磺胺类药仍是重要的化学治疗药物。

一、基本结构通式与类型

磺胺类药物的基本结构为对氨基苯磺酰胺:

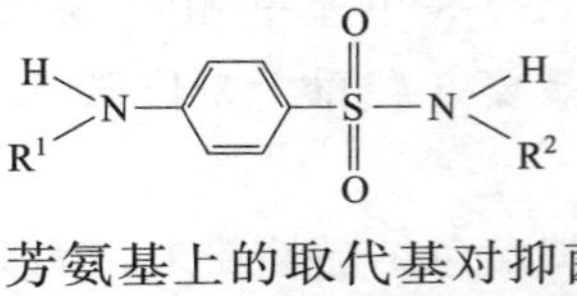

对氨基苯磺酰胺为必需结构,芳氨基上的取代基对抑菌活性有较大的影响。多数磺胺没有取代基,若有取代基,则必须在体内易被酶分解或还原为游离的氨基才有效,磺酰氨基上

的 N-单取代化合物多可使抑菌作用增强，而以杂环取代时抑菌作用较优，N,N-双取代化合物一般丧失活性。磺胺类药物的酸性解离常数（pK_a）与抑菌作用强度有密切的关系，当 pK_a 在 6.5～7.0 时，抑菌作用最强。

磺胺类药物作用的靶点是细菌的二氢叶酸合成酶（DHFAS），使其不能充分利用对氨基苯甲酸合成叶酸。抗菌增效剂甲氧苄啶（TMP）是二氢叶酸还原酶可逆性抑制剂，阻碍二氢叶酸还原为四氢叶酸，影响辅酶 F 的形成，从而影响微生物 DNA、RNA 及蛋白质的合成，抑制其生长繁殖。当磺胺类药物和抗菌增效剂甲氧苄啶一起使用时，磺胺类药物能阻断二氢叶酸的合成，而甲氧苄啶又能阻断二氢叶酸还原成四氢叶酸。二者合用，可产生协同抗菌作用，使细菌体内叶酸代谢受到双重阻断，抗菌作用增强数倍至数十倍。

二、磺胺类药物的理化性质

1. 芳伯氨基的性质

（1）弱碱性。

（2）重氮化偶合反应 磺胺类药物多含芳伯氨基，可进行重氮化偶合反应，利用此性质可测定磺胺类药物的含量，重氮化反应后生成的重氮盐在碱性条件下与 β-萘酚偶合，生成橙红色的偶氮化合物，可用于鉴别。

（3）自动氧化 此类药物遇光颜色可逐渐变深，应盛于遮光容器内密闭保存。钠盐注射液需要加硫代硫酸钠溶液作抗氧化剂，安瓿内应充氮气。

2. 磺酰氨基的性质

（1）酸性 磺胺类药物（pK_a 7～8）的钠盐水溶液易吸收空气中的二氧化碳而析出沉淀。

（2）重金属离子取代反应 磺酰氨基上的氢原子，可被金属离子（银、铜、钴）取代，并生成不同颜色的难溶性的金属盐沉淀。

3. 其他官能团的性质

（1）溴代反应 磺胺类药物分子中的苯环因受芳伯氨基的影响，在酸性条件下，可发生溴代反应，生成白色或淡黄色沉淀。

（2）与生物碱沉淀试剂的反应 N1 上的氢被含氮杂环取代的磺胺类药物，可与生物碱沉淀试剂反应，生成沉淀。

三、典型药物

典型药物：磺胺甲噁唑

【**药物名称**】化学名为 N-(5-甲基-3-异噁唑基)-4-氨基苯磺酰胺，又名磺胺甲基异噁唑、新诺明，简称 SMZ。复方新诺明为 SMZ 与甲氧苄啶（5∶1）的复方制剂。

【**理化性质**】本品为白色结晶性粉末；无臭，味微苦。不溶于水。具有酸碱两性，易溶于稀盐酸、氢氧化钠试液中。具有芳伯氨基和磺酰氨基鉴别反应。

【**临床应用**】广谱，抗菌活性强，吸收排泄缓慢；本品抑制二氢叶酸合成酶。主要用于尿道感染、呼吸道感染、外伤及软组织感染等。半衰期为11h，常与甲氧苄啶组成复方，名为复方新诺明。

典型药物：磺胺嘧啶

【药物名称】化学名为 N-2-嘧啶基-4-氨基苯磺酰胺，简称 SD。

【理化性质】本品为白色或类白色结晶或粉末，无臭，无味，遇光色变深。本品具重氮化偶合反应。铜盐反应为黄绿色沉淀，放置后变为紫色。本品加稀盐酸溶解后，加入碘-碘化钾试液，即产生棕褐色沉淀。

【临床应用】流脑首选，脑脊液浓度是血药浓度的一半；酸性较强，可成钠盐，银盐——磺胺嘧啶银可防治重度烧伤感染。

典型药物：甲氧苄啶

【药物名称】化学名为 5-[(3,4,5-三甲氧基苄基)甲基]-2,4-嘧啶二胺，又名甲氧苄胺嘧啶，简称 TMP，抗菌增效剂（与磺胺类合用抗菌作用增强）。

【理化性质】本品为白色或类白色结晶性粉末，无臭，味苦，在乙醇或丙酮中微溶，在水中几乎不溶，在冰醋酸中易溶。本品加稀硫酸溶解后，加入碘试液即生成棕褐色沉淀。本品与磺胺类药物或其他抗生素合用能产生协同作用，增强抗菌力。

【知识拓展】
合成工艺：以 3,4,5-三甲氧基苯甲醛为原料，用甲醇钠为缩合剂与 β-甲氧基丙腈缩合，所得缩合物在醇钠存在下与硝酸胍环合即得。

【临床应用】本品为广谱抗菌药，为二氢叶酸还原酶抑制剂。与磺胺类药物及四环素、庆大霉素等合用可使抗菌作用增强数十倍，适用于呼吸道、泌尿道感染。

第三节 抗结核分枝杆菌药

结核杆菌，是引起结核病的病原菌，可侵犯全身各器官，但以肺结核为最多见。结核病至今仍为重要的传染病。据 WHO 报道，每年约有 800 万新病例发生，至少有 300 万人死于该病。我国在 1949 年前该病的死亡率达 200～300 人/10 万，居各种疾病死亡原因之首，1949 年后人民生活水平提高，卫生状况改善，特别是开展了群防群治，儿童普遍接种卡介苗，结核病的发病率和死亡率大为降低。但应注意，世界上有些地区因艾滋病、吸毒、免疫抑制剂的应用、酗酒和贫困等原因，发病率又有上升趋势。

抗结核病药物按照使用频率和效果分为两类，分别是第一线抗结核病药和第二线抗结核病药。第一线抗结核病药如异烟肼、利福平、乙胺丁醇、吡嗪酰胺、链霉素等，它们的特点为疗效好、毒性低，主要应用是能有效治疗大部分结核病人。第二线抗结核病药如对氨基水杨酸、乙硫异烟胺、卷曲霉素、利福定等，它们的特点是或疗效较差、或毒性较大，用于对第一线抗结核病药产生耐药性或不能耐受的患者。

一、抗生素类抗结核病药

硫酸链霉素临床用于治疗各种结核病，对结核性脑膜炎和急性浸润性肺结核有很好的疗效，对泌尿道感染、败血症等也有效，缺点是易产生耐药性，主要副作用是对第八对脑神经有显著毒害，严重时尚可产生眩晕、耳聋等，对肾脏也有毒性。

利福平适用于耐药结核杆菌、耐药金黄色葡萄球菌、链球菌等引起的感染，用于肺结核、泌尿生殖系统感染、肺炎、淋巴结核、麻风病等。其与异烟肼、乙胺丁醇合用有协同作用，可延缓耐药性的产生。

利福定也是临床上应用的半合成利福霉素类抗生素，其抗结核病的药效为利福平的3倍以上，与乙胺丁醇、异烟肼、对氨基水杨酸、四环素类抗生素、磺胺类等均有协同作用而无交叉耐药性，但与利福平有交叉耐药作用。

抗结核病药的用药原则：

（1）早期用药 尽早用药，此时细菌生长繁殖旺盛，代谢活跃，对药物敏感；病灶供血丰富，药物也容易渗入发挥作用；同时患者身体抵抗力也强，及早用药病变易控制，有利于治愈。

（2）联合用药 是指根据不同病情和抗结核病药的作用特点联合两种或两种以上药物以增强疗效，并可避免严重的不良反应和延缓耐药性的产生。一般使用2～4种药，主要是为了增强抗菌效果、延缓细菌耐药、减少不良反应、交叉消灭耐药菌株。

（3）适量 是指用药剂量要适当。药量不足，组织内药物难以达到有效浓度，且易诱发细菌产生耐药性使治疗失败；药物剂量过大则易产生严重不良反应而使治疗难以继续。

二、合成抗结核病药

典型药物：异烟肼

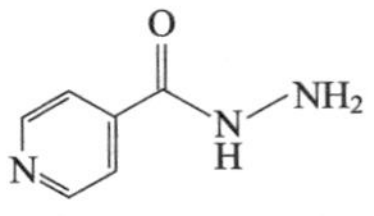

【药物名称】化学名为4-吡啶甲酰肼，又名雷米封。

【理化性质】本品在酸或碱存在下可水解生成异烟酸和肼，后者使毒性增大；分子中肼基具有还原性，在酸性条件下可与溴、碘、硝酸银、溴酸钾等反应，与氨制硝酸银作用即放出氮气并有银镜生成。本品中的肼基可与芳醛缩合成腙，析出结晶；分子中含有吡啶环的结构，可与一些生物碱沉淀剂产生沉淀反应。

【知识拓展】

合成工艺：以4-甲基吡啶为原料经氧化矾为催化剂，通过空气氧化生成异烟酸，再与水合肼缩合得本品。

【临床应用】本品临床用于抗结核病，疗效好，可口服给药，常与链霉素、卡那霉素和对氨基水杨酸钠合用，减少耐药性的产生。本品的酰肼基团与金属离子络合，影响吸收；代谢成乙酰肼，即为产生肝毒性的原因。

典型药物：盐酸乙胺丁醇

【药物名称】化学名为$[2R,2[S-(R^*,R^*)]-R]-(+)2,2'-(1,2-$乙二基二亚氨基$)-$双$-1-$丁醇二盐酸盐。

【理化性质】本品为白色结晶性粉末，无臭或几乎无臭，略有引湿性。本品水溶液加硫酸铜试液生成深蓝色配合物；本品水溶液与三硝基苯酚反应生成三硝基苯酚盐沉淀。

【临床应用】本品具有两个相同构型的手性碳，三个异构体（因分子对称）；活性：右旋体强于消旋体，消旋体强于左旋体，药用其右旋体。临床上用作抗结核病药，宜与其他抗结核病药合用，单独使用易产生耐药性，其作用机制可能是与二价金属离子，如镁离子结合，干扰RNA的合成。

第四节 抗真菌药

一、药物简介

唑类抗真菌药物是通过抑制细胞色素P450依赖酶——14α-羊毛脂醇脱甲基酶（CYP51）阻止真菌细胞膜主要成分麦角甾醇的合成，从而发挥抗真菌作用的一类药物。

唑类抗真菌药是合成的广谱抗真菌药，包括咪唑类和三唑类，咪唑类包括酮康唑、咪康唑、益康唑、克霉唑等，该类药物由于口服毒性较大，目前作为治疗浅表部真菌感染和皮肤黏膜念珠菌感染的局部用药；三唑类包括伊曲康唑、氟康唑等，可作为治疗深部真菌感染首选药。近年来，以氟康唑和伊曲康唑为先导化合物，合成了数以万计的三唑类新化合物，从中筛选出多个广谱、高效、低毒的药物，如伏立康唑、泊沙康唑和拉夫康唑等第二代三唑类抗真菌药，克服了第一代药物抗菌谱窄、生物利用度低及药物相互作用和耐药性等问题，是目前抗真菌药中最有发展前途的一类。

消化系统不良反应是唑类最常见的不良反应之一，特别是肝功能损害，尤其以酮康唑较为多见，因此目前已禁止酮康唑口服使用。一般表现为转氨酶升高，应定期监测，发现肝功能变化应及时停药或处理。其他常见的不良反应有厌食、恶心、呕吐等胃肠道反应，还可引起头痛、皮肤瘙痒等。视觉障碍多见于伏立康唑，表现为视力模糊、视觉改变、视觉增强和畏光，这种障碍是一过性和可逆的。

本类药孕妇、哺乳期妇女禁用。用药期间应禁酒和肝毒性药物，同时注意监测肝功能。与利福平、苯巴比妥等药物合用可使本类药物血药浓度降低。该类药物通过肝脏P450酶系代谢，可能影响其他药物的代谢，容易与其他药物发生相互作用。

二、药物分类与作用特点

目前用于抗真菌感染的药物分为三代，其中唑类抗真菌药有咪唑类和三唑类两类，咪唑类属第二代抗真菌药，三唑类属第三代抗真菌药。

通过对唑类药物结构与活性的研究，将唑类抗真菌药物构效关系总结如下：

$$\underset{X}{\underset{\|}{N}}\!\!\!\diagdown\!\!N\!-\!(CH_2)_n\!-\!\underset{Ar}{\overset{R^1}{\underset{|}{C}}}\!-\!R^2 \quad n=0,1 \quad X=N,CH$$

① 分子中的氮唑环（咪唑或三氮唑）是必需的，当被其他基团取代时，活性丧失。三氮唑类化合物的治疗指数明显优于咪唑类化合物。

② Ar基团为取代苯环时，其4位上取代基有一定的体积和电负性以及2位有电负性取代基，均对抗真菌活性有利。

③ 氮唑上的取代基必须与氮唑环1位的氮原子相连。

④ 氮唑类抗真菌药对立体化学要求十分严格，特别是在3-三唑基-2-芳基-1-甲基-2-丙醇类化合物中，$(1R,2R)$立体异构与抗真菌活性有关。

⑤ R^1、R^2上取代基结构类型变化较大，其中活性最好的有两大类：R^1、R^2形成取代二氧戊环结构，成为芳乙基氮唑环状缩酮类化合物，代表性药物有酮康唑、伊曲康唑。该类药物的抗真菌活性较强，但由于体内治疗时肝毒性较大，而成为目前临床上首选的外用药；R^1为醇羟基，代表性药物为氟康唑，该类药物体外无活性，但体内活性非常强，是治疗深部真菌病的首选药。

1. 咪唑类

该类药物多含手性碳，临床用其外消旋体。其他药物如克霉唑，口服吸收差，不良反应多，临床上主要用于局部。益康唑不良反应更为严重，临床仅作为外用药物，如栓剂、喷雾剂和外用溶液。

益康唑

酮康唑的特征结构为乙酰哌嗪和缩酮，系第二代咪唑类抗真菌药物，为高效、广谱抗真菌药，对皮肤癣菌和酵母菌均有效，但对其他真菌无效。该药自1978年试用于临床以来，已用于治疗多种真菌感染性疾病，如念珠菌感染、球孢子菌病、副球孢子菌病及组织胞浆菌病等，其中尤以对红色毛癣菌全身感染、经长期用药无效的耐灰黄霉素患者有效。它是治疗浅部真菌感染的首选药物，对甲真菌病的疗效优于灰黄霉素。但目前临床应用逐步减少，已被伊曲康唑和氟康唑等所取代。

典型药物：硝酸咪康唑

【药物名称】化学名为1-{2-(2,4-二氯苯基)-2-[(2,4-二氯苯基)甲氧基]乙基}-1H-咪唑的硝酸盐。

【理化性质】白色或类白色的结晶或结晶性粉末；无臭或几乎无臭。在甲醇中略溶，在氯仿或乙醇中微溶,在水或乙醚中不溶。

【临床应用】对许多临床致病真菌如白色念珠菌、曲菌、新生隐球菌、芽生菌、球孢子菌等深部真菌和一些表皮真菌有良好的抗菌作用。另外对葡萄球菌、链球菌和炭疽杆菌等革兰阳性菌有抑制作用。临床上主要用于治疗深部真菌感染,对五官、阴道、皮肤等部位的真菌感染有显效。

2. 三唑类

三唑类药物更稳定,不易代谢,以下简要介绍几种典型药物。

(1) 氟康唑

三氮唑结构显弱碱性;二氟苯使药物具有亲脂性。

口服吸收好,不受食物、抗酸药、组胺 H_2 受体拮抗剂的影响。

该药于 1990 年在美国上市,是双三唑类抗真菌药。它通过抑制真菌细胞色素依赖酶,阻止麦角甾醇的合成而使真菌死亡,用于各种真菌感染如隐球菌病、慢性黏膜皮肤念珠菌病和播散性念珠菌病。其口服生物利用度高,药物相互作用少,有较好的疗效,已广泛用于临床。氟康唑可治疗白细胞减少症和艾滋病患者的慢性黏膜皮肤念珠菌病,无明显不良反应。本品治疗艾滋病患者食管念珠菌病的疗效明显优于酮康唑。此外,氟康唑对花斑癣、甲真菌病、念珠菌阴道炎、念珠菌龟头炎的疗效显著,是治疗某些浅部念珠菌病,手、足、头、股、体癣及深部真菌感染的有效药物,尤其是治疗各类念珠菌感染的深部、浅部泛发型真菌病及新生隐球菌病、脑膜炎等的首选药物,长期大量应用较安全,不良反应少。

(2) 伊曲康唑

伊曲康唑

结构特征:缩酮、双三氮唑,哌嗪双苯使药物的脂溶性较强。代谢产物羟基伊曲康唑活性更强,半衰期更短。

伊曲康唑系新一代三唑类口服抗真菌药,1992 年美国 FDA 批准上市。它是继酮康唑后又一有效的抗真菌药,对深部真菌与浅表真菌均有抗菌作用。其作用机理为:可高度选择性作用于真菌细胞色素 P450,使细胞色素 P450 依赖酶失活,造成 14-甾醇聚积,抑制麦角甾醇合成,从而起到抑制和杀死真菌的作用。伊曲康唑已广泛应用于治疗成人各种真菌感染,疗效确切,临床用药安全性较高,可治疗的浅部真菌病包括皮肤癣菌、花斑癣、手足癣、头癣、糠秕孢子菌毛囊炎等;对深部真菌病,如曲霉、镰刀菌、着色真菌、孢子丝菌、隐球菌等的感染亦有一定疗效,但需应用大剂量、长疗程,否则无效,甚至产生耐药。伊曲康唑对免疫低下者预防曲霉感染也有一定作用。其临床不良反应低,即使长疗程治疗也不会发生严重肝中毒。目前伊曲康唑已成为治疗组织胞浆菌病、芽生菌病,以及罕见真菌感染的首选药。但其在儿科临床应用方面经验不多，尚缺少儿科用药的规范剂量。

（3）伏立康唑

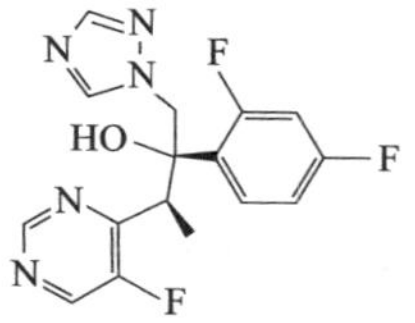

广谱，改善氟康唑水溶性产物，肝药酶抑制剂，药物相互作用发生率高。

该药是继氟康唑后新合成的三唑类药，为第二代氟康唑衍生物。作为一种新型抗真菌药，其抗菌谱广、抗菌效力强，特别对曲霉有较强活性，可口服或静脉给药。伏立康唑无论对氟康唑敏感型念珠菌抑或耐药型念珠菌，均显示出优于其他抗真菌药的抗菌活性。该药仅对克柔念珠菌等少数菌株作用不明显。目前临床上伏立康唑主要用于抑制和杀死隐球菌属、曲霉菌属及念珠菌属，尤其是用于对氟康唑无效的念珠菌感染、对伊曲康唑和两性霉素B无效的曲霉菌感染和对两性霉素B耐药的土霉菌感染等，是临床治疗真菌病的一种新型有效药物。

（4）泊沙康唑

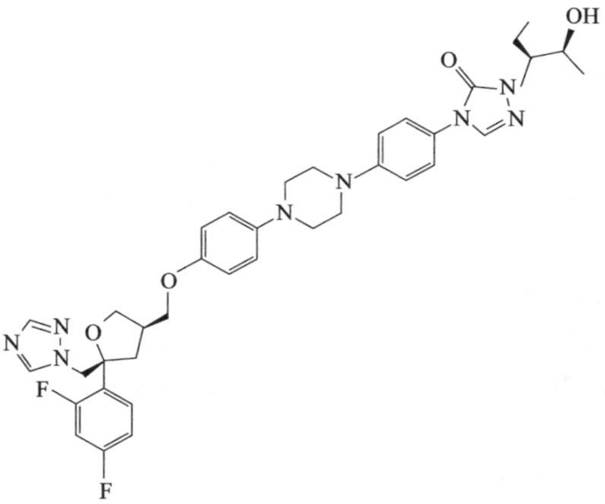

临床应用资料缺少，在评估泊沙康唑疗效和安全性的标签开放性、非对照临床研究中，51例曲霉、念珠菌或镰刀菌感染患者接受本品的治疗后，显效率达67%。另一项类似临床研究显示，49例因真菌侵袭引起中枢神经系统感染的患者经本品治疗，显效率为55%。1例尖端足放线菌致脑脓肿的白血病患者在使用两性霉素B和伊曲康唑治疗的同时加用本品治疗12个月，疾病得到遏制。在一项标签开放性临床研究中，23例不能耐受其他抗真菌药或难治的接合菌病患者，使用本品治疗，显效率达70%。

（5）拉夫康唑

有关拉夫康唑的一项Ⅱ期临床研究显示，罹患食管念珠菌病的免疫抑制患者服用本品或氟康唑后，两种药物的治愈率和安全性无显著差异。

三、研发展望

随着免疫抑制剂在临床应用的日益增多，真菌感染的发病率也逐年上升，唑类药物是抗真菌药物中具有较好前景的一类，在临床上得到了广泛的应用。但唑类药物对全身各系统有着或轻或重的毒性，尤其是肝脏毒性比较普遍。因此，研发高效、低毒的新型三唑类药物，将是今后一段时间内抗真菌药物发展的重点。

目标检测

一、单项选择题

1. 8 位存在氟原子，可产生较强光毒性的喹诺酮类抗菌药是（　　）。
   A. 环丙沙星　　　B. 诺氟沙星　　　C. 司帕沙星
   D. 加替沙星　　　E. 左氧氟沙星

2. 磺胺类药物的作用靶点是（　　）。
   A. DNA 促旋酶　　B. 细菌细胞壁　　C. 二氢叶酸还原酶
   D. 二氢蝶酸合酶　E. 拓扑异构酶

3. 下列哪个药物也含有磺酰基的结构？（　　）
   A. 舒巴坦　　　　B. 四环素　　　　C. 亚胺培南
   D. 环丙沙星　　　E. 甲氧苄啶

4. 喹诺酮类抗菌药抑制（　　）。
   A. 细菌二氢叶酸合成酶　　　　B. 细菌二氢叶酸还原酶
   C. 细菌 DNA 聚合酶　　　　　 D. 细菌依赖于 DNA 的 RNA 多聚酶
   E. 细菌 DNA 促旋酶

5. 磺胺药抗菌机制是（　　）。
   A. 抑制细胞壁合成　　　　　　B. 抑制 DNA 促旋酶
   C. 抑制二氢叶酸合成酶　　　　D. 抑制分枝菌酸合成
   E. 改变膜通透性

6. 甲氧苄啶的抗菌机制是（　　）。
   A. 抑制二氢叶酸合成酶　　　　B. 抑制四氢叶酸合成酶
   C. 抑制二氢叶酸还原酶　　　　D. 抑制 DNA 促旋酶
   E. 抑制四氢叶酸还原酶

7. 半合成抗生素类抗结核病药物是（　　）。
   A. 利福平　　　　B. 链霉素　　　　C. 异烟肼
   D. 吡哌酸　　　　E. 甲氧苄啶

8. 下列属于抗结核病的药物是（　　）。
   A. 吡哌酸　　　　B. 甲氧苄啶　　　C. 利巴韦林
   D. 对氨基水杨酸钠　E. 硝酸咪康唑

9. 下列哪种药物为抗菌增效剂？（　　）
   A. 呋喃妥因　　　B. 甲氧苄啶　　　C. 利巴韦林
   D. 诺氟沙星　　　E. 氧氟沙星

二、多项选择题

1. 含有三氮唑环，可口服的抗真菌药有（　　）。
   A. 伊曲康唑　　　B. 伏立康唑　　　C. 咪康唑
   D. 酮康唑　　　　E. 氟康唑

2. 有关喹诺酮类药物的构效关系，叙述正确的是（　　）。
   A. 吡啶酮酸的 A 环是抗菌作用必需的基本药效基团，变化较小
   B. 3 位羧基和 4 位羰基是抗菌活性不可缺少的药效基团

C. 5 位被氨基取代可使抗菌活性显著增强
D. 6 位取代基对活性影响很重要，其大小顺序为：F＞Cl＞CN≥NH$_2$≥H
E. 8 位以氟、甲氧基取代或与 1 位成环，可使活性增加

3. 下列药物中，具有抗结核杆菌作用的是（　　）。
A. 克霉唑　　　　　B. 盐酸乙胺丁醇　　C. 链霉素
D. 异烟肼　　　　　E. 利福平

三、配伍选择题

[1～5]
A. 半合成抗结核病药　　　　　　B. 异喹啉类抗菌药
C. 鲨烯环氧化酶抑制剂　　　　　D. 二氢叶酸合成酶抑制剂
E. 二氢叶酸还原酶抑制剂

(1) 利福平　　(2) 甲氧苄啶　　(3) 特比萘芬　　(4) 黄连素　　(5) 磺胺甲噁唑

[6～9]
A. 阿昔洛韦　　　　B. 齐多夫定　　　　C. 奈韦拉平
D. 茚地那韦　　　　E. 奥司他韦

(6) 属于非开环核苷类抗病毒药
(7) 属于开环核苷类抗病毒药
(8) 属于非核苷类抗病毒药
(9) 属于蛋白酶抑制剂

[10～12]
A. 诺氟沙星　　　　B. 司帕沙星　　　　C. 左氧氟沙星
D. 环丙沙星　　　　E. 加替沙星

(10) 5 位有氨基取代，具有较强光毒性的药物
(11) 具有旋光性，左旋体好的药物
(12) 1 位为乙基，主要用于敏感菌所致泌尿道感染的药物

[13～15]
A. 异烟肼　　　　　B. 链霉素　　　　　C. 盐酸乙胺丁醇
D. 烟酰胺　　　　　E. 吡嗪酰胺

(13) 具有在作用部位水解，其他部位不水解特性的抗结核病药是（　　）
(14) 代谢产物乙酰肼有严重肝毒性的是（　　）
(15) 含两个手性碳，但只有三个异构体的药物是（　　）

四、简答题

1. 磺胺类药物的酸性来自何种基团？如何应用此性质进行鉴别？
2. 写出合成抗菌药的结构通式和分类，列出其代表药物。
3. 磺胺类药物的鉴别实验有哪些？

第五章

抗病毒药

【药物化学经典案例】

抗病毒药奥司他韦

磷酸奥司他韦就是人们经常说的"达菲"(Tamiflu),是一种口服神经氨酸酶抑制剂,由罗氏(Roche)集团生产销售,于1999年在瑞士上市,2001年在我国上市,是治疗禽流感、甲型H1N1流感和乙型流感最常用、最有效的药物之一,能够极大地减轻流感并发症的发生,使流感患者的存活率提高大约37%。但是它同时也具有较大的副作用,特别是对儿童而言。而且它的价格比较贵,每天服用两次,每次75mg,药品零售价相当于每天60元,5天一个疗程相当于300元左右。

临床研究中,其最常见的副作用是胃肠道反应,如恶心、呕吐、消化不良、腹痛等,发生率为6%~15%,大多症状较轻,停药后即可消失;少数人可能发生过敏反应,表现为皮疹。此外还有个别病例称有头晕、头痛、幻觉、行为异常、嗜睡、焦虑等症状,严重者可发展为抑郁,甚至自杀。美国FDA曾告知公众称"达菲"(磷酸奥司他韦)可能会在患者,特别是儿童中引起精神错乱和幻觉等严重的副作用,并建议医生和父母们仔细阅读说明书,对服药后的患者也要进行密切观察。

2018年,我国卫生健康委员会发布的《流行性感冒诊疗方案(2018版)》中,明确表明了奥司他韦可用于儿童,并给出了用药标准。

事实上,抗病毒感染的途径很多,如直接抑制或杀灭病毒、干扰病毒吸附、阻止病毒穿入细胞、抑制病毒生物合成、抑制病毒释放或增强宿主抗病毒能力等。抗病毒药物的作用主要是通过影响病毒复制周期的某个环节而实现的。

理想的抗病毒药物应只干扰病毒的复制而不影响正常细胞的代谢途径。但是,由于病毒和宿主间相互作用的复杂性,大多数抗病毒药物在发挥治疗作用时,对人体会产生毒性或抗病毒的作用较低,这也是抗病毒药物发展速度较慢的原因。

第一节 核 苷 类

一、核苷类抗病毒药

核苷是由碱基和糖两部分组成,按来源分为天然核苷和人工合成核苷两类。

天然核苷:由天然五种碱基(A,C,T,U,G)中的一种与核糖或脱氧核糖所形成的各种核糖核苷或脱氧核糖核苷。

人工合成核苷:通过化学修饰改变天然碱基或糖基中的基团后形成的核苷。

核苷及其类似物类抗病毒药物依据其结构可以分为非开环类和开环类。核苷类抗病毒药物的作用机制是基于代谢拮抗的原理设计合成得到嘧啶核苷类化合物、嘌呤核苷类化合物。核苷类药物通常需要在体内转变成三磷酸酯的形式而发挥作用,这正是此类药物共有的作用机制。

该类药物在临床上作为抗人免疫缺陷病毒药和抗肝炎病毒药而得到广泛应用。

典型药物:齐多夫定

【药物名称】化学名为1-(3-叠氮-2,3-二脱氧-β-D-呋喃核糖)-5-甲基嘧啶-2,4($1H$,$3H$)-二酮。

【理化性质】白色至浅黄色结晶性粉末,无臭,熔点124℃,易溶于乙醇,难溶于水,遇光分解。

【结构特征】脱氧胸腺嘧啶核苷类似物,在其脱氧核糖部分的3位上以叠氮基取代。

【作用特点】对能引起艾滋病的病毒和T细胞白血病的RNA肿瘤病毒有抑制作用,为抗反转录酶病毒药物。

【临床应用】本品主要用于治疗艾滋病及重症艾滋病相关综合征。

典型药物:司他夫定

【药物名称】化学名为1-(2,3-二脱氧-β-D-甘油基-戊基-2-烯呋喃糖基)胸腺嘧啶。

【理化性质】白色粉末,水溶解性(21℃)为5~10g/100mL,熔点159~160℃。UV最大吸收(水):266nm(ε10149)。$[\alpha]_D^{20}$ —46.1°(C=0.7,水)。

【结构特征】为脱氧胸腺嘧啶核苷的脱水产物,引入2′,3′-双键,是不饱和的胸苷衍生物。

【临床应用】用于治疗3个月至12岁的儿童HIV感染患者。对酸稳定,口服吸收良好。适用于对齐多夫定、扎西他滨等不能耐受或治疗无效的艾滋病及其相关综合征。主要不良反应为外周神经炎,发生率与剂量相关。

典型药物:拉米夫定

【药物名称】化学名为2′,3′-双脱氧-3′-硫代胞嘧啶,又称3-TC。

【理化性质】白色或类白色结晶性粉末,在水中溶解,在甲醇中略溶,比旋度为—99°~—97°。

【结构特征】 双脱氧硫代胞苷化合物,有 β-D-(+)及 β-L-(-)两种异构体,都具有较强的抗 HIV-1(1型艾滋病病毒)的作用。

【临床应用】 可以作为抗病毒药,用于乙型肝炎、肝胆疾病的治疗。作为一种新的核苷类似物被广泛接受,是目前临床应用中疗效最好的、最具代表性的核苷类似物。

恩曲他滨为拉米夫定尿嘧啶碱基的5位以氟取代得到的衍生物,二者均用于艾滋病及其相关综合征的治疗。

二、开环核苷类抗病毒药

由于腺苷类药物在体内易被脱氨酶转化成脱氨化合物而丧失活性,在寻找腺苷脱氨酶抑制剂的过程中,通过对糖基进行修饰发现了一些开环的核苷类化合物具有较好的抗病毒活性,如阿昔洛韦、伐昔洛韦、更昔洛韦等。

阿昔洛韦是开环的鸟苷类似物,它可以看成是在糖环中失去 $C2'$ 和 $C3'$ 的嘌呤核苷类似物,在其被磷酸化时专一性地在相应于羟基的位置上磷酸化,并掺入到病毒的 DNA 中。由于该化合物不含有相当的羟基,是链终止剂,从而使病毒的 DNA 合成中断。

作为一种合成的嘌呤核苷类似物,阿昔洛韦主要用于单纯疱疹病毒所致的各种感染,可用于初发或复发性皮肤、黏膜、外生殖器感染及免疫缺陷者发生的单纯疱疹病毒(HSV)感染。该药物为治疗 HSV 脑炎的首选药物,减少发病率及降低死亡率均优于阿糖腺苷,还可用于带状疱疹、EB 病毒及免疫缺陷者并发水痘等感染。局部仅用于皮肤,阿昔洛韦的皮肤吸收较少。

更昔洛韦的侧链比阿昔洛韦多一个羟甲基,可以看成是具有 $C3'$ 羟基和 $C5'$ 羟基开环脱氧鸟苷衍生物,更昔洛韦对巨细胞病毒的作用比阿昔洛韦强。更昔洛韦用于预防及治疗免疫功能缺陷者的巨细胞病毒感染,如艾滋病患者、接受化疗的肿瘤患者、使用免疫抑制剂的器官移植病人等。

喷昔洛韦是更昔洛韦的生物电子等排衍生物,是更昔洛韦侧链上的氧原子被碳原子所取代,与阿昔洛韦有相同的抗病毒谱,但生物利用度较低。其在临床上主要用于口唇或面部单纯疱疹、生殖器疱疹等。

泛昔洛韦是喷昔洛韦 6-脱氧衍生物的二乙酯,是喷昔洛韦的前体药物,泛昔洛韦口服后在胃肠道和肝脏中迅速被代谢产生喷昔洛韦,生物利用度可达 77%。

典型药物:阿昔洛韦

【药物名称】 化学名为 9-(2-羟乙氧甲基)鸟嘌呤。

【理化性质】 本品为白色结晶性粉末;无臭。微溶于水。熔点为 256~257℃。

【临床应用】 本品为抗疱疹病毒的首选药物,广泛用于疱疹性角膜炎、生殖器疱疹、全身性带状疱疹和疱疹性脑炎的治疗。

第二节 非核苷类

非核苷类抗病毒药物主要有利巴韦林、金刚烷胺、金刚乙胺、膦甲酸钠和奥司他韦。该类药物在结构上无共性。

金刚烷胺为一种对称的三环状胺，它可以抑制病毒颗粒进入宿主细胞，也可以抑制病毒早期复制和阻断病毒基因的脱壳和核酸向宿主细胞的侵入。

金刚乙胺是盐酸金刚烷胺的衍生物，抗A型流感病毒的活性比盐酸金刚烷胺强4～10倍而中枢神经的副作用却比较低。

膦甲酸钠是无机焦磷酸盐的有机类似物，在体外试验中可抑制包括巨细胞病毒（CMV）、人疱疹病毒HHV-6、单纯疱疹病毒1型和2型（HSV-1和HSV-2）等在内的复制。

典型药物：利巴韦林

【药物名称】化学名为1-β-D-呋喃核糖基-1H-1,2,4-三氮唑-3-羧酰胺。

【理化性质】本品为白色或类白色结晶性粉末；无臭。本品在水中易溶，在乙醇中微溶，在乙醚或二氯甲烷中不溶。

【结构特征】利巴韦林可视为磷酸腺苷和磷酸鸟苷生物合成前体氨基咪唑酰胺核苷的类似物。

【临床应用】利巴韦林为广谱抗病毒药，可用于治疗麻疹、水痘、腮腺炎等，也可用喷雾、滴鼻治疗上呼吸道病毒感染及静脉注射治疗小儿腮腺病毒性肺炎，均取得较好疗效，对流行性出血热能明显缩短退热时间，使尿蛋白转阴，血小板恢复正常。

典型药物：奥司他韦

【药物名称】化学名为(3R,4R,5S)-4-乙酰氨基-5-氨基-3-(1-乙基丙氧基)-1-环己烯-1-甲酸乙酯。

【理化性质】密度1.08g/cm^3，沸点473.3℃（760mmHg），闪点240℃。本品为灰白色和浅黄色双色胶囊，内容物为白色至黄白色粉末。

【临床应用】奥司他韦是全碳六元环类流感病毒的神经氨酸酶抑制剂，是乙酯型前药，口服后经体内酯酶代谢产生活性物质，从而产生抑制流感病毒的活性。奥司他韦对于禽流感病毒具有一定的疗效。

奥司他韦通过抑制病毒包膜上的神经氨酸酶，能有效地阻止流感病毒的复制过程，对流感的预防和治疗发挥重要作用，具体可参考本章经典案例。

目标检测

一、单项选择题

1. 下列抗病毒药物属于胸腺嘧啶核苷类似物的是（　　）。
A. 齐多夫定　　　　　B. 利巴韦林　　　　　C. 拉米夫定

D. 恩曲他滨　　　　E. 阿昔洛韦

2. 下列选项中，为阿昔洛韦化学名称的是（　　）。

A. 1-β-D-呋喃核糖-1H-1,2,4-三氮唑-3-羧酰胺

B. 1-β-L-呋喃核糖-1H-1,2,4-三氮唑-3-羧酰胺

C. 1-β-D-呋喃核糖-1H-1,2,4-三氮唑-3-酰胺

D. 1-β-L-呋喃核糖-1H-1,2,4-三氮唑-3-磷酰胺

E. 1-α-D-呋喃核糖-1H-1,2,4-三氮唑-3-羧酰胺

二、多项选择题

属于核苷类的抗病毒药有（　　）。

A. 齐多夫定　　　　B. 拉米夫定　　　　C. 阿昔洛韦
D. 更昔洛韦　　　　E. 奥司他韦

三、配伍选择题

[1～2]

A. 更昔洛韦　　　　B. 伐昔洛韦　　　　C. 阿昔洛韦
D. 泛昔洛韦　　　　E. 喷昔洛韦

1. 含缬氨酸结构的前体药物是（　　）。

2. 在肠壁吸收后可代谢生成喷昔洛韦的前体药物是（　　）。

[3～5]

A. 金刚乙胺　　　　B. 利巴韦林　　　　C. 齐多夫定
D. 阿昔洛韦　　　　E. 奥司他韦

3. 含有三环状胺结构，主要抗 A 型流感病毒的是（　　）。

4. 作用机制为神经氨酸酶抑制剂的是（　　）。

5. 结构中含有叠氮基的是（　　）。

第六章 抗肿瘤药

【药物化学经典案例】

抗癌药物紫杉醇

紫杉醇别名红豆杉醇、泰素、紫素、特素,是已发现的最优秀的天然抗癌药物之一,在临床上已经广泛用于乳腺癌、卵巢癌、部分头颈癌和肺癌的治疗。紫杉醇作为一个具有抗癌活性的二萜生物碱类化合物,因其新颖复杂的化学结构、广泛而显著的生物活性、全新独特的作用机制、奇缺的自然资源,受到了植物学家、化学家、药理学家、分子生物学家的极大青睐,使其成为20世纪下半叶举世瞩目的抗癌明星和研究重点。

近年来世界人口和癌发率增长迅速,这使得对紫杉醇的需求量亦明显增大。临床和科研所需的紫杉醇主要是从红豆杉中直接提取的,由于紫杉醇在植物体中的含量相当低,治疗一个卵巢癌患者需要3~12棵百年以上的红豆杉树,也因此造成了对红豆杉的大量砍伐,致使这种珍贵树种已濒临灭绝。加之红豆杉本身资源很贫乏,而且红豆杉属植物生长缓慢,这对紫杉醇的进一步开发利用造成了很大的困难。

化学合成紫杉醇尽管已完成,但由于需要的条件严格、产量低、成本高,不具有产业意义。现在紫杉醇的半合成方法已比较成熟,被认为是除人工种植外,扩大紫杉醇来源的有效途径。半合成法可以更大限度地利用植物资源,但与直接提取紫杉醇的办法并无本质区别,需要消耗大量红豆杉树木,仍然不能从根本上解决植物源匮乏的问题。显然从红豆杉植物组织中提取紫杉醇受到极大限制,寻找获取紫杉醇的新途径具有十分重要的意义。

根据世界卫生组织(WHO)统计,全世界有3/5的人死于癌症、糖尿病、心血管疾病、慢性呼吸系统疾病这4大类疾病,而癌症则是最主要的死因之一。2008年全球死于癌症的患者达760万人,占全球死亡人数的13%,其中超过70%的癌症死亡案例发生在中低收入国家,预测至2030年,全球将有超过110万人死于癌症。

而我国卫生部第三次全国死因调查结果显示,癌症仅次于心脑血管疾病成为我国第二大死亡原因,占死亡总数的22.32%,并成为我国城市的首位死因,其死亡患者占我国城市死亡人数的1/4。我国的癌症死亡率与美国、英国、法国接近,但高于亚洲其他国家如日本、印度和泰国等。从不同肿瘤死因来看,肺癌、结直肠癌、胰腺癌、乳腺癌死亡率城市明显高于农村;而肝癌、胃癌、食管癌、宫颈癌死亡率农村较高。

目前,药物治疗已成为当今临床治疗肿瘤的重要手段之一,受癌症发病率与死亡率居高不下的影响,抗肿瘤药物的销售额也逐年上升。

抗肿瘤药物为治疗肿瘤疾病的一类药物,简单地说有化疗药物、生物制剂等。近年来,分子肿瘤学、分子药理学的发展使肿瘤本质正在逐步被阐明；大规模快速筛选、组合化学、基因工程等先进技术的发明和应用加速了药物开发进程；抗肿瘤药物的研究与开发已进入一个崭新的时代。

现在国际上临床常见的抗肿瘤药物有 80 余种，大致可分为六类：细胞毒类药物、激素类药物、生物反应调节剂、单克隆抗体药物、其他类药物、辅助药。

第一节 直接影响 DNA 结构和功能的药物

直接影响 DNA 结构和功能的药物主要是烷化剂，烷化剂又被称为生物烷化剂，是一类在体内能形成缺电子活泼中间体或其他具有活泼亲电性基团的化合物，它们能与生物大分子（如 DNA、RNA 或某些重要的酶类）中含有丰富电子的基团（如氨基、巯基、羟基、羧基、磷酸基等）发生共价结合，使其丧失活性或使 DNA 分子发生断裂。烷化剂属于细胞毒类药物，在抑制和毒害增生活跃肿瘤细胞的同时，对其他增生较快的正常细胞如骨髓细胞、肠上皮细胞、毛发细胞和生殖细胞也同样产生抑制作用，因而会产生许多严重的副反应如恶心、呕吐、骨髓抑制、脱发等。

按化学结构烷化剂药物可分为氮芥类、亚乙基亚胺类、磺酸酯及多元醇类、亚硝基脲类等。

一、氮芥类

氮芥类药物的结构通式为：

$$R-N(CH_2CH_2Cl)_2$$

氮芥类药物是 β-氯乙胺类化合物的总称，其中 β-氯乙胺是产生烷基化的关键药效基团。氮芥类药物结构可分为两部分：烷基化部分和载体部分。载体部分可以改善该类药物在体内的吸收、分布等药物的动力学性质，提高其选择性和抗肿瘤活性。

美法仑　　　　　　　　　　氮甲

典型药物：环磷酰胺

【药物名称】化学名为 P-[N,N-双（β-氯乙基）]-1-氧-3-氮-2-磷杂环己烷-P-氧化一水化物。商品名为癌得散、癌得星、安道生、CPM 等。

【理化性质】环磷酰胺含一分子结晶水，白色结晶或结晶性粉末；失去结晶水即液化为油状液体。易溶于乙醇，可溶于丙酮，熔点为 48.5～52℃。环磷酰胺还可溶于水，遇热更易被水解，水溶液不稳定。注射剂为其灭菌结晶或粉末，溶解后应尽快使用。

【知识拓展】

合成工艺：二乙醇胺用过量的三氯氧磷在溶剂无水吡啶中，同时进行氯化和磷酰化，转化为氮芥磷酰二氯。其在二氯乙烷溶剂中与 3-氨基丙醇缩合，生成油状的无水物。再加溶剂丙酮溶解后，加入适量的水使成水合物，析出白色结晶体。

【临床应用】用于恶性淋巴瘤、多发性骨髓瘤、白血病、乳腺癌、卵巢癌、宫颈癌、前列腺癌、结肠癌、支气管癌、肺癌等，有一定疗效。也可用于类风湿关节炎、儿童肾病综合征以及自身免疫性疾病的治疗。

二、亚乙基亚胺类

脂肪氮芥类药物在体内转变为亚乙基亚胺活性中间体而发挥烷基化作用，这促使对亚乙基亚胺基团化合物抗癌活性的研究。同样为了降低亚乙基亚胺基团的反应性，在氮原子上用吸电子基团取代，以达到降低其毒性的作用。此类药物的典型为噻替哌和替哌。

替哌

典型药物：噻替哌

【药物名称】化学名为三-(1-氮杂环丙基)硫代磷酰胺。

【理化性质】白色鳞片状结晶或结晶性粉末，无臭。在水、乙醇、氯仿或乙醚中易溶，略溶于石油醚。熔点为 52～57℃。不稳定，遇酸则乙烯亚胺环易破裂生成聚合物而失效。水溶液加稀硝酸及高锰酸钾试液，分子中的二价硫氧化为硫酸盐，再加氯化钡则产生白色硫酸钡沉淀。水溶液与硝酸共热后，分解产生磷酸盐，加入钼酸盐试液，产生淡黄色沉淀，久置后，变成蓝绿色。

【临床应用】临床上主要用于卵巢癌、乳腺癌、膀胱癌和消化道癌，局部刺激性小，选择性较高，是治疗膀胱癌的首选药物，可直接注射到膀胱中，效果最好。

三、金属配合物抗肿瘤药物

顺铂的作用机制是使肿瘤细胞 DNA 复制停止，阻碍细胞分裂。铂配合物进入肿瘤细胞后分解成水合物，该水合物在体内与 DNA 的两个鸟嘌呤碱基的 N7 络合成一个封闭的五元螯合环，从而破坏了两条多核苷酸链上嘌呤基和胞嘧啶之间的氢键，扰乱了 DNA 的正常双螺旋结构，使其局部变性失活而丧失复制能力。反式铂配合物则无此作用。

顺铂的水溶性差且仅能注射给药并伴有严重的肾脏、胃肠道毒性及耳毒性和神经毒性，为了克服顺铂的缺点，用不同的胺类（乙二胺、环己二胺等）及各种酸（无机酸、有机酸）根与铂(Ⅱ)络合，合成了一系列铂的配合物。

顺铂　　卡铂　　奥沙利铂

卡铂是第二代铂配合物。其理化性质、抗肿瘤活性和抗瘤谱与顺铂类似。

卡铂的药动学和顺铂有三点不同：一是血清蛋白结合率，卡铂仅为 24%，而顺铂在 90% 以上；二是可超滤的非结合型铂半衰期，卡铂为 6h，而顺铂很短，血中浓度迅速降低；三是尿排泄量，一日中尿排泄量，卡铂为 6.5%，而顺铂为 16%～35%，因此二者的肾脏毒性有明显差异。

奥沙利铂为草酸根（1R,2R-环己二胺）合铂，其结构中的手性 1,2-环己二胺配体通过嵌入在 DNA 大沟中，从而影响错配修复和复制分流（细胞通过损伤的 DNA 位置合成 DNA 的能力）耐药机制，可用于对顺铂和卡铂耐药的肿瘤株。奥沙利铂性质稳定，在水中的溶解度介于顺铂和卡铂之间，也是第一个显现对结肠癌有效的铂类烷化剂。奥沙利铂对大肠癌、非小细胞肺癌、卵巢癌及乳腺癌等多种动物和人肿瘤细胞株有显著抑制作用。

四、拓扑异构酶抑制剂

1. 作用于拓扑异构酶 I 的抑制剂

临床使用的拓扑异构酶 I 的抑制剂主要是喜树碱及其衍生物。喜树碱是从中国特有珙桐科植物喜树中分离得到的含五个稠合环的内酯生物碱。不溶于水，也几乎不溶于有机溶剂，这给其临床应用带来了困难。喜树碱有较强的细胞毒性，对消化道肿瘤（如胃癌、结肠直肠癌）、肝癌、膀胱癌和白血病等恶性肿瘤有较好的疗效。但其毒性比较大，主要副作用为尿频、尿痛和尿血等。

代表药物有羟基喜树碱、伊立替康和拓扑替康。

$R^1 = H, R^2 = H, R^3 = H$ 　喜树碱
$R^1 = OH, R^2 = H, R^3 = H$ 　羟基喜树碱
$R^1 = OH, R^2 = CH_2N(CH_3)_2, R^3 = H$ 　拓扑替康

2. 作用于拓扑异构酶 II 的抑制剂

作用于拓扑异构酶 II 的抑制剂主要有生物碱类和抗生素类。

生物碱类药物有表鬼臼毒素的衍生物依托泊苷和替尼泊苷。鬼臼毒素是喜马拉雅鬼臼和美鬼臼的根茎中含有的主要生物碱，是一种有效的抗肿瘤成分。由于其毒性反应严重，不能用于临床。主要药物即依托泊苷和替尼泊苷。

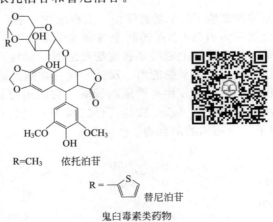

R=CH₃　依托泊苷

R = 🧪　替尼泊苷

鬼臼毒素类药物

蒽醌类抗肿瘤抗生素主要代表有阿霉素和柔红霉素等。这些抗生素大多是：①抑制拓扑异构酶Ⅱ功能引起DNA断裂；②直接作用于DNA或嵌入DNA的双链中，形成稳定复合物，阻止DNA复制和RNA转录，是细胞周期非特异性药物。

蒽醌类抗肿瘤抗生素的毒性主要为骨髓抑制和心脏毒性，可能是醌环被还原成半醌自由基，诱发了脂质过氧化反应，引起心肌损伤。

第二节　干扰核酸生物合成的药物（抗代谢药）

抗代谢抗肿瘤药物通过抑制肿瘤细胞生存和复制所必需的代谢途径，导致肿瘤细胞死亡。由于目前尚未发现肿瘤细胞有独特的代谢途径，所以抗代谢药物的选择性较小，并且对增殖较快的正常组织如骨髓、消化道黏膜等也呈现毒性。临床上常用的有嘧啶类抗代谢物、嘌呤类抗代谢物和叶酸类抗代谢物等药物。

一、嘧啶类抗代谢物

嘧啶类抗代谢物主要有尿嘧啶和胞嘧啶两种。

尿嘧啶抗代谢物的代表药品主要有氟尿嘧啶、去氧氟尿苷等。

胞嘧啶抗代谢物的代表药品主要有阿糖胞苷及吉西他滨和卡培他滨。

典型药物：氟尿嘧啶

【药物名称】化学名为 5-氟-2,4($1H$,$3H$)-嘧啶二酮。通用名为 5-氟尿嘧啶。

【理化性质】白色或类白色结晶性粉末。在水中略溶，乙醇中微溶，氯仿中几乎不溶解，在稀盐酸或氢氧化钠中溶解。熔点为 281～284℃。

【临床应用】本品抗肿瘤谱较广，对绒毛膜上皮癌及恶性葡萄胎有显著疗效，对结肠癌、直肠癌、胃癌、乳腺癌、头颈癌、皮肤癌等有效，是治疗实体肿瘤的首选药物。但本品的毒性较大，可引起严重的消化道反应和骨髓抑制等副作用。

二、嘌呤拮抗剂

腺嘌呤和鸟嘌呤是 DNA 和 RNA 的重要组分，次黄嘌呤是腺嘌呤和鸟嘌呤生物合成的重要中间体。嘌呤类抗代谢物有次黄嘌呤和鸟嘌呤的衍生物，以及腺嘌呤核苷拮抗物。

巯嘌呤为黄嘌呤 6 位羟基以巯基取代得到的衍生物，可用于各种急性白血病的治疗，对绒毛膜上皮癌、恶性葡萄胎也有效。巯鸟嘌呤是对鸟嘌呤进行结构改造得到的衍生物，在体内转化为硫代鸟嘌呤核苷酸，阻止嘌呤核苷酸的相互转换，影响 DNA 和 RNA 的合成。

典型药物：巯嘌呤

【药物名称】化学名为 6-嘌呤硫醇一水合物。通用名为 6-MP。

【理化性质】白色结晶性粉末，无臭，味微甜。极易溶于水和乙醇，几乎不溶于乙醚。遇光易变色。本品结构中含有巯基，可被硝酸氧化生成6-嘌呤亚硫酸，进一步氧化生成黄色的6-嘌呤磺酸，再与氢氧化钠作用生成黄棕色的6-嘌呤磺酸钠。

本品分子中的氨可与巯基反应生成铵盐而溶解，遇硝酸根试液生成不溶于热硝酸的巯嘌呤银白色沉淀。

本品的乙醇溶液与乙酸铅作用，生成黄色的巯嘌呤铅沉淀。

【临床应用】巯嘌呤临床上主要用于绒毛膜上皮癌、恶性葡萄胎、急性淋巴细胞白血病及急性非淋巴细胞白血病、慢性粒细胞白血病的急变期。

三、叶酸拮抗剂

叶酸拮抗剂主要有氨甲蝶呤、亚叶酸钙和培美曲塞。

培美曲塞是具有多靶点抑制作用的抗肿瘤药物，能够抑制胸苷酸合成酶、二氢叶酸还原酶和甘氨酰胺核苷酸甲酰转移酶、氨基咪唑甲酰胺核苷酸甲酰转移酶等的活性，影响叶酸代谢途径，使嘧啶和嘌呤合成受阻。培美曲塞临床上主要用于非小细胞肺癌和耐药性间皮瘤的治疗。

第三节　抑制蛋白质合成与功能的药物（干扰有丝分裂的药物）

一、长春碱类

R = CH$_3$, R^1 = OCH$_3$, R^2 = COCH$_3$　长春碱
R = CHO, R^1 = OCH$_3$, R^2 = COCH$_3$　长春新碱
R = CH$_3$, R^1 = NH$_2$, R^2 = H　长春地辛

长春碱类抗肿瘤药系由夹竹桃科植物长春花分离得到的具有抗肿瘤活性的生物碱，主要有长春碱和长春新碱，对淋巴白血病有较好的治疗作用。临床采用其硫酸盐，称为硫酸长春

碱和硫酸长春新碱。

长春碱是长春碱类药物的代表。长春新碱与长春碱在化学结构上差别是长春碱的二氢吲哚核的 N—CH$_3$ 以 N—CHO 取代。长春新碱对动物肿瘤的疗效超过长春碱,与长春碱之间没有交叉耐药现象;长春新碱毒性反应与长春碱相近,但对神经系统毒性较突出,多在用药 6~8 周出现,有的患者可能发生运动障碍和骨髓抑制,胃肠道反应较轻。

长春碱与长春新碱均对光敏感,应避光保存,静脉滴注时应避免日光直接照射。

长春瑞滨是对长春碱结构改造的衍生物,长春碱类药物会阻止神经轴索中递质囊胞的移动,减低神经传递功能,引起外周神经病变。而长春瑞滨在低浓度时即可使有丝分裂微管破碎,但对轴突微管却无作用,因此本品的神经毒性比其他长春碱类药物低。长春瑞滨对肺癌,尤其对非小细胞肺癌的疗效好,还用于乳腺癌、卵巢癌、食道癌等的治疗。

二、紫杉烷类

紫杉醇是从美国西海岸的短叶红豆杉的树皮中提取得到的一个具有紫杉烯环的二萜类化合物,属有丝分裂抑制剂或纺锤体毒素。紫杉醇由于水溶性小,其注射剂通常加入表面活性剂,例如聚环氧化蓖麻油等助溶,常会引起血管舒张、血压降低及过敏反应等副作用。紫杉醇临床为广谱抗肿瘤药,主要用于治疗卵巢癌、乳腺癌及非小细胞肺癌,为治疗难治性卵巢癌及乳腺癌的有效药物之一。

$R^1 = C_6H_5$, $R^2 = COCH_3$ 紫杉醇
$R^1 = OC(CH_3)_3$, $R^2 = H$ 多西他赛

多西他赛是由 10-去乙酰基浆果赤霉素进行半合成得到的又一个紫杉烷类抗肿瘤药物,结构上与紫杉醇有两点不同,一是 10 位碳上的取代基,二是 3′位上的侧链。多西他赛的水溶性比紫杉醇好,毒性较小,其抗肿瘤谱更广,对除肾癌、结直肠癌以外的其他实体肿瘤都有效。

第四节　调节体内激素平衡的药物及其他抗肿瘤治疗药

一、雌激素调节剂

雌激素调节剂分为雌激素调节药物和芳构酶抑制剂。

1. 雌激素调节药物

他莫昔芬为三苯乙烯类抗雌激素药物,分子中具有三苯乙烯的基本结构,存在顺反式几何异构体,药用品为顺式几何异构体,反式异构体的活性小于顺式。

托瑞米芬与他莫昔芬在结构上的差别是乙基侧链的氯代,这使它具有更强的抗雌激素活性。

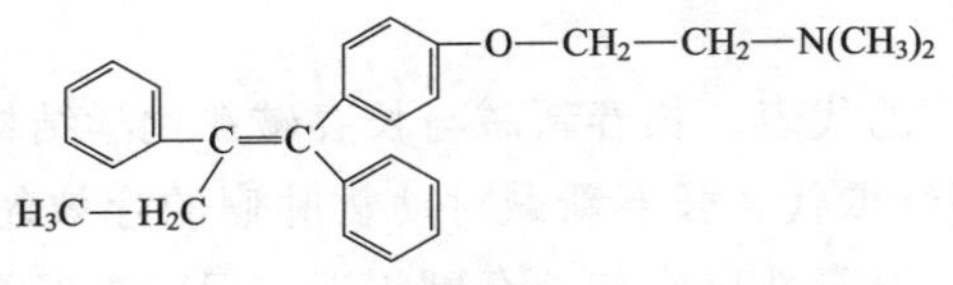

他莫昔芬

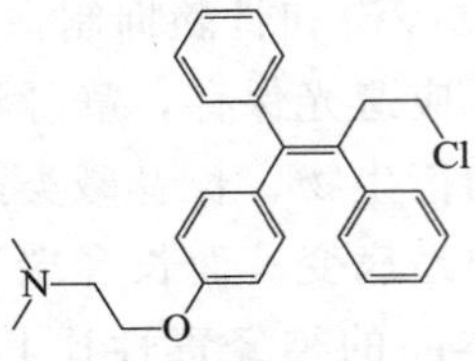

托瑞米芬

2. 芳构酶抑制剂

临床上使用的芳构酶抑制剂主要有氨鲁米特、依西美坦、来曲唑和阿那曲唑。氨鲁米特主要适用于绝经后或卵巢切除后的晚期乳腺癌，雌激素受体阳性效果更好，对乳腺癌骨转移有效，也可用于皮质醇增多症的治疗。

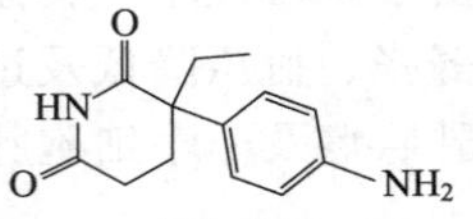

氨鲁米特

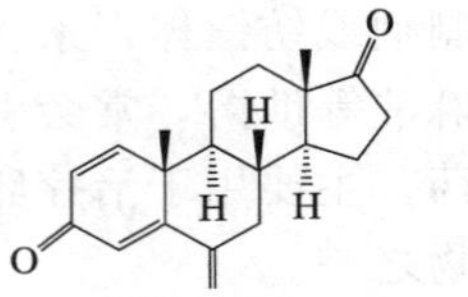

依西美坦

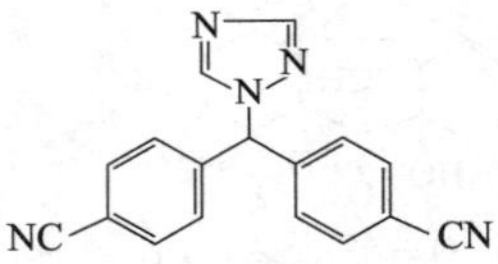

来曲唑

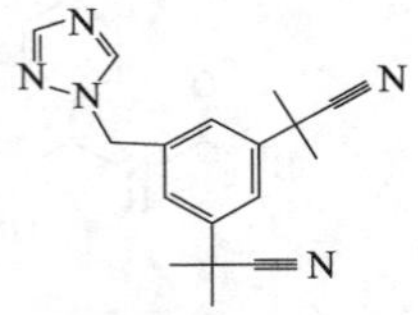

阿那曲唑

二、雄激素拮抗剂

氟他胺为非甾体类抗雄激素药物，除具有抗雄激素作用外无任何激素样的作用。氟他胺用于前列腺癌或良性前列腺肥大，与亮普利特合用（宜同时开始和同时持续使用）治疗转移性前列腺癌，可明显增加疗效。

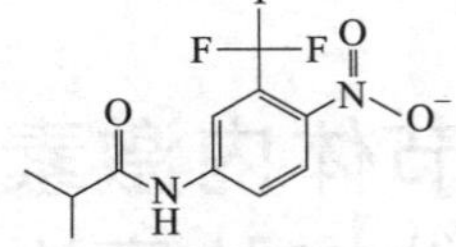

氟他胺

三、靶向抗肿瘤药

靶向抗肿瘤药多为酪氨酸激酶抑制剂，主要有依马替尼。

四、放疗与化疗的止吐药

通过拮抗 5-HT$_3$ 受体的止吐药已经成为抗肿瘤治疗中辅助使用的止吐药，主要有格拉司琼、托烷司琼、帕洛诺司琼和阿扎司琼等。

第六章 抗肿瘤药

阿扎司琼　　　　格拉司琼　　　　托烷司琼

这些药物在结构上的特点是都含有吲哚甲酰胺或其电子等排体吲哚甲酸酯的结构；连接的脂杂环大都较为复杂，通常连接的是托品烷或类似的含氮双环。

昂丹司琼可用于治疗癌症患者的恶心呕吐症状，辅助癌症患者的药物治疗，其止吐剂量仅为甲氧氯普胺有效剂量的1%，无锥体外系的副作用，毒副作用极小。昂丹司琼还用于预防和治疗手术后的恶心和呕吐。

昂丹司琼

格拉司琼分子是由吲唑环和含氮双环组成，选择性高，无锥体外系反应等副作用，剂量小，半衰期较长，每日仅需注射一次。

托烷司琼分子是由吲哚环和托品醇组成，对外周神经元和中枢神经内 5-HT_3 受体具高选择性拮抗作用，其双重阻断呕吐反射中介质的化学传递，既阻断呕吐反射中枢外周神经元的突触前 5-HT_3 受体兴奋，又直接影响中枢神经系统内 5-HT_3 受体传递的迷走神经传入后区的作用。它对预防癌症化疗的呕吐有高效。

阿扎司琼是由 1,4-苯并噁嗪和氮杂双环组成的选择性 5-HT_3 受体拮抗剂。盐酸阿扎司琼与碱性注射液（如呋塞米、氨甲蝶呤、氟尿嘧啶、吡咯他尼注射液）或依托泊苷注射液配伍会发生浑浊或结晶析出，应避免配伍使用。

典型药物：盐酸帕洛诺司琼

【药物名称】化学名为 2-[1-氮杂双环(2.2.2)辛-3S-基]-2,3,3aS,4,5,6-六氢-1H-苯并[de]异喹啉-1-酮盐酸盐。

【理化性质】相对密度 1.27，沸点 470.4℃(760mmHg)，闪点 209.5℃，折射率 1.645。

【作用特点】帕洛诺司琼是由苯并异喹啉和手性氮杂双环组成的选择性 5-HT_3 受体拮抗剂，具有止吐作用强、作用时间长、用量小、不良反应少等优点。

【临床应用】临床用于预防在实施中度或重度致呕吐性化疗方案时所引起的急性和迟发性呕吐。

目标检测

一、单项选择题

1. 关于烷化剂类抗肿瘤药说法错误的是（　　　）。

A. 氮芥类的关键药效团是 β-氯乙胺

B. 环磷酰胺属于前体药物，代谢成去甲氮芥起效

C. 塞替哌是治疗膀胱癌的首选药物

D. 烷化剂类常具有骨髓抑制的毒性

E. 异环磷酰胺常与尿路保护剂西司他丁合用

2. 氨甲蝶呤中毒的常用解救药物是（   ）。

A. 甲氧氯普胺　　B. 甲氧苄啶　　C. 培美曲塞

D. 亚叶酸钙　　　E. 葡萄糖酸钙

3. 下列药物可用于皮质醇增多症（柯兴综合征）的是（   ）。

A. 托瑞米芬　　B. 氨鲁米特　　C. 氨氯地平

D. 氟他胺　　　E. 多西他赛

4. 含有托品醇结构的 5-HT_3 受体抑制剂类的止吐药是（   ）。

A. 格拉司琼　　B. 昂丹司琼　　C. 托烷司琼

D. 甲氧氯普胺　E. 帕洛诺司琼

二、多项选择题

1. 下列属于拓扑异构酶Ⅱ抑制剂类抗肿瘤药的是（   ）。

A. 羟基喜树碱　　B. 伊立替康　　C. 依托泊苷

D. 替尼泊苷　　　E. 多柔比星

2. 下列属于胞嘧啶类抗肿瘤药的是（   ）。

A. 氟尿嘧啶　　B. 去氧氟尿苷　　C. 巯嘌呤

D. 阿糖胞苷　　E. 吉西他滨

3. 下列属于氟尿嘧啶前体药物的是（   ）。

A. 巯鸟嘌呤　　B. 去氧氟尿苷　　C. 卡培他滨

D. 阿糖胞苷　　E. 吉西他滨

三、配伍选择题

[1～4]

A. 喜树碱　　　B. 硫酸长春碱　　C. 多柔比星

D. 他莫昔芬　　E. 阿糖胞苷

1. 直接抑制 DNA 合成的蒽醌类（   ）。

2. 作用于 DNA 拓扑异构酶Ⅰ的药物（   ）。

3. 可抑制 DNA 聚合酶和少量掺入 DNA，阻止 DNA 合成（   ）。

4. 抑制蛋白质合成和功能的抗肿瘤药是（   ）。

[5～7]

A. 氟尿嘧啶　　B. 他莫昔芬　　C. 环磷酰胺

D. 氟他胺　　　E. 氟康唑

5. 含有三苯乙烯结构，通过拮抗雌激素受体，用于乳腺癌治疗的药物是（   ）。

6. 不属于抗肿瘤药物的是（   ）。

7. 含有酰苯胺结构，通过拮抗雄激素受体，用于前列腺癌治疗的药物是（   ）。

第七章
循环系统用药

【药物化学经典案例】

如何服用硝酸甘油来急救

硝酸甘油属于硝酸酯类的药物,对心脏病引发的心绞痛有很好的改善作用。一般在心绞痛急性发作期间,需要服用硝酸甘油来缓解症状。服用药物之后,该药物可以在人体内释放出一氧化氮,从而使人体的动脉血管平滑肌以及其他组织内的环鸟苷酸增多,起到扩张血管的作用,这样对心绞痛的缓解有利。另外,硝酸甘油还能起到降低血压、治疗充血性心力衰竭的作用。

硝酸甘油主要用于急救,在发生不良症状后,应马上舌下含服一片药物,隔 5min 之后如果没有效果,可以再次含服一片,每天最多服用三次。若仍不见效,应立即就医,防止延误病情。

循环系统是生物体的细胞外液(包括血浆、淋巴和组织液)及其借以循环流动的管道组成的系统。从动物形成心脏以后循环系统分心脏和血管两大部分,叫作心血管系统。循环系统是生物体内的运输系统,它将消化道吸收的营养物质和由鳃或肺吸进的氧输送到各组织器官并将各组织器官的代谢产物通过同样的途径输入血液,经肺、肾排出。它还输送热量到身体各部以保持体温,输送激素到靶器官以调节其功能。

循环系统药物包括抗心律失常药、抗心绞痛药、抗高血压药、调血脂药、抗休克的血管活性药及抗动脉粥样硬化药、周围血管扩张药、钙拮抗药、抗心力衰竭药以及治疗慢性心功能不全的药物。本章主要介绍临床常用药。

第一节　抗心律失常药

心律失常是由于窦房结激动异常或激动产生于窦房结以外,激动的传导缓慢、阻滞或经异常通道传导,即心脏活动的起源和(或)传导障碍导致心脏搏动的频率和(或)节律异常。心律失常是心血管疾病中重要的一组疾病。它可单独发病,亦可与其他心血管病伴发。其预后与心律失常的病因、诱因、演变趋势、是否导致严重血流动力障碍有关,可突然发作而致猝死,亦可持续累及心脏而致其衰竭。

心律失常主要有以下几种:心动过速型、心动过缓型和传导阻滞型。心动过缓可用阿托品或异丙肾上腺素治疗。

心律失常的确诊大多要靠心电图,部分患者可根据病史和体征作出初步诊断。详细追问发作时心率、节律(规则与否、漏搏感等),发作起止与持续时间;发作时有无低血压、昏厥或近乎昏厥、抽搐、心绞痛或心力衰竭等表现,以及既往发作的诱因、频率和治疗经过,有助于判断心律失常的性质。

根据药物对心脏的不同作用原理将抗心律失常药物分为四类,以指导临床合理用药,其中Ⅰ类药又分为A、B、C三个亚类。具体见表7-1。

表7-1 抗心律失常药物的分类

类别		代表药物
Ⅰ类钠通道阻滞剂	ⅠA适度阻滞钠通道	奎尼丁、普鲁卡因胺、丙吡胺等
	ⅠB轻度阻滞钠通道	美西律、利多卡因、苯妥英钠
	ⅠC强度阻滞钠通道	普罗帕酮、恩卡尼、氟卡尼等
Ⅱ类β-受体拮抗剂		普萘洛尔、阿替洛尔、美托洛尔等
Ⅲ类钾通道阻滞剂		胺碘酮
Ⅳ类钙拮抗剂		维拉帕米

一、钠通道阻滞剂

钠通道阻滞剂又称膜稳定剂,是一类能抑制Na^+内流,从而抑制心肌收缩,减慢传导,延长有效不应期的药物,主要用于心律失常的治疗。临床常用的钠通道阻滞剂见表7-2。

表7-2 临床常用的钠通道阻滞剂

药物名称	类别	结构	作用特点
奎尼丁	ⅠA类:适度阻滞钠通道	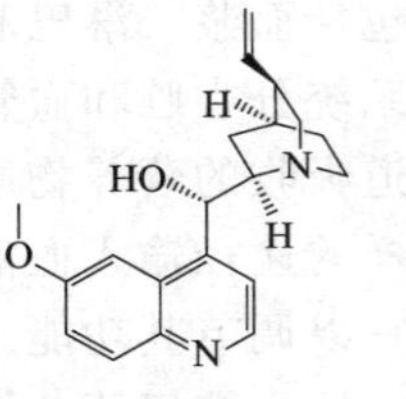 (奎尼丁结构式)	喹啉环上N原子碱性强;可制成硫酸盐、葡萄糖酸盐、聚半乳糖醛酸盐等,口服用药易吸收
美西律	ⅠB类:轻度阻滞钠通道	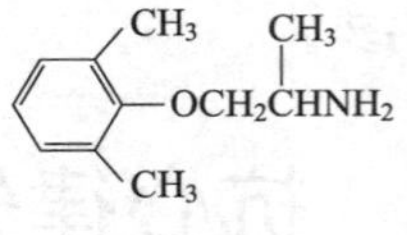 (美西律结构式)	醚键:稳定性更好 抗心律失常和局麻作用同利多卡因,可用于强心苷中毒引起的心律失常。尿液中易重吸收,需监测尿液pH;治疗窗窄,需监测血药浓度
普罗帕酮	ⅠC类:强度阻滞钠通道	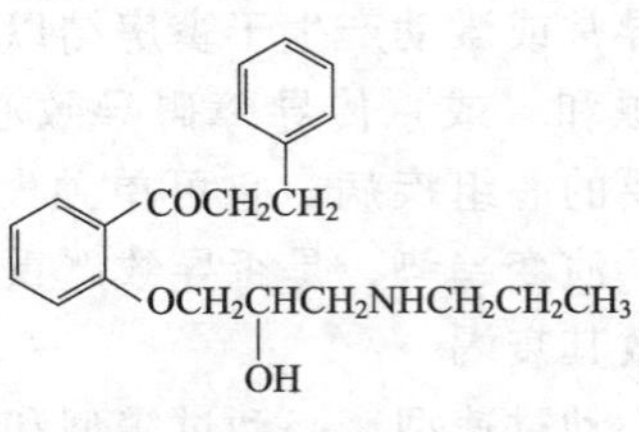 (普罗帕酮结构式)	阻断β-受体:S-异构体强于R-异构体;活性:S-异构体强于R-异构体 代谢:5-羟基代谢为N-去甲基

二、钾通道阻滞剂

钾通道阻滞剂是一类可抑制K^+通过膜通道的化合物,其种类很多,有无机离子(如

Cs、Ba 等离子)、有机化合物［如四乙胺（TEA）、4-氨基吡啶（4-AP）等］、多种毒素（如蝎毒、蛇毒、蜂毒等）以及目前的临床治疗药物等。该类药物有很多分类方法，可根据其来源分类，亦可根据其对不同钾通道亚型的特异性阻滞作用分类。常见药物有胺碘酮、多非利特等。

典型药物：盐酸胺碘酮

$$\text{结构式：2-丁基-3-苯并呋喃基-4-[2-(二乙氨基)乙氧基-3,5-二碘苯基]甲酮}$$

【药物名称】化学名为 2-丁基-3-苯并呋喃基-4-[2-(二乙氨基)乙氧基-3,5-二碘苯基]甲酮盐酸盐，中文别名有乙碘酮、安律酮、胺碘达隆、胺碘呋酮、乙胺碘呋酮、可达龙。

【理化性质】本品为白色至微黄色结晶粉末，熔点 158～162℃，pK_a 为 6.56(25℃)；易溶于氯仿，微溶于丙酮、四氯化碳、乙醚，几乎不溶于水。本品分子中有羰基结构，与 2,4-二硝基苯肼反应，生成黄色的沉淀。本品与硫酸共热，有紫色的碘蒸气产生。

【结构特征】本品结构与甲状腺素类似，含有碘原子，可影响甲状腺素代谢。代谢为 N-脱乙基胺碘酮。碘原子难以进一步代谢，易蓄积中毒，引起心律失常。

【临床应用】本品能选择性地扩张冠状血管，增加冠脉血流量，减少心肌耗氧量，减慢心率。用于阵发性心房扑动或心房颤动、室上性心动过速及室性心律失常。其主要代谢物为 N-脱乙基胺碘酮，也具有相似的电生理活性，延长心肌动作电位时程和有效不应期。

三、β-受体拮抗剂

这是一类抗心律失常的重要药物，对多种原因引起的快速型心律失常有效，如窦性心动过速、全身麻醉药或拟肾上腺素药引起的心律失常等。临床上主要用于治疗心律失常、心绞痛、高血压、心肌梗死等心血管疾病。按化学结构可将其分为以下两类。

（1）芳氧丙醇胺类 如普萘洛尔、美托洛尔、倍他洛尔、比索洛尔等。

（2）苯乙醇胺类 如拉贝洛尔、索他洛尔等。

1. 芳氧丙醇胺类 β-受体拮抗剂

典型药物：普萘洛尔

【药物名称】化学名为 1-异丙氨基-3-(1-萘氧基)-2-丙醇，又名心得安、萘心安、恩得来、萘氧丙醇胺。

【理化性质】本品为白色或类白色结晶性粉末，溶于水。分子结构中有一个手性原子，S-(−)-异构体活性强，目前药品为外消旋体。本品在稀酸中易分解，碱性时较稳定，遇光易变质。本品与硅钨酸试液作用生成淡红色沉淀。

【临床应用】本品为非选择性 β-受体阻滞剂，阻断心肌的 β-受体，对 $β_1$-受体和 $β_2$-受体均有拮抗作用。其可减慢心率，抑制心脏收缩力与传导，循环血量减少，心肌耗氧量降低。临床主要用于治疗多种原因所致的心律失常，也可用于心绞痛、高血压、嗜铬细胞瘤（手术前准备）等。由于拮抗 $β_2$-受体可引起支气管痉挛和哮喘，故本品禁用于支气管哮喘的病人，肝损害者禁用。

典型药物:美托洛尔

【药物名称】 化学名为(±)-1-异丙氨基-3-[4-(2-甲氧乙基)苯氧基]-2-丙醇,又名倍他乐克。

【理化性质】 常用其酒石酸盐,为白色或类白色的结晶性粉末;无臭,味苦。熔点120~124℃。其在水中极易溶解,在乙醇或氯仿中易溶,在无水乙醇中略溶,在丙酮中极微溶解,在乙醚或苯中几乎不溶;在冰醋酸中易溶。

【临床应用】 用于治疗各型高血压(可与利尿药和血管扩张剂合用)及心绞痛。静脉注射对心律失常特别是室上性心律失常也有效。本品为选择性 β_1-受体拮抗剂,阻断 β_2-受体作用弱,还有轻度局麻作用,无内源性拟交感活性。

倍他洛尔为选择性 β_1-受体阻滞剂,几乎不阻断 β_2-受体,并具有钙离子拮抗作用,无内源性拟交感活性(ISA),有一定的膜稳定作用(MSA),作用类似阿替洛尔,属于较新的选择性 β_1-受体拮抗剂,β_1-受体阻断作用是普萘洛尔的4倍。其优点为口服吸收生物利用度高,无首过效应,半衰期长。

比索洛尔是一种 β-受体阻滞剂,它可以有选择性地通过阻断肾上腺素与 β_1-受体的连接来发挥作用,而不对 β_2-受体产生影响,是一个对心脏 β_1-受体具有高度亲和力和选择性的 β_1-阻滞剂,它的 β_1-选择性高于阿替洛尔、美托洛尔等心脏选择性 β-阻滞剂。其在治疗剂量范围内无细胞膜稳定作用。临床上用于治疗高血压,可单独使用或与其他抗高血压药合用。

2. 苯乙醇胺类 β-受体拮抗剂

在进一步研究的基础上,发现了索他洛尔、拉贝洛尔等具有苯乙醇胺基本结构的 β-受体阻滞剂。索他洛尔是异丙肾上腺素苯环 4-位被甲基磺酰基取代的同类物。尽管其对 β-受体阻断作用不强,但因其口服吸收迅速、完全,生物利用度较高,毒性小而被临床用于治疗心律失常。

β-受体阻滞剂的侧链部分在受体的结合部位与 β-激动剂的结合部位相同,它们的立体选择性是一致的。例如,在苯乙醇胺类药物中的手性碳原子为 R 构型,具有较强的 β-受体阻断作用,而其 S-对映体的活性则大为下降,直至消失。

拉贝洛尔不仅阻断 β-受体,同时阻断 α_1-受体,临床上多用于治疗中度或重症高血压病,具有起效快、疗效好的特点。

拉贝洛尔在临床用于治疗原发性高血压,作用机制为拮抗 α_1-受体、β_1-受体、β_2-受体,它是一种甲型肾上腺受体阻断剂和乙型肾上腺受体阻断剂,用于治疗高血压。原理是阻断肾上腺素受体,放缓窦性心律,减少外周血管阻力。

索他洛尔临床上用于阵发性室上性心动过速和心房纤颤、心房扑动等心律失常,以及心绞痛和高血压等。作为非选择性 β-受体拮抗剂,临床使用外消旋体,作用小于普萘洛尔,无内源性拟交感活性和膜稳定作用。

索他洛尔

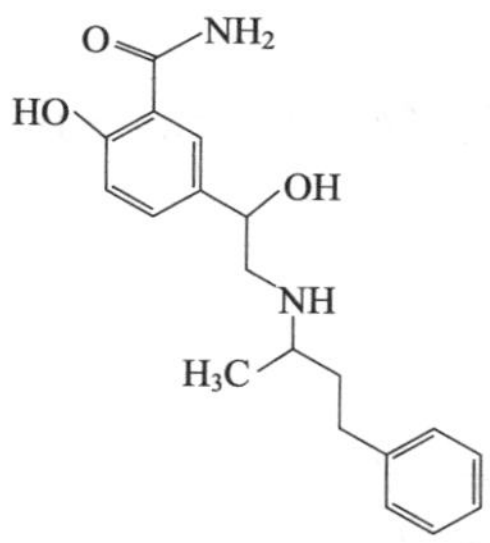

拉贝洛尔

第二节 抗心绞痛药

抗心绞痛药物主要通过扩张血管、减慢心率，降低左室舒张末期容积而减少心肌耗氧量；通过扩张冠脉、促进侧支循环，开放和促进血液重新分布等增加心肌氧的供给；通过促进脂代谢转化为糖代谢而改善心肌代谢以及抑制血小板聚集和血栓形成等方式产生作用。常用药物有硝酸酯类、β-受体阻断药、钙通道阻滞剂、抗血小板药及血管紧张素Ⅰ转化酶抑制剂等。这里介绍以下几种。

一、硝酸酯类

该类药物的基本结构是由醇或多元醇与硝酸或亚硝酸结合而成的酯。这些不同醇的变化，改变了药物的作用时间、起效时间和作用时程。因其具爆炸性，故不宜以纯品形式放置和运输。该类药物具有易耐受性，与受体巯基耗竭有关，给与硫化物还原剂能迅速反转这一耐受现象。若在使用硝酸酯类药物时，给予保护体内硫醇类的化合物 1,4-二巯基-3,3-丁二醇，就不易产生耐药性。

典型药物：硝酸甘油

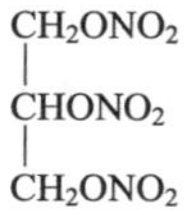

【药物名称】化学名为 1,2,3-丙三醇三硝酸酯，又名三硝酸甘油酯。

【理化性质】有挥发性，导致损失，也能吸收水分呈塑胶状。舌下含服起效快，避免首过效应。

【临床应用】适用于治疗或预防心绞痛，亦可作为血管扩张药治疗充血性心力衰竭。甘油二硝酸酯代谢为甘油单硝酸酯和甘油。

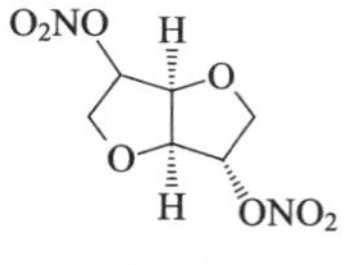

硝酸异山梨酯

硝酸异山梨酯又名消心痛、硝酸脱水山梨醇酯、硝酸异山梨醇酯、硝异山梨酯、异山梨醇硝酸酯、1,4∶3,6-二脱水-D-山梨醇二硝酸酯、二硝酸异山梨酯等。该药物是一种硝酸类血管扩张剂，用于治疗心绞痛、充血性心力衰竭和食管痉挛。

硝酸异山梨酯被列入了世界卫生组织基本药物标准清单，是最重要的基本健康药物之一。硝酸异山梨酯为二硝酸酯，脂溶性大，易透过血脑屏障，有头痛的不良作用。

典型药物：单硝酸异山梨酯

【药物名称】化学名为 1,4：3,6-二脱水-D-山梨醇-5-单硝酸酯，别名异山梨醇硝酸酯。

【理化性质】白色针状结晶或结晶性粉末；无臭。在甲醇或丙酮中易溶，在三氯甲烷或水中溶解，在己烷中几乎不溶。受热或受到撞击易发生爆炸。

【临床应用】该药物为硝酸异山梨酯的活性代谢产物，口服不受肝代谢效应的影响，以原型药物进入全身循环；长效，半衰期长达 5h 左右，生物利用度高。其临床用于心绞痛的预防和治疗，冠心病的长期治疗，预防血管痉挛和混合型心绞病，也适用于心肌梗死后的治疗和慢性心衰的长期治疗；与洋地黄和/或利尿剂联合应用，治疗慢性充血性心力衰竭。

二、钙通道阻滞剂

钙通道阻滞剂又称钙拮抗药，是一类能选择性地阻滞 Ca^{2+} 经电压依赖性钙通道流入细胞内，降低细胞内 Ca^{2+} 浓度的药物。临床上常用的钙通道阻滞药主要包括芳烷基胺类（如维拉帕米等）、二氢吡啶类（如硝苯地平等）和地尔硫䓬类（如地尔硫䓬等）等。维拉帕米是最早发现的钙通道阻滞药。1967 年德国 Fleckenstein 等发现维拉帕米对心脏的作用与溶液中去掉 Ca^{2+} 后作用相似，能降低心脏的收缩性，而不影响膜电位的变化和幅度，故称之为钙拮抗药。自此大量的钙通道阻滞药便开始应用于临床。

1. 1,4-二氢吡啶类

该类药物的构效关系为：1,4-二氢吡啶环是该类药物的必需药效团，且 N1 上无取代，4 位常为苯环，6 位为甲基取代；3,5 位存在羧酸酯的药效团，不同的羧酸酯结构在体内的代谢速度和部位都有较大的区别。

该类药物遇光极不稳定，分子内发生光催化的歧化反应，降解产生硝基苯吡啶衍生物和亚硝基苯吡啶衍生物。亚硝基苯吡啶衍生物对人体极为有害，故在生产、贮存过程中均应注意避光。

该类药物与柚子汁一起服用时，会产生药物-食物相互作用，导致其在体内浓度增加，减慢 1,4-二氢吡啶类钙通道阻滞剂代谢速度。

除尼索地平外，所有的 1,4-二氢吡啶类钙通道阻滞剂都经历肝首过效应，被肝脏细胞色素 P450 酶系（CYP450）氧化代谢。

典型药物：硝苯地平

【药物名称】化学名为 2,6-二甲基-4-(2-硝基苯基)-1,4-二氢-3,5-吡啶二甲酸二甲酯，别名利心平、心痛定、硝苯吡啶。

【理化性质】黄色结晶固体，无臭，无味，遇光不稳定；在丙酮或氯仿中易溶，在乙醇中略溶，在水中几乎不溶。

【作用机制】能抑制心肌对钙离子的摄取，使心肌收缩力减弱，降低心肌耗氧量，增加冠脉血流量。还可通过扩张周边血管，降低血压，改善脑循环。

【临床应用】用于预防和治疗冠心病心绞痛；还适用于各种类型的高血压，对顽固性、重度高血压和伴有心力衰竭的高血压患者也有较好疗效。

典型药物：非洛地平

【药物名称】化学名为(±)2,6-二甲基-4-(2,3-二氯苯基)-1,4-二氢-3,5-吡啶二甲酸甲酯乙酯。

【理化性质】白色至淡黄色结晶或结晶性粉末；无臭，无味；遇光不稳定。本品在丙酮、甲醇或乙醇中易溶，在水中几乎不溶。

【临床应用】选择性扩张小动脉，对静脉无作用；不影响肾小球滤过率和肌酐廓清率，不影响肾血流量，有排钠利尿作用；不影响心脏功能（收缩、负荷、心率等）。用于轻、中度原发性高血压的治疗，可单用或与其他降压药合用。

典型药物：氨氯地平

【药物名称】化学名为 6-甲基-2-(2-氨基乙氧基)甲基-4-(2-氯苯基)-1,4-二氢-3,5-吡啶二甲酸甲乙酯。

【理化性质】黄色固体，密度为 $1.227g/cm^3$，熔点为 178～179℃，沸点为 527.2℃（760mmHg）。

【临床应用】1,4-二氢吡啶环的 2 位甲基被 2-氨基乙氧基甲基取代，3,5 位羧酸酯的结构不同，因而 4 位碳原子具有手性，可产生两个光学异构体，药用外消旋体和左旋体。生物利用度接近 100%，不受食物影响，血药浓度稳定。

典型药物：尼群地平

【药物名称】化学名为 2,6-二甲基-4-(3-硝基苯基)-1,4-二氢-3,5-吡啶二甲酸甲酯乙酯，又名硝苯乙吡啶。

【理化性质】黄色结晶粉末，无臭，无味；遇光易变质；在丙酮或三氯甲烷中易溶，在甲醇或乙醇中略溶，在水中几乎不溶。

【作用机制】选择性作用于血管平滑肌的钙通道阻滞剂，对冠状动脉的选择性作用更强；降低心肌耗氧量，保护缺血心肌；降压作用温和而持久。

【临床应用】用于治疗高血压可单用或与其他降压药合用,也可用于充血性心力衰竭。

典型药物:尼莫地平

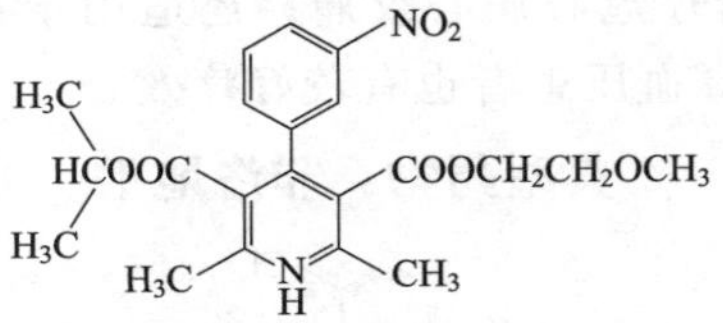

【药物名称】化学名为 2,6-二甲基-4-(3-硝基苯基)-1,4-二氢-3,5-吡啶二甲酸-2-甲氧乙酯异丙酯,又名尼莫替丁。

【理化性质】常温常压下稳定;对光敏感,对热、潮湿、氧和水都较敏感。其配成的溶液暴露在光下时,很快进行光氧化而生成无活性的吡啶类化合物。

【临床应用】容易通过血脑屏障而作用于脑血管及神经细胞,选择性扩张脑血管,在增加脑血流量的同时不影响脑代谢,具有抗缺血和抗血管收缩作用,可用于防治蛛网膜下出血后脑血管痉挛所致的缺血性神经障碍、高血压和偏头痛等。

2. 芳烷基胺类

典型药物:维拉帕米

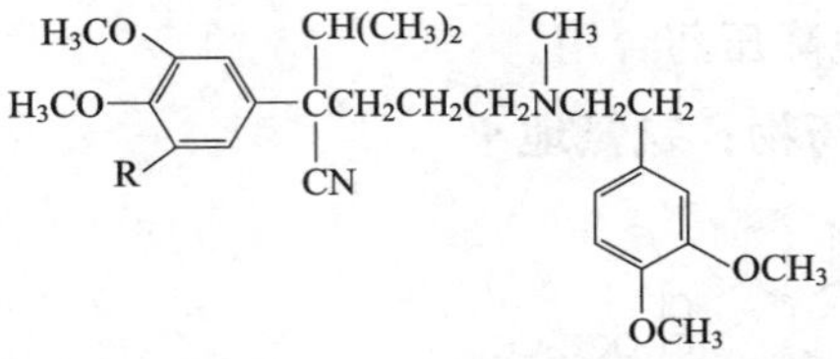

维拉帕米　R=H

加洛帕米　R=OCH$_3$

【药物名称】化学名为 5-[(3,4-二甲氧基苯乙基)甲基氨基]-2-(3,4-二甲氧基苯基)-2-异丙基戊腈,又名异搏定、戊脉安。

【理化性质】右旋体作用强,现用外消旋体。化学稳定性良好(各种条件下),但其甲醇溶液经紫外线照射 2h 可降解 50%。

【临床应用】用于治疗高血压、心绞痛、心律失常、脑血管病、手指血管痉挛、腹痛、食道失弛缓症、偏头痛、肺动脉高压和预防早产。N-脱甲基代谢得到去甲维拉帕米,去甲维拉帕米保持了大概 20% 母体活性,并能够达到甚至超过母体的稳定血药浓度。

加洛帕米对心肌和平滑肌的活性强于维拉帕米,近年来临床使用的是其异构体。依莫帕米 S-异构体的活性优于 R-异构体。

3. 苯硫氮䓬类

典型药物:地尔硫䓬

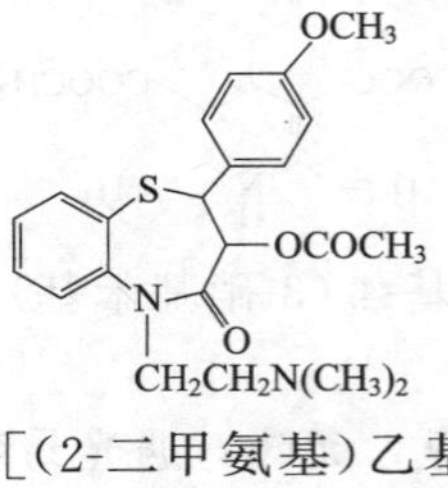

【药物名称】化学名为顺-(+)-5-[(2-二甲氨基)乙基]-2-(4-甲氧基苯基)-3-乙酰氧基-2,3-二氢-1,5-苯丙硫氮杂䓬-4(5H)-酮。

【理化性质】两个手性碳,D-顺式体活性最高,即 2S,3S-异构体。本品在水、甲醇或氯仿中易溶,在乙醚中不溶。

【临床应用】高选择性的钙通道阻滞剂，具有扩张血管作用。临床上用于治疗冠心病中各型心绞痛，也有减缓心率的作用。长期服用对预防心血管意外病症的发生有效，无耐药性或明显副作用的报道。口服吸收迅速完全，但有较高的首过效应，导致生物利用度下降，有肝肠循环。代谢途径有脱乙酰基、N-脱甲基、O-脱甲基。

第三节 抗高血压药

降压药又称抗高血压药，是一类能控制血压、用于治疗高血压的药物。

降压药主要通过影响交感神经系统、肾素-血管紧张素-醛固酮系统和内皮素系统等对血压的生理调节起重要作用的系统而发挥降压效应。降压药的共同作用就是降低血压，但不同类别降压药因降压机制不同而各有其侧重点，这些侧重点正是医生为不同病情患者选择不同降压药的依据。

① 噻嗪类利尿剂（如氢氯噻嗪）降低收缩压的作用优于舒张压，更适用于老年单纯收缩期高血压的患者或有心衰表现的患者，应用中要注意避免血钾过低，同时如果患者有高尿酸血症或痛风的情况，则避免使用这类药物。

② β-受体阻滞剂适用于高血压伴心绞痛、心肌梗死、心衰、快速心律失常、青光眼和怀孕的患者，但如果患者有哮喘或周围血管病则不要使用该类药物。同时该类药物还会影响糖脂代谢，可增加糖尿病发病风险。

③ ACEⅠ、ARB 类药物更适用于有胰岛素抵抗、糖尿病、左心功能不全、心力衰竭、心肌梗死的患者，同时，ACEⅠ、ARB 有利于防止肾病进展，但不可用于孕妇。

④ 钙拮抗剂长效剂型有较好的防止脑卒中、血管性痴呆和抗动脉粥样硬化作用，对糖脂及电解质代谢无影响。

⑤ 钙拮抗剂分子长效型药品降压时并不增加心率，可平稳控制 24h 血压，有效纠正异常血压节律，降低心血管疾病风险。

⑥ α-受体阻滞剂适用于有前列腺增生或脂质代谢紊乱的老年患者。

一、血管紧张素转化酶抑制剂

血管紧张素转化酶（ACE）抑制剂按其结构特征分为含巯基、二羧基、磷酰基 ACE 抑制剂。

所有 ACE 抑制剂都能有效地阻止血管紧张素Ⅰ向血管紧张素Ⅱ的转化，同时都具有相似的治疗与生理作用。这些药物的主要不同之处在于它们的作用效果和药动学参数不同。

ACE 抑制剂可以单独使用，也可以与其他药物联合使用。ACE 抑制剂特别适用于患有充血性心力衰竭、左心室功能紊乱或糖尿病的高血压患者。ACE 抑制剂能引起动脉和静脉的扩张，这不仅降低血压，而且对患有充血性心力衰竭的患者的前负荷和后负荷都有较好的效果。

ACE 抑制剂的副作用主要是干咳、粒细胞减少、血压过低、血钾过多等，其中一部分副作用归因于个别药物的特定官能团，而其他副作用则直接与这类药物的作用机制有关，如斑丘疹、味觉障碍的高发生率与卡托普利的巯基有关。

典型药物：卡托普利

$$HSH_2CHCOC-N-COOH$$

【药物名称】化学名为 1-[(2S)-2-甲基-3-巯基-丙酰基]-L-脯氨酸，商品名是开博通。

【理化性质】巯基：药效团、易氧化、易发生皮疹和味觉障碍；脯氨酸片段：药效团。

【临床应用】唯一含巯基的 ACE 抑制剂，被应用于治疗高血压和某些类型的充血性心力衰竭。作为第一种 ACEⅠ类药物，由于其新的作用机制和革命性的开发过程，卡托普利被认为是一个药物治疗上的突破。

与依那普利相比，卡托普利尽管增加了一个可离子化羧基基团，口服活性不如依那普利，但口服吸收却优于依那普利。赖诺普利和卡托普利也是当前使用的两个非前药 ACE 抑制剂，主要用于治疗高血压，可单独应用或与其他降压药如利尿药合用；也可治疗心力衰竭，可单独应用或与强心药、利尿药合用。

典型药物：赖诺普利

$$\text{C}_6\text{H}_5\text{-CH}_2\text{CH}_2\text{CHNHCHCO-N} \begin{array}{c} (CH_2)_4NH_2 \\ | \\ \end{array} \cdot 2H_2O$$
（COOH，COOH）

【药物名称】化学名为 1-{N^2-[(S)-1-羧基-3-苯丙基]-L-赖氨酰}-L-脯氨酸二水合物。

【理化性质】白色或类白色结晶性粉末，无臭，微有引湿性。

【临床应用】本品是一种可以单用或与其他药物合用治疗各种程度的高血压病和肾性高血压的药物，也可单用或与利尿药和洋地黄合用治疗充血性心力衰竭。

单用治疗轻、中度高血压病时疗效略优于阿替洛尔或氢氯噻嗪；在重度高血压病治疗时疗效与美托洛尔或硝苯地平相同；治疗充血性心力衰竭优于卡托普利，且能增加左室射血分数，增进患者活动能力及改善生活质量。目前本品是高血压病及充血性心力衰竭治疗的二线药物。

典型药物：马来酸依那普利

【药物名称】化学名为 N-[(S)-1-(乙氧羰基)-3-苯丙基]-L-丙氨酰-L-脯氨酸顺丁烯马来酸盐。

【理化性质】白色或类白色结晶性粉末。熔点 140～147℃。保存在阴凉、干燥和避光的密闭容器中，远离火源。

【临床应用】本品为前药，代谢成依那普利拉，依那普利拉是一种长效的血管紧张素转化酶抑制剂，抑制血管紧张素Ⅱ的生物合成，导致全身血管舒张，血压下降。

本品主要用于治疗高血压，可单独应用或与其他降压药如利尿药合用；也可治疗心力衰竭，可单独应用或与强心药、利尿药合用。依那普利只能静脉注射给药，而依那普利拉口服较好。

【课堂内外】

血管紧张素转化酶抑制剂（ACEⅠ），是继卡托普利之后世界上第 2 个上市的

ACE I。其治疗高血压的作用和卡托普利相似,但比卡托普利强,作用缓慢而持久。和卡托普利一样,和利尿药双氢氯噻嗪配成复方(商品名为 Vaseretic,1988 年上市),疗效一般可提高 15%~30%。用于原发性高血压、肾性高血压、肾血管性高血压、恶性高血压等,还适用于充血性心力衰竭,特别是高肾素、高血钙需要长期用药的高血压病人和洋地黄、利尿药治疗无效的充血性心力衰竭的患者,还可用于卡托普利不能耐受的病人。

典型药物:贝那普利

【药物名称】化学名为(3S)-3-{[((1S)-1-乙氧羰基)-3-苯基丙基]氨基}-2,3,4,5-四氢-2-氧代-1H-1-苯并氮䓬-1-乙酸。

【理化性质】熔点 148~149℃。

【临床应用】双羧基的 ACE 抑制剂药物,是一种前体药,水解后才具有活性。主要用于治疗高血压,可单用或与其他降压药如利尿药合用;本品也可用于治疗心力衰竭,可单用或与强心药、利尿药合用。

【课堂内外】

贝那普利是一个前体药物,在肝内水解成有活性的代谢产物贝那普利拉。后者是一种不含巯基的血管紧张素转化酶(ACE)抑制药,能抑制血管紧张素 I 转换为血管紧张素 II,结果使血管阻力降低,醛固酮分泌减少,血浆肾素活性增高。贝那普利拉也可抑制缓激肽的降解,降低血管阻力,使血压下降。心力衰竭时贝那普利能扩张动脉与静脉,降低周围血管阻力(后负荷)及肺毛细血管楔压(前负荷),从而改善心排血量,提高患者的运动耐量,因而可用于充血性心力衰竭的治疗。

典型药物:雷米普利

【药物名称】化学名为(2S,3aS,6aS)-1-[(2S)-2-[[(2S)-1-乙氧基-1-氧代-4-苯基丁烷-2-基]氨基]丙酰基]-3,3a,4,5,6,6a-六氢-2H-环戊烷并[b]吡咯-2-甲酸。

【理化性质】白色固体,密度为 1.2g/cm³,熔点 106~108℃,沸点 616.2℃(760mmHg),储存条件:2~8℃。

【临床应用】本品为前药,代谢成雷米普利拉。主要用于治疗高血压,可单用或与其他降压药如利尿药合用;治疗心力衰竭,可单用或与强心药、利尿药合用。本品可用于非糖尿病肾病患者，尤其是高血压患者和心血管危险增高的患者。

福辛普利是第一个含磷的血管紧张素转化酶抑制剂，可使血管阻力降低，醛固酮分泌减少，血浆肾素增高，扩张动脉、静脉，降低周围血管阻力（后负荷）和肺毛细血管楔压（前负荷），改善心排血量。适用于治疗各型高血压和心力衰竭。

福辛普利是含有磷酰基的 ACE 抑制剂，以次磷酸类结构替代依那普利拉中的羧基，作用效果优于卡托普利但低于依那普利拉。

福辛普利代谢成福辛普利拉，福辛普利拉具有强疏水性和弱口服活性。

二、血管紧张素Ⅱ受体拮抗剂

血管紧张素Ⅱ（AⅡ）受体拮抗剂是含有酸性基团的联苯结构，酸性基团可以为四氮唑或羧基，在联苯的一端连有咪唑环或可视为咪唑环的开环衍生物，咪唑环或开环的结构上都连有相应的药效基团。

氯沙坦、缬沙坦、厄贝沙坦、替米沙坦、坎地沙坦酯等沙坦类的结构特征为联苯、酸性基团（四氮唑或羧基，二取一）、咪唑（大部分有），作用特点为克服 ACE 抑制剂的干咳副作用。

第一个血管紧张素Ⅱ受体拮抗剂（AⅡA）类的抗高血压药物科素亚能够阻断血管紧张素Ⅱ，这是体内调节血压的关键性激素。

典型药物：氯沙坦

【药物名称】化学名为 2-丁基-4-氯-1-[(2′-(1H-四唑-5-基)[1,1′-联苯]-4-基)甲基]-1H-咪唑-5-羧酸。

【理化性质】淡黄色固体，密度 $1.41g/cm^3$，熔点 130～132℃，沸点 707.8℃（760mmHg）。

【临床应用】氯沙坦是临床上常用的血管紧张素Ⅱ（AⅡ）受体拮抗剂，主要用于降血压。

典型药物：缬沙坦

【药物名称】化学名为 N-戊酰基-N-[[2′-(1H-四氮唑-5-基)[1,1′-联苯]-4-基]甲基]-L-缬氨酸。

【理化性质】本品为白色结晶或白色、类白色粉末；有吸湿性。本品在乙醇中极易溶解，在甲醇中易溶，在乙酸乙酯中略溶，在水中几乎不溶。

【临床应用】用于各种轻、中度高血压，尤其是对 ACE 抑制剂不耐受的患者。高血压联合用药：缬沙坦＋氨氯地平，缬沙坦＋氢氯噻嗪。

典型药物：厄贝沙坦

【药物名称】化学名为 2-丁基-3-[4-[2-(1H-四氮唑-5-基)苯基]苯甲基]-1,3-二氮杂螺[4.4]壬-1-烯-4-酮。

【理化性质】本品为白色或类白色粉末或结晶性粉末。本品在甲醇或乙醇中微溶，在水中不溶。

【临床应用】治疗：原发性高血压，合并高血压的 2 型糖尿病肾病的治疗。联合用药：厄贝沙坦＋氢氯噻嗪。

典型药物：替米沙坦

【药物名称】化学名为 4'-[[4-甲基-6-(1-甲基-2-苯并咪唑基)-2-丙基-1-苯并咪唑基]甲基]-2-联苯甲酸。

【理化性质】白色或类白色结晶性粉末；无臭，无味。在三氯甲烷中溶解，在二氯甲烷或二甲基甲酰胺中略溶，在甲醇中微溶，在乙醇中极微溶解，在水中几乎不溶；在 1mol/L 氢氧化钠溶液中易溶，在 0.1mol/L 盐酸溶液中极微溶解。

【临床应用】非肽类血管紧张素Ⅱ受体拮抗剂，可选择性地、难以逆转地阻滞 ATⅠ受体，而对其他受体系统无影响。其用于轻至中度高血压，是一种特异性血管紧张素Ⅱ受体（ATⅠ型）拮抗剂，用于治疗原发性高血压。

典型药物：坎地沙坦酯

【药物名称】化学名为 2-乙氧基-1-[[2'-(1H-四氮唑-5-基)[1,1'-联苯基]-4-基]甲基]-1H-苯并咪唑-7-甲酸-1-[[(环己氧基)羰基]氧基]乙酯。

【理化性质】白色粉末，溶解度在 DMSO 中≥15mg/mL。

【临床应用】用于原发性高血压，也可与其他抗高血压药联用。其为前药，代谢成坎地沙坦。

第四节 调血脂药

【课堂引入】
如何解读血脂检查结果

人体血浆中的脂质主要有胆固醇（TC）、甘油三酯（TG）、游离脂肪酸（FFA）和磷脂（PL），通常它们与蛋白质结合，以脂蛋白形式存在。血浆中的脂蛋白有乳糜微粒（CM）、极低密度脂蛋白（VLDL）、中密度脂蛋白（IDL）、低密度脂蛋白（LDL）及高密度脂蛋白（HDL）等五种。

通常所说的高脂血症指的是胆固醇（TC）、甘油三酯（TG）、低密度脂蛋白（LDL）偏高及高密度脂蛋白（HDL）偏低。

血浆胆固醇高于230mg/100mL，甘油三酯高于140mg/100mL，β-脂蛋白超过390mg/100mL统称为高脂血症。

低密度脂蛋白（LDL）偏高是动脉粥样硬化发生发展的主要脂质危险因素。在临床实践中，应该用低密度脂蛋白代替胆固醇作为对冠心病及其他动脉粥样硬化性疾病的危险性评估指标。

降血脂药物是指能降低血浆甘油三酯或降低血浆胆固醇，缓解动脉粥样硬化症状的药物。降血脂药物种类较多，分类也较困难，就其主要降血脂功能可分为降总胆固醇、主要降总胆固醇兼降甘油三酯、降甘油三酯、主要降甘油三酯兼降总胆固醇四大类。概括地讲，降血脂药物能阻止胆酸或胆固醇从肠道吸收，促进胆酸或胆固醇随粪便排出；抑制胆固醇的体内合成，或促进胆固醇的转化；促进细胞膜上LDL受体表达，使其功能失调，加速脂蛋白分解；激活脂蛋白代谢酶类，促进甘油三酯的水解；阻止其他脂质的体内合成，或促进其他脂质的代谢。

临床上使用的降血脂药物主要有苯氧乙酸类、羟甲戊二酰辅酶A还原酶抑制剂以及烟酸类等。

一、羟甲戊二酰辅酶A还原酶抑制剂

羟甲戊二酰辅酶A（HMG-CoA）还原酶是体内生物合成胆固醇的限速酶，是调血脂药物的重要作用靶点。羟甲戊二酰辅酶A还原酶抑制剂基本结构为：

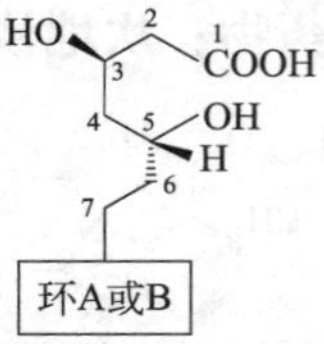

无论是天然的还是合成的HMG-CoA还原酶抑制剂，其分子中都含有3,5-二羟基羧酸药效团，3,5-二羟基羧酸的5位羟基有时会和羧基形成内酯，该内酯须经水解后才能起效，可看作前体药物。而且3,5-二羟基的绝对构型对产生药效有至关重要的作用。羟甲戊二酰辅酶A（HMG-CoA）还原酶抑制剂简称他汀类药物。

1. 作用特点

他汀类药物会引起肌肉疼痛或横纹肌溶解的副作用，特别是西立伐他汀，由于引起横纹肌溶解导致病人死亡的副作用而撤出市场后，它们更加引起人们的关注。实际上，所有他汀类药物可能均有一定程度的横纹肌溶解副作用，而西立伐他汀相关的引起危及生命的横纹肌溶解病例报告明显地比其他他汀类药物更频繁。

他汀类药物分为：天然的及半合成改造的药物，如洛伐他汀、辛伐他汀和普伐他汀；人工全合成药物，如氟伐他汀、阿托伐他汀、瑞舒伐他汀。它们都为常见药物。

他汀类药物共同点为主要降低胆固醇（HMG-CoA 是胆固醇合成限速酶）；典型副作用为肌肉疼痛或横纹肌溶解；必需结构为 3,5-二羟基羧酸（内酯结构必须水解才能生效）；前药为洛伐他汀和辛伐他汀。它们主要用于高胆固醇血症、高脂血症、冠心病、脑卒中。

2. 主要药物及应用

洛伐他汀，前药，天然的 HMG-CoA 还原酶抑制剂，但由于分子中是内酯结构，所以体外无 HMG-CoA 还原酶抑制剂作用，需进入体内，其分子中的内酯环水解后起效，水解产物 3,5-二羟基戊酸与其关键药效团十氢化萘环间存在乙基连接链。洛伐他汀有 8 个手性中心，若改变手性中心的构型，将导致活性降低。洛伐他汀可竞争性地抑制 HMG-CoA 还原酶，选择性高，能显著降低 LDL 水平，并能提高血浆中 HDL 水平。临床上用于治疗高胆固醇血症和混合型高脂血症，也可用于缺血性脑卒中的防治。

洛伐他汀　　普伐他汀

在洛伐他汀十氢萘环的侧链上改造得到辛伐他汀，区别仅在于十氢化萘侧链上多一个甲基取代基（见下典型药物结构），使其亲脂性略有提高。辛伐他汀的活性略高于洛伐他汀，临床上用于治疗高胆固醇血症和混合型高脂血症，也可用于冠心病和缺血性脑卒中的防治。

洛伐他汀内酯环开环成 3,5-二羟基戊酸通常与钠成盐，以及将十氢化萘 3 位甲基转化为羟基得到普伐他汀。普伐他汀亲水性更好，肝脏选择性更高，减少了洛伐他汀偶尔出现的副作用，临床上用于治疗高脂血症、家族性高胆固醇血症。

氟伐他汀　　阿托伐他汀

瑞舒伐他汀

用吲哚环替代洛伐他汀分子中的双环，并将内酯环打开，与钠成盐后得到氟伐他汀钠。该药物水溶性好，口服吸收迅速而完全，与蛋白质结合率较高。其可用于降血脂、抗动脉硬化，降低冠心病发病率及死亡率。

第一个全合成他汀类 HMG-CoA 还原酶抑制剂为阿托伐他汀。其结构特征为用吡咯环替代洛伐他汀分子中的双环,具有开环的二羟基戊酸侧链,作用特点为减少血液中三酰甘油和少量增加高密度脂蛋白-胆固醇的量。临床上阿托伐他汀常用于各种高胆固醇血症和混合型高脂血症,也可用于冠心病和脑卒中的防治。它可降低心血管病的总死亡率,亦用于心肌梗死后不稳定型心绞痛及血管重建术后。

瑞舒伐他汀也是全合成的他汀类药物,其分子中的双环部分改成了多取代的嘧啶环。该药物适用于经饮食或其他药物不能控制的血脂异常的原发性高胆固醇血症或混合型血脂异常症。

典型药物:辛伐他汀

【药物名称】化学名为 2,2-二甲基丁酸($4R$,$6R$)-6-[2-[($1S$,$2S$,$6R$,$8S$,$8αR$)-1,2,6,7,8,8$α$-六氢-8-羟基-2,6-二甲基-1-萘基]乙基]四氢-4-羟基-$2H$-吡喃-2-酮-8-酯。

【理化性质】白色结晶性粉末,熔点 135~138℃。微溶于水,易溶于乙醇和甲醇。

【临床应用】本品主要降低总胆固醇、LDL 以及 VLDL 的血清浓度,中等程度地提高 HDL 的水平,同时降低甘油三酯的血浆浓度。

本品比洛伐他汀疗效强,并具有长效的特点,1 日 1 次服药,副作用较小。

本品为前体药物,体外无生物活性,口服后几乎全部被吸收,在肝脏代谢生成 $β$-羟基酸而产生活性,本品仅有 5% 进入机体,主要经肠道排泄,10% 由尿排泄。

二、苯氧乙酸类调血脂药

此类药物共性结构为芳基+羧酸酯或羧酸(必需),主要降低甘油三酯,还可治疗高脂血症,可明显降低 VLDL 并可调节性地升高 HDL 的水平及改变 LDL 的浓度。

苯氧乙酸类药物以氯贝丁酯为代表,其结构可分为芳基和脂肪酸两部分,结构中的羧酸或在体内可水解成羧酸的部分是该药物具有活性的必要结构。

非诺贝特与氯贝丁酯的区别为:一是氯贝丁酯为乙酯,而非诺贝特是异丙酯,二是氯贝丁酯分子中苯环的 4 位是氯原子,非诺贝特分子中苯环的 4 位是 4-氯苯甲酰基。基于这两点,即异丙基、苯甲酰基的存在,非诺贝特整个分子的脂溶性略大。该药物为前药,代谢成非诺贝特酸而起降血脂作用。它具有明显地降低胆固醇、甘油三酯和升高 HDL 的作用,临床上用于治疗高脂血症,尤其是高三酰甘油血症、混合型高脂血症。

非诺贝特

苯扎贝特

吉非罗齐

苯扎贝特降低甘油三酯的作用比胆固醇强，也使 HDL 升高。此外，本品尚可降低血纤维蛋白原。临床上该药物常用于治疗高三酰甘油血症、高胆固醇血症、混合型高脂血症。

吉非罗齐为非卤代苯氧戊酸衍生物。其作用特点为显著降低甘油三酯和总胆固醇，主要降低 VLDL，而对 LDL 影响较小，但可提高 HDL。临床上它常用于治疗高脂血症，也可用于Ⅱb型高脂蛋白血症，以及冠心病危险性大而饮食控制、减轻体重、其他血脂调节药治疗无效者。

典型药物：氯贝丁酯

【**药物名称**】化学名为 2-甲基-2-(4-氯苯氧基)丙酸乙酯，又名安妥明、冠心平。

【**理化性质**】本品为无色或黄色澄清油状液体；味初辛辣后变甜，有特殊的臭味。本品易溶于乙醇、丙酮、乙醚、石油醚，几乎不溶于水。

【**临床应用**】临床上主要通过激活脂蛋白酯酶，使极低密度脂蛋白（VLDL）及甘油三酯（TG）分解，能显著降低血中 TG 浓度，对胆固醇（TC）浓度降低轻微。其主要用于治疗高脂蛋白血症Ⅲ型，也可用于Ⅳ型、Ⅴ型。该药主要损害胃肠道、肝脏、肌肉及引起过敏反应。

【**知识拓展**】

合成工艺：以对氯苯酚为原料，与丙酮、氯仿在碱性条件下缩合、酸化，生成酸，再发生酯化后即得。

目标检测

一、单项选择题

1. 关于苯氧乙酸类调血脂药叙述错误的是（　　）。
   A. 该类药物主要降低甘油三酯
   B. 必需结构是羧酸或潜在的羧酸基团
   C. 非诺贝特是非前体药物
   D. 苯扎贝特含有苯氧乙酸结构
   E. 吉非罗齐含有苯氧戊酸结构

2. 具有单硝酸酯类结构特征的药物是（　　）。
   A. 抗高血压药　　B. 抗心绞痛药　　C. 抗心力衰竭药　　D. 调血脂药

3. 当 1,4-二氢吡啶类药物的 C2 位甲基改为 $CH_2OCH_2CH_2NH_2$ 后，活性得到加强的药物是（　　）。
   A. 硝苯地平　　　B. 尼群地平　　　C. 尼莫地平
   D. 氨氯地平　　　E. 非洛地平

4. ACE 抑制剂卡托普利可引起斑丘疹及味觉障碍副作用是因为其结构中含有（　　）。
   A. 羧基　　　　B. 巯基　　　　C. 氨基
   D. 脯氨酸　　　E. 联苯

5. 关于洛伐他汀性质和结构的说法，错误的是（　　）。
   A. 天然的 HMG-CoA 还原酶抑制剂
   B. 结构中含有内酯环
   C. 在体内水解后，生成的 3,5-二羟基羧酸结构是药物活性必需的
   D. 主要用于降低甘油三酯
   E. 具有多个手性中心
6. 辛伐他汀主要用于治疗（　　）。
   A. 高甘油三酯血症　　B. 高胆固醇血症　　C. 高磷脂血症
   D. 心绞痛　　　　　　E. 心律失常
7. 非诺贝特为（　　）。
   A. 降血脂药　　　　　B. 抗心绞痛药　　　C. 抗高血压药
   D. 抗心律失常药　　　E. 强心药
8. 硝苯地平又称（　　）。
   A. 消心痛　　　　　　B. 安妥明　　　　　C. 心痛定
   D. 可乐定　　　　　　E. 血安平

二、多项选择题

1. 属于钠通道阻滞剂类的抗心律失常药物有（　　）。
   A. 美西律　　　　　　B. 胺碘酮　　　　　C. 奎尼丁
   D. 普罗帕酮　　　　　E. 普萘洛尔
2. 下列二氢吡啶类钙通道拮抗剂类药物中含手性中心的包括（　　）。
   A. 硝苯地平　　　　　B. 尼群地平　　　　C. 尼莫地平
   D. 氨氯地平　　　　　E. 非洛地平
3. 关于福辛普利性质的说法，正确的有（　　）。
   A. 属于巯基类 ACE 抑制剂　　　　　B. 属于磷酰基类 ACE 抑制剂
   C. 结构中含有两个游离的羧基　　　　D. 是前体的 ACE 抑制剂
   E. 在体内代谢为福辛普利拉而发挥作用
4. 关于血管紧张素 II 受体拮抗剂，叙述正确的是（　　）。
   A. 此类为均含有酸性基团的联苯结构
   B. 该类药物最常见的副作用是干咳和粒细胞减少
   C. 替米沙坦结构中含有四氮唑结构
   D. 厄贝沙坦含有螺环结构
   E. 坎地沙坦酯为前体药物

三、配伍选择题

[1～3]
   A. 普萘洛尔　　　　　B. 美托洛尔　　　　C. 奎尼丁
   D. 普罗帕酮　　　　　E. 拉贝洛尔
1. 结构与受体拮抗剂相似，同时具有 β-受体拮抗作用以及钠离子通道阻滞作用
2. 芳氧丙醇胺类 β-受体阻断剂，芳环为萘核
3. 具有 α-和 β-阻断作用的药物

[4～8]
   A. 硝酸异山梨酯　　B. 利血平　　　　C. 两者均有　　　　D. 两者均无
4. 遇光易变质的药物为（　　）。

5. 在酸催化下可被水解的药物为（　　）。
6. 被硫酸水解后，缓缓加硫酸亚铁试液接界面显棕色的药物是（　　）。
7. 在硫酸及冰醋酸存在下，遇对二甲氨基苯甲醛呈绿色，再变为红色的药物是（　　）。
8. 为强心的药物是（　　）。

[9～13]
A. 硝苯地平　　　　B. 卡托普利　　　　C. 两者均有　　　　D. 两者均无
9. 对光不稳定的药物是（　　）。
10. 可发生歧化反应的药物是（　　）。
11. 可发生自动氧化生成二硫化物的药物是（　　）。
12. 可被水解破坏的药物是（　　）。
13. 可与亚硝酸作用显红色的药物是（　　）。

[14～18]
A. 盐酸普萘洛尔　　B. 氯贝丁酯　　　　C. 硝苯地平
D. 甲基多巴　　　　E. 卡托普利
14. 中枢性降压药为（　　）。
15. 影响肾素-血管紧张素-醛固酮系统的降压药是（　　）。
16. 抗心律失常药，β-受体阻滞剂为（　　）。
17. 二氢吡啶类钙拮抗剂，用于抗心绞痛的是（　　）。
18. 苯氧乙酸类降血脂药为（　　）。

第八章

镇静、催眠药和抗焦虑药

【药物化学经典案例】

百优解

百优解（盐酸氟西汀胶囊），适应证为抑郁发作、强迫症、神经性贪食症，为改善心理状况的药物。1987年获得核准上市，迅速成为全美销售量最好的抗忧郁药物之一，被《圣荷西信使报》票选为20世纪最伟大的科技创新之一。该药效果显著，副作用较少，是美国人普遍服用的解忧类药物。

20世纪70年代初期，凭着"血清素可能与忧郁症有关"的推论及详尽的市场调查，药厂花了巨额经费开发新药，包括延揽现代生物精神医学大师史奈德所发表的"神经末梢药物纯化技术"，并结合各领域的科学家如汪大卫博士及摩洛博士，共同参与实验，运用最新的生化科技及分子生物学技术，"合成"了这个具有选择性、可单独"专一"作用于血清素的新药百优解。

镇静、催眠药和抗焦虑药是治疗某些神经活动轻度病态兴奋症状的药物，这类药物对中枢神经有广泛抑制作用。一般来讲，镇静和催眠没有严格的区别，不同的剂量会产生不同的效果，小剂量时具有镇静作用，中等剂量产生催眠作用，而大剂量时产生抗惊厥、麻醉等作用，因此，这一类药物既有区别又有联系。按照化学结构的不同，这类药物可以分为：环状丙二酰脲类、苯并二氮䓬类、咪唑并吡啶类和其他杂环类药物等。按照作用机制来分，这类药物可以分为：影响γ-氨基丁酸系统的药物、影响5-羟色胺系统的药物和其他药物。

第一节 影响 γ-氨基丁酸系统的药物

γ-氨基丁酸（GABA）是一种抑制性神经递质，至少有两种不同类型的GABA受体，目前发现的不同亚单位包括α、β、γ等。当GABA受体激动时，氯离子通道开放频率或开放数目增加而导致细胞内氯离子浓度升高，产生超极化，进而减少神经元的放电，产生中枢神经系统的抑制作用。环状丙二酰脲类、苯并二氮䓬类等药物都是通过影响γ-氨基丁酸系统而发挥镇静、催眠、抗焦虑和抗惊厥等药理作用。

一、苯并二氮䓬类

苯并二氮䓬类药物自20世纪60年代开发上市以来，因为其不良反应较小、作用优良而几乎取代了传统的环状丙二酰脲类药物，而在临床成为镇静、催眠、抗焦虑药物等首选。由于这类药物也具有抗惊厥作用，在临

第八章 镇静、催眠药和抗焦虑药

床也可用作抗癫痫药物。这类药物的结构特征是有苯环和七元亚胺内酰胺环并合的母核（苯并二氮䓬母核），其中 1,4-苯并二氮䓬类最为常见，如地西泮（1）、替马西泮（2）和劳拉西泮（3）等。

苯并二氮䓬类的 1,2 位具有酰胺结构，在酸性条件下容易水解开环。据此研究发现，在 1,2 位上再并入一个杂环，通常为含氮等五元杂环，它们的镇静、催眠、抗焦虑作用明显增强，代谢稳定性以及和受体的亲和力也有所提高。这类药物的通用名为唑仑（-azolam），例如艾司唑仑（4）和三唑仑（5）等。

苯并二氮䓬类药物的 4,5 位具有亚胺结构，在酸性条件下也会发生开环反应，但是在中性或碱性条件下可以可逆地发生脱水闭环反应。因此可以利用这一可逆反应进行前药设计。例如地西泮的水溶性前药阿维扎封（6）。

> **【课堂内外】**
> 阿维扎封为什么是地西泮的前药？

苯并二氮䓬类药物的体内代谢：苯并二氮䓬类药物主要在肝脏中代谢，代谢途径相似，包括去 N-甲基、C3 位羟基化、苯环酚羟基化等。图 8-1 为地西泮的主要代谢途径。

常用的苯并二氮䓬类镇静、催眠药物见表 8-1。

表 8-1 常用的苯并二氮䓬类镇静、催眠药物

药物名称	作用特点
地西泮	具有催眠、镇静、抗焦虑和抗癫痫等作用
替马西泮	为地西泮等的代谢产物，药理作用和地西泮相似，副作用较少
劳拉西泮	短效苯并二氮䓬类药物，选择性抗焦虑作用超过其他苯并二氮䓬类药物
艾司唑仑	高效镇静、催眠、抗焦虑药，镇静、催眠作用强于地西泮
三唑仑	短效镇静、催眠药，口服吸收快，用于治疗各种失眠症

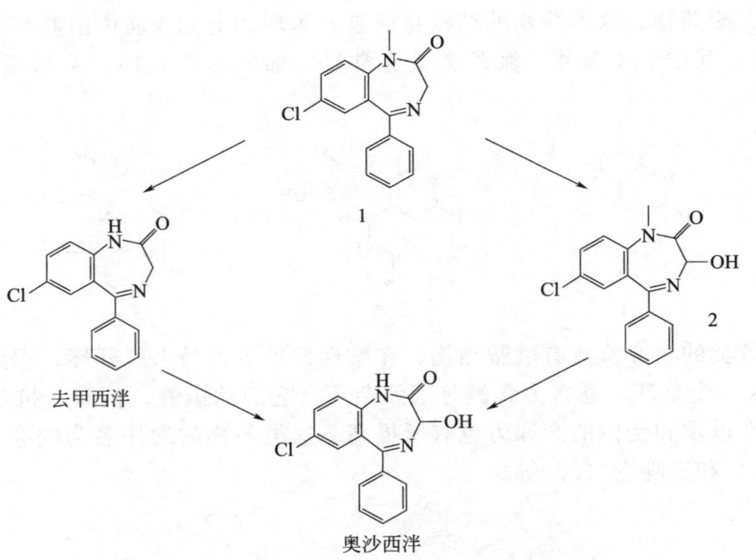

图 8-1　地西泮的代谢途径

典型药物：地西泮

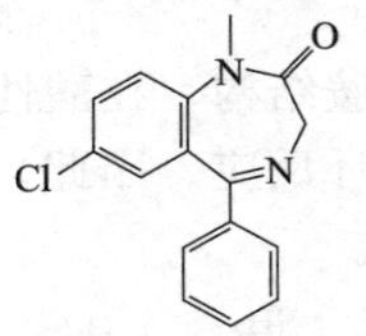

【药物名称】化学名为 1-甲基-5-苯基-7-氯-1,3-二氢-2H-1,4-苯并二氮杂䓬-2-酮，又名安定。

【理化性质】白色或类白色结晶性粉末，无臭，微苦，在水中几乎不溶，在丙酮、氯仿中易溶，熔点为 130～134℃。本品含有 1,4-苯并二草氮结构，有弱碱性。

本品溶于硫酸，在紫外灯下检视（365nm）显黄绿色荧光。本品溶于稀盐酸，加碘化铋钾试剂，产生橙红色沉淀，放置颜色加深。

【作用机制】地西泮脂溶性较高，肌内注射吸收慢而不规则，也不完全，血浓度不稳定，故临床上一般不宜采用肌内注射的方法给药。地西泮主要在肝脏代谢，见图 8-1。本品结构中含有酰胺及亚胺的结构，遇酸或碱受热不稳定，容易水解开环。开环位置可以在 1,2 位，也可以在 4,5 位水解，两个过程同时进行，生成 2-甲氨基-5-氯-二苯甲酮和甘氨酸。口服药物后在胃酸作用下也会发生上述水解反应，4,5 位开环为可逆性水解，当开环化合物进入肠道，因 pH 升高，又闭环成原药（见图 8-2）。

【临床应用】本品临床主要用于治疗神经官能症以及用于治疗焦虑症、抗癫痫和抗惊厥。

典型药物：奥沙西泮

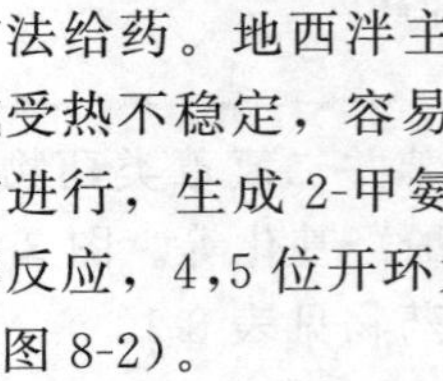

【药物名称】化学名为 7-氯-2,3-二氢-3-羟基-5-苯基-1H-1,4-苯并二氮杂䓬-2-酮，又名

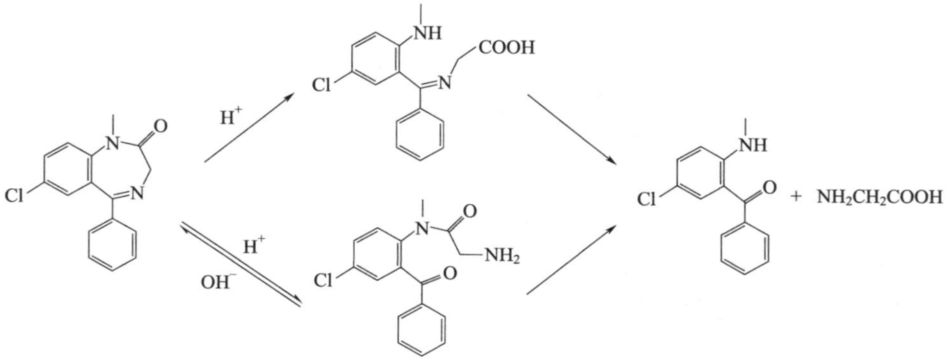

图 8-2 地西泮在理化条件下的水解过程

去甲羟安定、舒宁。

【理化性质】本品为白色或类白色结晶性粉末；几乎无臭；微溶于乙醇、三氯甲烷及丙酮，极微溶于乙醚，几乎不溶于水；熔点为 198～202℃，熔融时同时分解。

本品在酸或碱中加热水解（图 8-3），生成 2-苯甲酰基-4-氯胺、乙醛酸和氨，前者可发生重氮化-偶合反应，产生橙红色沉淀，放置后颜色渐变暗。

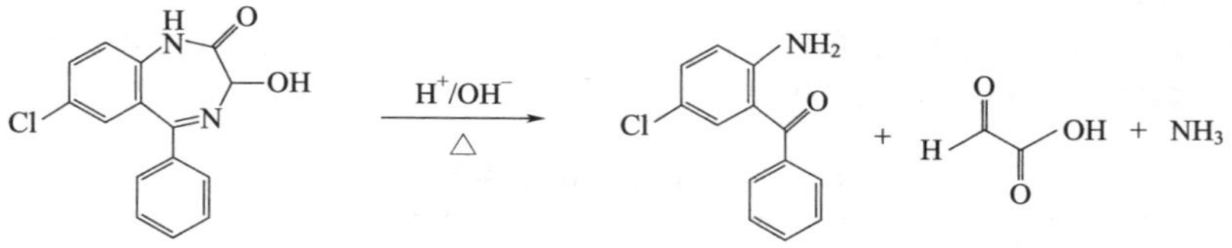

图 8-3 奥沙西泮的水解过程

【临床应用】本品为地西泮的主要活性代谢产物，为短效苯二氮䓬类药物，与地西泮有相似的药理作用，对肝功能的影响较小，因而更适用于老年或伴有肝肾功能不良的患者。相对于半衰期长的地西泮，连续用药时奥沙西泮的蓄积程度较轻。奥沙西泮是自 20 世纪 60 年代在国外上市以后被普遍使用的苯并二氮䓬类药物之一，我国从 80 年代开始广泛使用。临床上主要用于焦虑、失眠和癫痫的辅助治疗。

典型药物：艾司唑仑

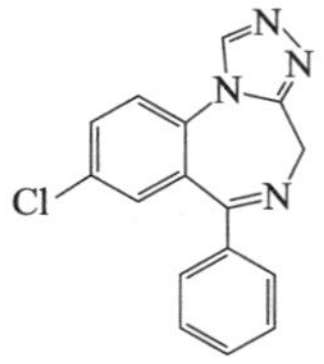

【药物名称】化学名为 6-苯基-8-氯-4H-[1,2,4]-三氮唑[4,3-α][1,4]苯并二氮杂䓬，又名舒乐安定。

【理化性质】本品为白色或类白色结晶性粉末；无臭，味微苦；易溶于三氯甲烷及醋酐，可溶于甲醇，略溶于乙酸乙酯或乙醇，几乎不溶于水；熔点为 229～232℃。由于艾司唑仑在 1,2 位并入了三氮唑环，药物和受体的亲和力以及代谢稳定性都有所增加，因此活性也有所增强。4,5 位的亚胺结构在酸性条件下水解开环，碱性条件下可逆闭环（见图 8-4）。

本品在盐酸溶液中加热水解后，水解产物能发生重氮化-偶合反应。本品加稀硫酸，在

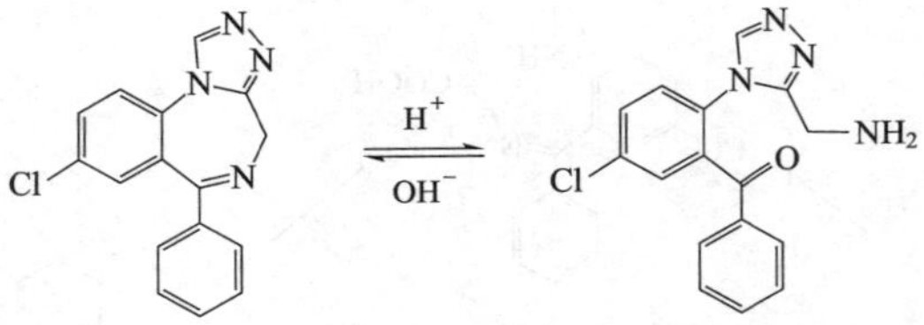

图 8-4　艾司唑仑结构在酸碱过程中的可逆反应

紫外灯下检视（365nm）显蓝色荧光。

【临床应用】艾司唑仑为新型高效的镇静催眠及抗焦虑药，用于失眠、焦虑及癫痫发作等。

二、环状丙二酰脲类

环状丙二酰脲类药物是巴比妥酸的衍生物，所以也称为巴比妥类药物。这类药物是由丙二酸酯和脲缩合制得的环状酰脲。巴比妥酸本身并无生理作用，只有 5 位次甲基上的两个氢原子被双取代后，才呈现镇静催眠活性。按照作用时间的不同，环状丙二酰脲类药物可以分为长效的、中效的、短效的和超短效的四种类型。这些作用时效的差异和药物在体内的代谢途径相关。这类药物由于毒性和疗效等方面的原因，实际应用的已经不多，常用的仅有 10 多种，已经逐渐被其他类型的药物取代。常见的环状丙二酰脲类药物见表 8-2。

表 8-2　常见的环状丙二酰脲类药物

药物名称	药物结构	作用特点
苯巴比妥	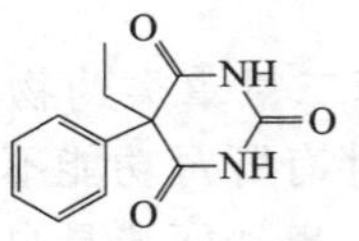	长效巴比妥类药物，具有镇静、催眠和抗癫痫等作用
异戊巴比妥	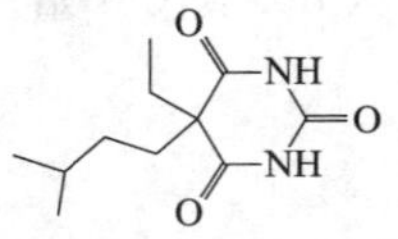	中效巴比妥类药物，作用和苯巴比妥相似，用作镇静、催眠和麻醉前给药
司可巴比妥	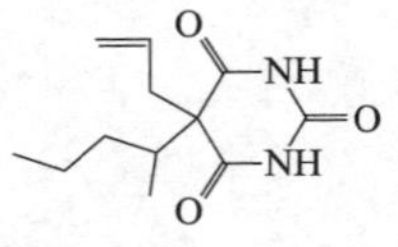	短效巴比妥类药物，用作镇静、催眠和麻醉前给药，起效快，持续时间短
戊巴比妥	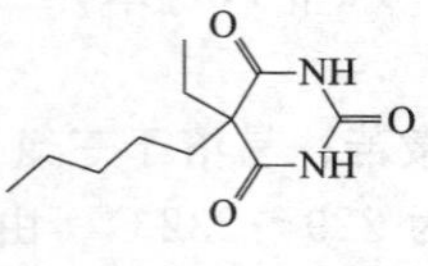	短效巴比妥类药物，用作催眠和麻醉前给药
硫喷妥	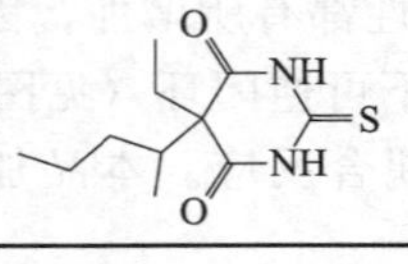	超短效巴比妥类药物，用作静脉麻醉

以下介绍环状丙二酰脲类药物的化学结构对活性的影响。

环状丙二酰脲类药物的镇静、催眠活性的强弱和起效的快慢与这类药物的解离常数 pK_a 以及脂溶性有关，作用时间长短和这类药物在体内的代谢过程相关。通常药物的分子形式较离子形式更容易穿透细胞膜和血脑屏障，在生理 pH 7.4 的条件下，不同的环状丙二酰脲类药物在体内的解离程度有所不同，所以透过血脑屏障和进入细胞的药物的量也会不同，因此表现出来的药物的作用强弱和快慢也就不同。环状丙二酰脲类药物的解离常数和 5 位取代基数目相关。在生理 pH 7.4 的条件下，未取代的、1-或 3-单取代的、1,3-或 1,5-双取代巴比妥类化合物的解离常数 pK_a 在 3.8～5.5，显示出酸性，容易离解成离子形式，不容易透过细胞膜和血脑屏障发挥作用，而 5,5-双取代或 1,5,5-三取代巴比妥类化合物，其解离常数 pK_a 在 7.1～8.1，呈现中性，相对容易透过细胞膜和血脑屏障发挥作用。因此，巴比妥类药物在 5 位必须是双取代，否则药物没有活性。

另外，影响环状丙二酰脲类药物活性的重要因素是药物的脂水分配系数。5 位双取代的碳原子总数增加，整个分子的脂溶性增加，当两个取代基的碳原子总数在 4～8 个之间的时候，活性最好，超过 8 个碳原子会产生惊厥作用。支链烷烃、不饱和烃和芳香烃的脂溶性比直链烷烃大，因此 5 位取代基引入上述取代基时活性较好。当 2 位的氧原子替换为生物电子等排体硫原子后，脂溶性增大。如硫喷妥很容易透过血脑屏障进入中枢发挥作用，高脂溶性又可以使其再分配到其他脂肪和肌肉组织中而降低脑中药物浓度，所以为超短效药物，临床用作静脉麻醉药。

环状丙二酰脲类药物的 5 位碳上取代基的氧化反应是该类药物的主要代谢途径。当 5 位碳上取代基为饱和直链烷烃或芳烃时，不易氧化，则作用时间长，如苯巴比妥为长效巴比妥；当 5 位碳上取代基为支链烷烃或不饱和烃基时，易氧化，则作用时间短，如司可巴比妥为短效巴比妥。

典型药物：苯巴比妥

【药物名称】化学名为 5-乙基-5-苯基-2,4,6-($1H$,$3H$,$5H$)-嘧啶三酮，又名鲁米那。

【理化性质】本品为白色有光泽的结晶性粉末；无臭，味微苦；能溶于乙醇或乙醚，略溶于氯仿，极微溶于水；熔点为 174.5～178℃。本品的酰亚氨基可互变异构成烯醇式结构，显弱酸性，pK_a 为 7.40，在氢氧化钠或碳酸钠溶液中溶解，可得到苯巴比妥钠。苯巴比妥钠易溶于水，可供注射用。

本品固体在干燥空气中较稳定，其钠盐水溶液放置易水解，生成 2-苯基丁酰脲而失去活性。其 10% 水溶液 pH 为 9.5～10.5，与酸性药物接触或吸收空气中的二氧化碳，可析出苯巴比妥沉淀。因此苯巴比妥钠注射剂须制成粉针剂。

本品在碳酸钠溶液中与硝酸银试液作用，生成可溶性的一银盐，加入过量的硝酸银试液可生成不溶性的二银盐沉淀。本品与吡啶-硫酸铜试液作用显紫红色。本品分子中具有苯环，可与亚硝酸钠-硫酸试液作用，显橙黄色，随即转橙红色。本品与甲醛-硫酸试剂作用，接界面产生玫瑰红色。以上反应可用于区别不含苯基的巴比妥类药物。

【临床应用】本品少量在肝脏代谢为羟基苯巴比妥，然后和葡萄糖醛酸结合排出体外。大部分以原型药物形式排出体外。

本品主要副作用为用药后有头晕和困倦等后遗效应，久用可产生耐受性和依赖性，多次连用可出现蓄积中毒以及呼吸抑制等副作用。目前临床主要用来治疗惊厥和癫痫大发作。

三、咪唑并吡啶类

20 世纪 90 年代，一些新型的镇静催眠药物相继问世。随着咪唑并吡啶类结构的药物唑吡坦的上市，这类药物因为具有较强的镇静、催眠作用，无呼吸抑制作用，在正常治疗周期很少产生耐受和依赖等特点，逐渐成为主要的镇静催眠药。

咪唑并吡啶类药物和苯并二氮䓬类药物的药理作用特点不同，可以高度选择性地和苯并二氮䓬 w_1 受体亚型结合，而对其他亚型的受体亲和力较低，对外周苯并二氮䓬受体亚型没有亲和力，因而具有较强的镇静催眠作用，而对呼吸系统无抑制作用，抗惊厥和肌肉松弛作用较弱。

典型药物：酒石酸唑吡坦

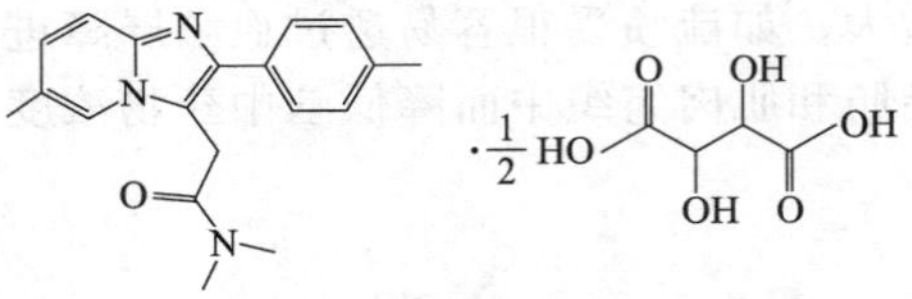

【药物名称】化学名为 $N,N,6$-三甲基-2-(4-甲基苯基)咪唑并[1,2-a]吡啶-3-乙酰胺-L-(＋)-半酒石酸盐。

【理化性质】本品为白色晶体，对光和热均稳定，可溶于水，水溶液在 pH 1.5～7.4 稳定。唑吡坦的熔点为 193～197℃，饱和水溶液的 pH 为 4.2，脂水分配系数 lg$P$（正辛醇/水）为 2.43。游离唑吡坦的 pK_a（HB$^+$）为 6.2。

【临床应用】本品是第一个上市的咪唑并吡啶类镇静催眠药。唑吡坦用药剂量小，作用时间短，极少产生耐受性和成瘾性。临床用于治疗各种失眠症状。本品主要在肝脏进行首过代谢，生物利用度为 70%，半衰期为 2h。代谢主要发生氧化反应，氧化代谢途径如图 8-5 所示。

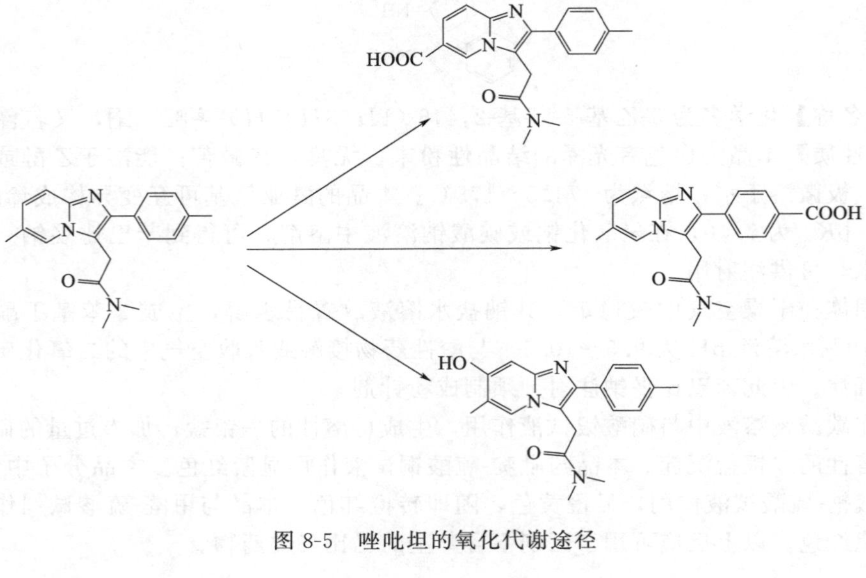

图 8-5 唑吡坦的氧化代谢途径

第二节 抗癫痫药

癫痫是一种脑部慢性疾病,特点是反复发作。癫痫发作时,身体某一部位或整个身体短暂非自主性抽搐(即部分性发作或全身性发作),有时伴有意识丧失和尿便失禁。癫痫主要是由大脑局部神经元过度兴奋,产生阵发性放电所导致的大脑功能失调,是最常见的中枢神经系统疾病之一。世界卫生组织统计全世界约有 5000 万癫痫患者。抗癫痫药物通过抑制大脑神经的兴奋性来防止和控制癫痫的发作。自 20 世纪 90 年代以来,不断有新的抗癫痫药物被 FDA 或 EMA 批准。部分药物及其作用特点列于表 8-3。

表 8-3 常见的抗癫痫药及其作用特点

药物名称	药物结构	作用特点
醋酸艾司利卡西平		是 S-利卡西平的前药,S-利卡西平是抗癫痫药物奥卡西平的主要活性代谢产物,能够阻断电压依赖性 Na^+ 通道
非尔氨酯		氨基甲酸酯类,能减少癫痫发作的频率和提高发作阈值。对各种癫痫有效,毒性极低
加巴喷丁		结构与 GABA 相近,用于控制部分性发作和难治的不全性癫痫
拉科酰胺		新型 N-甲基-D-天冬氨酸(NMDA)受体甘氨酸位点结合拮抗剂。用于青少年和成人癫痫患者部分发作性癫痫的治疗
奥卡西平		前药,耐受性较卡马西平好,不良反应低、毒性小

续表

药物名称	药物结构	作用特点
拉莫三嗪		苯基三嗪类化合物,是一种新型的抗癫痫药。作用机制可能是通过抑制脑内兴奋性氨基酸——谷氨酸、天冬氨酸的释放,产生抗癫痫作用
左乙拉西坦		吡咯烷酮衍生物,结构和吡拉西坦类似
普瑞巴林		GABA类似物,结构和作用与加巴喷丁相似,具有抗癫痫、镇痛和抗焦虑活性。作用机制尚不明确
唑尼沙胺		磺酰胺类化合物,抑制脑内异常放电。由于结构中有磺酰氨基,对碳酸酐酶有抑制作用。毒性较低,无蓄积性
卢非酰胺		三唑类衍生物,结构与现有抗癫痫药物不同,其作用机制可能是通过调节钠离子通道发挥作用。用于与Lennox-Gastaut综合征相关儿科癫痫患者治疗

目前临床常用的抗癫痫药物按照化学结构可以分为苯并二氮䓬类、酰脲类、丁二酰亚胺类、二苯并氮䓬类、GABA类似物、脂肪羧酸类和其他类。其中酰脲类药物又可以分为巴比妥类和乙内酰脲类。苯并二氮䓬类和巴比妥类药物在镇静催眠药物中已介绍。

一、乙内酰脲类

乙内酰脲类抗癫痫药物与巴比妥类药物同属于酰脲类,结构较巴比妥类药物少一个羰基。这类药物的典型代表是从巴比妥类药物改造过来的苯妥英。除此以外还有磷苯妥英、美芬妥英等。其中磷苯妥因是苯妥英磷酸酯前药,经磷酸酶作用迅速转变为苯妥英。乙内酰脲类结构中的—NH—用其生物电子等排体—CH_2—替换,则得到甲琥胺、乙琥胺等丁二酰亚胺类的抗癫痫药。

苯妥英　　　美芬妥英　　　磷苯妥英

Vida 和 Gerry 总结了乙内酰脲类抗癫痫药物抗惊厥活性的构效关系：①5 位有苯环取代是本类药物具有活性的关键；②5 位有两个苯环取代导致最大的抗惊厥活性；③5 位以烷基和苯基双取代扩大抗惊厥谱；④在 3 位以甲基或乙基取代增加抗癫痫发作的活性。

典型药物：苯妥英钠

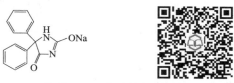

【药物名称】化学名为 5,5-二苯基-2,4-咪唑烷二酮钠盐，又名大伦丁钠。

【理化性质】本品为白色粉末；无臭，味苦；微有引湿性；在空气中渐渐吸收二氧化碳，分解成苯妥英；水溶液显碱性反应，常因部分水解而发生浑浊。在水中易溶，在乙醇中溶解，在三氯甲烷或乙醚中几乎不溶。

【临床应用】本品是治疗癫痫大发作、局限性发作的首选药物，对小发作无效。其作用机制尚未完全阐明，一般认为，增加细胞钠离子外流，减少钠离子内流，而使神经细胞膜稳定，提高兴奋阈，减少病灶高频放电的扩散。

本药口服吸收较慢，85%～90% 由小肠吸收，静脉注射吸收快；肌内注射吸收不完全且不规则。口服片剂的生物利用度约为 79%。本品主要在肝内代谢，代谢物无药理活性，其中主要为羟基苯妥英钠（占 50%～70%），经肾排泄，碱性尿时排泄较快。

由于苯妥英钠注射液中含 40% 丙二醇、10% 的乙醇和 50% 的水，pH 调节到 12，因此苯妥英钠可能引起注射部位疼痛。

典型药物：磷苯妥英钠

【药物名称】化学名为 2,4-咪唑啉二酮-5,5-二苯基-3-[(膦酰氧基)甲基]二钠盐。

【理化性质】磷苯妥英钠是苯妥英的水溶性前药。磷苯妥英钠的水溶性是 75000mg/L，而苯妥英钠的水溶性只有 20mg/L。磷苯妥英钠的开发是为了避免静脉注射苯妥英的一些副作用，包括在注射部位皮肤的一些反应。

【临床应用】本品用于控制原发性癫痫病人的痉挛症状，预防并治疗神经外科手术中惊厥的发作。磷苯妥英钠可通过静脉或肌肉给药，具有较好的安全性、耐受性和有效性。本品是目前理想的抗癫痫药物。

二、二苯并氮杂䓬类

1974年美国FDA批准了第一个二苯并氮䓬类抗癫痫药物卡马西平，主要用于治疗其他药物（如苯妥英钠等）难以控制的成年人的精神运动性癫痫和癫痫大发作、复杂部分性发作或其他全身性或部分性发作。这类药物还包括醋酸艾司利卡西平、奥卡西平等。

典型药物：卡马西平

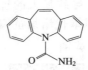

【药物名称】化学名为$5H$-二苯并[b,f]氮杂䓬-5-甲酰胺。

【结构特点】结构上卡马西平是两个苯环与氮杂环并合而成的二苯并氮杂䓬类化合物，两个苯环通过烯键相连形成共轭体系，具有脲素的结构。

【理化性质】本品为白色或几乎白色的结晶性粉末，几乎无臭，在三氯甲烷中易溶，在乙醇中略溶，在水或乙醚中几乎不溶。熔点189～193℃。加硝酸加热，显橙红色。

本品在肝脏广泛代谢，代谢物主要自尿排出，一部分自粪便排出，初级代谢物卡马西平的10,11位环氧化物也具有抗癫痫活性。

【临床应用】本品临床上主要用于治疗复杂部分性发作、全身强直-阵挛性发作、上述两种混合性发作或其他部分性或全身性发作；对典型或不典型失神发作、肌阵挛或失神张力发作无效。作用机制和苯妥英钠相似。

同类药物醋酸艾司利卡西平、奥卡西平都是前药，主要代谢为（S）-利卡西平发挥作用。

第三节　抗精神疾病治疗药物

抗精神疾病药物是一类在不影响意识清醒的条件下，对精神病的症状控制有明显效果的药物。自20世纪50年代氯丙嗪用于治疗精神病以来，药物治疗成为精神疾病治疗的主要手段，开启了化学治疗精神病的新时代。抗精神分裂症药物通常分为两大类，一类为典型抗精神病药，以经典的氯丙嗪为代表，又称为第一代抗精神病药；另一类为非典型抗精神病药，普遍具有多巴胺D_2/5-羟色胺（5-HT_{2A}）受体拮抗作用，称为第二代抗精神病药，这类药物包括氯氮平、利培酮等。此外，一些具有调节多巴胺能、5-羟色胺能系统作用的药物，有时也被称为第三代抗精神病药物，例如阿立哌唑。

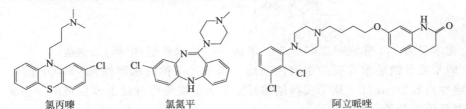

一、典型抗精神病药

目前精神分裂症的病理机制尚不清楚，有研究认为中枢神经系统内多巴胺功能亢进与精神分裂症有关。因此,基于"多巴胺功能亢进假说",典型的抗精神病药物是多巴胺受体阻断剂,通过阻断中脑-边缘系统及中脑-皮质通路的多巴胺受体,降低多巴胺功能发挥作用。

典型的抗精神病药物按结构类型可分为:吩噻嗪类、丁酰苯类、硫杂蒽类和二苯基丁基哌啶类等。它们对多巴胺受体具有拮抗作用。此类药物仅对阳性症状有效,对阴性症状几乎无效,并且伴随着严重的不良反应,如锥体外系综合征(extrapyramidal syndrome,EPS)、高催乳素血症等。

1. 吩噻嗪类

20世纪50年代基于临床观察到抗组胺药物异丙嗪的抑制中枢神经作用开发成功的吩噻嗪类药物氯丙嗪有较强的安定作用,临床用于治疗以兴奋为主的精神病。由于其锥体外系综合征等副作用较大,目前临床逐渐被第二代、第三代抗精神病药物取代。

以氯丙嗪为先导化合物,通过生物电子等排等手段先后开发了奋乃静、氯普噻吨和美索达嗪等药物。构效关系研究表明,吩噻嗪环10位氮原子上的取代基通常为3个碳原子的侧链并和碱性的叔胺基团相连,其中哌嗪基侧链作用最强,另外,10位氮原子上的侧链修饰也是长效化修饰的主要位点;吩噻嗪环硫原子通过生物电子等排体替换仍具有抗精神病活性;2位取代基上活性必需的,以三氟甲基、氯原子和磺酰胺等吸电子基团取代活性较好,含硫取代能降低副作用、增强镇静作用;5位硫原子和10位氮原子都可以用各种生物电子等排体替换,由此发展出噻吨类抗精神病药物和三环类抗抑郁药。

通过对氯丙嗪和多巴胺进行X射线衍射结构研究,发现氯丙嗪的优势构象中丙胺侧链倾向于偏向氯原子取代的苯环方向(顺式构象)。氯丙嗪的优势构象可以和多巴胺的优势构象部分重叠,有利于和多巴胺受体作用。

典型药物:盐酸氯丙嗪

【药物名称】化学名为 N,N-二甲基-2-氯-$10H$-吩噻嗪-10-丙胺盐酸盐,又名冬眠灵。

【理化性质】白色或乳白色结晶状粉末,有微臭,味极苦,有引湿性,遇光渐变色,易溶于水、乙醇或三氯甲烷,不溶于乙醚或苯,熔点为194~198℃。

本品水溶液呈酸性反应,注射液的pH应为3.0~5.0,遇碱可析出游离氯丙嗪沉淀,所以本品不能与碱性药物配伍使用。

本品结构中的吩噻嗪环,易被氧化,在空气或日光中放置,逐渐变为红色,为防止变色,其注射液在生产中加入连二亚硫酸钠、亚硫酸氢钠或维生素C等抗氧化剂,部分患者用药后,在强烈的日光照射下发生严重的光毒性反应。

本品水溶液遇氧化剂时氧化变色,加硝酸后可能形成自由基或醌式结构而显红色,渐变淡黄色。其与三氯化铁试液作用,显稳定的红色。

【临床应用】本品为多巴胺受体拮抗剂,用于治疗精神分裂症和躁狂症,大剂量时可用于镇吐、强化麻醉及人工冬眠。本品的副作用包括有口干、视物不清、上腹部不适、乏力、嗜睡、便秘等，长期应用可引起锥体外系反应。对产生光毒性反应的患者，在服药期间要避免阳光的过度照射。

2. 丁酰苯类

丁酰苯类药物是在研究镇痛药的基础上发现的。镇痛药哌替啶氮原子上的甲基用丙酰苯基或丁酰苯基取代的类似物具有较强的抗精神失常作用。构效关系研究发现，碳链为四个碳原子的时候可以使吗啡样的成瘾作用消失，由此发展出了丁酰苯类抗精神失常药物。这类药物较吩噻嗪类药物作用强，还可以用作抗焦虑药物。这类药物包括氟哌啶醇、螺哌隆、氟阿尼酮、匹泮哌隆和苯哌利多等。

典型药物：氟哌啶醇

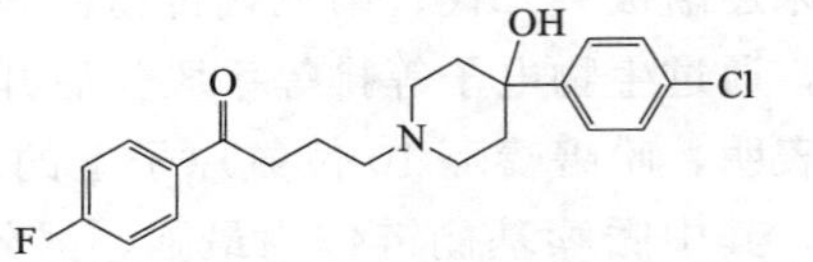

【药物名称】化学名为 1-(4-氟苯基)-4-[4-(4-氯苯基)-4-羟基-1-哌啶基]-1-丁酮。

【理化性质】本品为白色或类白色的结晶性粉末；无臭，无味。本品在氯仿中溶解，在乙醇中略溶，在乙醚中微溶，在水中几乎不溶。熔点为 149~153℃，pK_a 8.3。

【临床应用】本品生物利用度在 60%~70%，主要在肝脏中代谢。代谢以氧化性 N-脱烷基化反应和酮羰基的还原反应为主（图 8-6）。氧化脱烷基化产物进行 β-氧化，进而和甘氨酸结合。

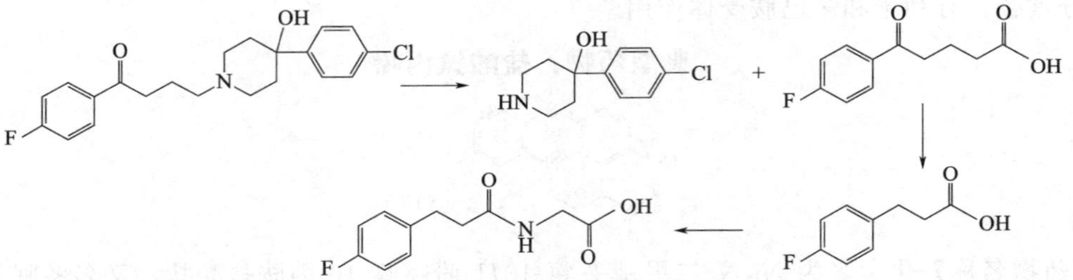

图 8-6 氟哌啶醇的代谢过程

临床主要用于急慢性各型精神分裂症、躁狂症。

3. 硫杂蒽类

硫杂蒽类也称为噻吨类，其基本结构和吩噻嗪类结构相似，是通过生物电子等排原理，将吩噻嗪母核中的 10 位氮原子替换为碳原子并通过双键和碱性侧链相连而获得。由于该类药物结构中具有双键结构，因此存在顺反异构体，通常顺式异构体的活性较反式异构体好，这可能是顺式异构体与多巴胺受体的构象能部分重叠的原因。这类药物包括氯普噻吨、氟哌噻吨和氯哌噻吨等。

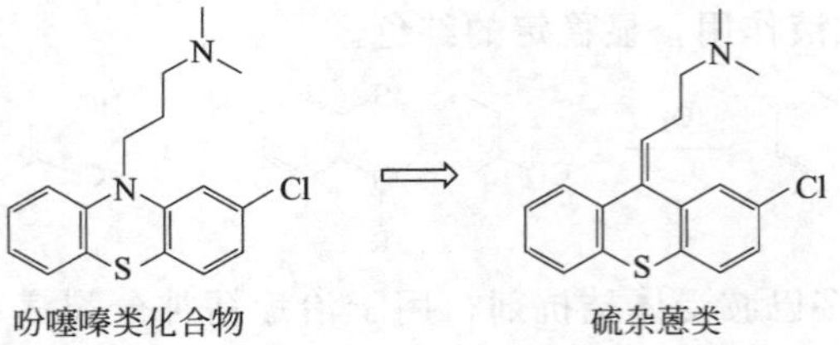

吩噻嗪类化合物　　硫杂蒽类

二、非典型抗精神病药

第二代、第三代抗精神病药是 20 世纪 60 年代后上市的药物,该类药物由于其锥体外系反应的副作用小于典型抗精神病药、较少发生高催乳素血症,因此在生活质量的改善方面有较大的提高而逐渐取代第一代抗精神病药物成为一线药物,这也是新型抗精神病药物开发的主流。这些药物的一个主要特点是几乎都会拮抗 5-HT_{2A} 受体。

5-羟色胺系统和多巴胺系统之间可以互相调节。多巴胺受体拮抗剂氟哌啶醇锥体外系反应较强,将 5-HT_{2A} 受体拮抗剂 ritanserin 部分药效团与氟哌啶醇进行拼合,进一步做结构修饰,可得到 D_2/5-HT_{2A} 双重受体拮抗剂利培酮,其副作用显著降低。随后,同样具有 D_2/5-HT_{2A} 受体拮抗作用机制的奥氮平、帕利哌酮、布南色林、阿塞那平和伊潘立酮等相继开发上市。这类药物通常具有疗效高、较少的锥体外系和迟发性的运动障碍等副作用的优点。

典型药物:利培酮

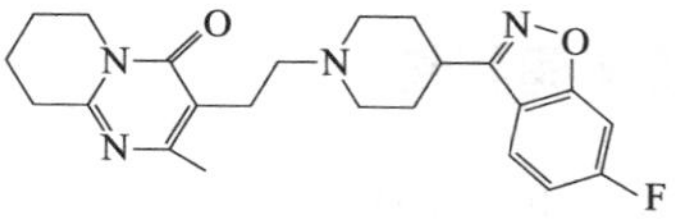

【药物名称】化学名为 3-{2-[4-(6-氟-1,2-苯并异噁唑-3-基)-1-哌啶基]乙基}-6,7,8,9-四氢-2-甲基-4H-吡啶并[1,2-a]嘧啶-4-酮。

【理化性质】白色结晶粉末,熔点 170.0℃。

【临床应用】利培酮于 1993 年由 Johnson & Johnson 公司开发上市。本品对 5-HT_2 受体和多巴胺能的 D_2 受体有很高的亲和力。其强力的 D_2 受体拮抗功能是它抑制精神分裂症阳性症状的原因,但它引起的运动功能抑制及强直性昏厥都要比经典抗精神分裂症药要少。对中枢神经系统的 5-羟色胺和多巴胺拮抗作用的平衡可以减轻发生锥体外系反应,并将其治疗作用扩展到精神分裂症的阴性症状和情感症状。

本品口服吸收迅速、完全,用药 1h 后达到血药峰浓度,消除半衰期约为 3h。其在体内部分代谢为 7-羟基利培酮和 9-羟基利培酮(图 8-7)等,9-羟基利培酮为最主要的体内代谢产物,与利培酮有相似的药理活性。本品大部分从肾脏排泄,老年患者和肾功能不全患者清除速度较慢。

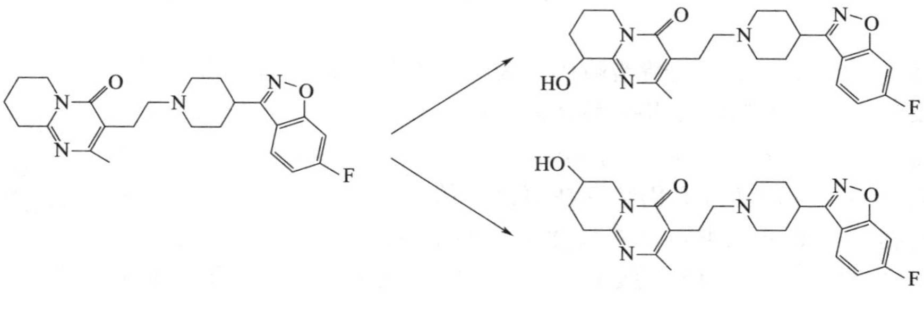

图 8-7 利培酮的体内代谢过程

典型药物：阿立哌唑

【**药物名称**】化学名为 7-{4-[4-(2,3-二氯苯基)-1-哌嗪基]丁氧基}-3,4-二氢-2(1H)-喹啉酮。

【**理化性质**】无色结晶粉末。

【**作用机制**】本品是一种新型的非典型抗精神分裂症药物，是通过对 D_2 和 5-HT_{1A} 受体的部分激动作用及对 5-HT_{2A} 受体的拮抗作用来产生抗精神分裂症作用的。本品口服后血药浓度达峰时间为 3~5h，半衰期为 48~68h。去氢阿立哌唑为主要活性代谢物。

【**临床应用**】本品用于治疗各类型的精神分裂症。临床试验表明，本品对精神分裂症的阳性和阴性症状均有明显疗效，也能改善伴发的情感症状，降低精神分裂症的复发率。

三、其他作用机制的抗精神病药物

随着对疾病发病原因和病理机制的不断研究，用于治疗精神病的新的作用靶点被不断发现，开发副作用低、治疗谱广的抗精神病药物前景良好，多个药物进入临床试验阶段。近几年开发的新的作用机制药物靶点包括：5-HT_6 受体、磷酸二酯酶 10A（PDE10A）、谷氨酸 N-甲基-D-天冬氨酸（NMDA）受体、甘氨酸转运体（Gly-T1）和组胺 H_3 受体等。例如 Glaxo Smith Kline 公司的化合物 SB-737050A 能同时拮抗 5-HT_6、D_2 和 5-HT_{2A} 等多种受体，表现出抗精神病效果，目前处于临床研究阶段。

SB-737050A

第四节 抗抑郁药和抗躁狂药

抑郁症是一种慢性复发性情绪障碍，表现为情绪异常低落，常有强烈的自杀倾向，是全球常见的疾病之一。抑郁症涉及多种神经递质。目前被广泛接受的一种观点是将抑郁症看成一种综合征（syndrome）而不是一种疾病（disease），因此在诊断和治疗抑郁症方面仍然存在着巨大的挑战。目前临床上将常用的抗抑郁药物分为如下几类：单胺氧化酶抑制剂（MAOIs）、5-羟色胺重摄取抑制剂（SSRIs）、5-羟色胺和去甲肾上腺素双重重摄取抑制剂（SNRIs）、去甲肾上腺素重摄取抑制剂（NRIs）及去甲肾上腺素和5-羟色胺能抗抑郁剂（NaSSA）等。表8-4列举了部分目前临床使用的抗抑郁药物。

表 8-4　目前临床使用的抗抑郁药物

药物名称	药物类型	作用机制
丙咪嗪，地西帕明	三环类	抑制去甲肾上腺素和5-羟色胺的再摄取
氟西汀，西酞普兰	5-羟色胺重摄取抑制剂（SSRIs）	抑制5-羟色胺的再摄取
文法拉辛，度洛西汀	5-羟色胺和去甲肾上腺素双重摄取抑制剂（SNRIs）	抑制去甲肾上腺素和5-羟色胺的再摄取
反苯环丙胺，苯乙肼	单胺氧化酶抑制剂（MAOIs）	抑制单胺氧化酶
安非他酮，米氮平，噻奈普汀	非典型抗抑郁药物	作用机制尚未明确

一、单胺氧化酶抑制剂

单胺氧化酶是一种催化体内单胺类物质氧化脱氨反应的酶，人体内含有两种单胺氧化酶：单胺氧化酶A（MAO-A）和单胺氧化酶B（MAO-B）。其中单胺氧化酶A和去甲肾上腺素及5-羟色胺的代谢脱氨有关，被认为是抗抑郁的主要靶标。单胺氧化酶抑制剂（MAOIs）是一类抑制单胺氧化酶作用的药物，这类药物通过抑制去甲肾上腺素、肾上腺素及5-羟色胺等神经递质的代谢失活，使脑内受体部位的这些神经递质浓度增加，利于突触的神经传递而达到抗抑郁目的。

单胺氧化酶抑制剂最初是在研究抗结核病药物异烟肼的副作用时发现的，受异烟肼的启发，又陆续合成了苯乙肼、异卡波肼以及反苯环丙胺等药物。由于这些药物对MAO具有不可逆的抑制作用，因此副作用和毒性较大而限制了它们的临床应用。需要注意的是在使用这类药物的时候不要摄入大量富含单胺的食物和饮料，例如奶酪和红酒等，否则可因酪胺大量吸收造成血压急剧上升而发生"奶酪反应"。

可逆性的和选择性的单胺氧化酶A抑制剂抗抑郁作用起效快、副作用小，停药后单胺氧化酶的活性恢复快，它们是20世纪80年代开始开发的抗抑郁药物。典型的选择性单胺氧化酶A抑制剂包括吗氯贝胺和托洛沙酮。

典型药物：吗氯贝胺

【药物名称】化学名为4-氯-N-[2-(4-吗啉基乙基)]苯甲酰胺。

【理化性质】白色或类白色结晶或结晶性粉末；无臭，味微苦。在甲醇、乙醇、醋酸或三氯甲烷中易溶，在水中微溶。熔点为137℃。

【临床应用】本品为苯甲酰胺的衍生物，能选择性地抑制单胺氧化酶A，提高中枢神经系统内去甲肾上腺素和5-羟色胺的浓度，起到抗抑郁作用。本品抗抑郁作用起效快，副作用小，不引起高血压危象。本品和西咪替丁合用时，可以延长吗氯贝胺的代谢，降低清除率，因此宜剂量减半使用。本品主要由肝脏代谢，代谢产物通过肾排泄。

二、5-羟色胺重摄取抑制剂

5-羟色胺重摄取抑制剂是第二代的抗抑郁药物，通过抑制神经细胞对5-HT的重摄取，提高突触间隙5-HT的浓度来起到抗抑郁作用。这类药物选择性强，对胆碱、去甲肾上腺素和组胺受体的影响较小或几乎没有作用，因此副作用较轻，自20世纪90年代上市以来被临床广泛应用。

三、去甲肾上腺素重摄取抑制剂

脑内去甲肾上腺素含量降低会表现抑郁，神经突触对去甲肾上腺素的重摄入会降低脑内的去甲肾上腺素含量。因此去甲肾上腺素重摄取抑制剂通过抑制神经突触前端去甲肾上腺素的重摄取，升高脑内去甲肾上腺素的含量来起到抗抑郁的作用。这类药物通常含有三环结构，因此也称为三环类抗抑郁药。

按照化学结构，三环类抗抑郁药物可以分为二苯并氮杂䓬类、二苯并氧氮杂䓬类和二苯并环庚二烯类。这些药物的结构大部分可以看作是通过将抗精神病药物结构中的某些基团用生物电子等排体替换修饰后获得。将吩噻嗪类分子中的硫原子用生物电子等排体 1,2-亚乙基（—CH$_2$—CH$_2$—）或 1,2-亚乙烯基（—CH=CH—）替换，得到苯并氮杂䓬类抗抑郁药。将抗精神病药物氯氮平 5 位的氮原子用氧原子替换，形成二苯并氧氮杂䓬类抗抑郁药。借鉴硫杂蒽类抗精神病药物的设计，将二苯并氮杂䓬母核骨架中的氮原子用碳原子替换并通过双键侧链相连，即获得二苯并环庚二烯类抗抑郁药物。

典型药物：盐酸丙咪嗪

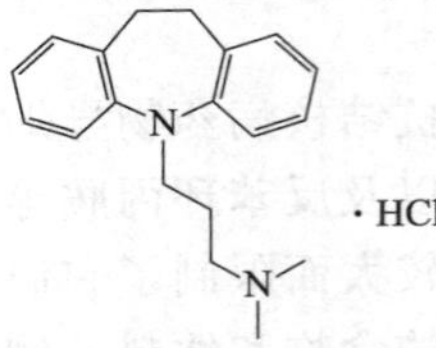

【药物名称】化学名为 N,N-二甲基-10,11-二氢-5H-二苯并[b,f]氮杂䓬-5-丙胺盐酸盐。

【理化性质】白色或类白色结晶性粉末，无臭或几乎无臭，遇光渐变色，在水、乙醇或氯仿中易溶，乙醚中几乎不溶。熔点 170～175℃。本品加硝酸显深蓝色，可用于鉴别。

【作用机制】抑制去甲肾上腺素和 5-羟色胺的再摄取。

本品在肝脏代谢，代谢产物主要为地西帕明（图 8-8），丙咪嗪和地西帕明可以氧化代谢为 2-羟基代谢物而失活，与葡萄糖醛酸结合后由尿排出体外。

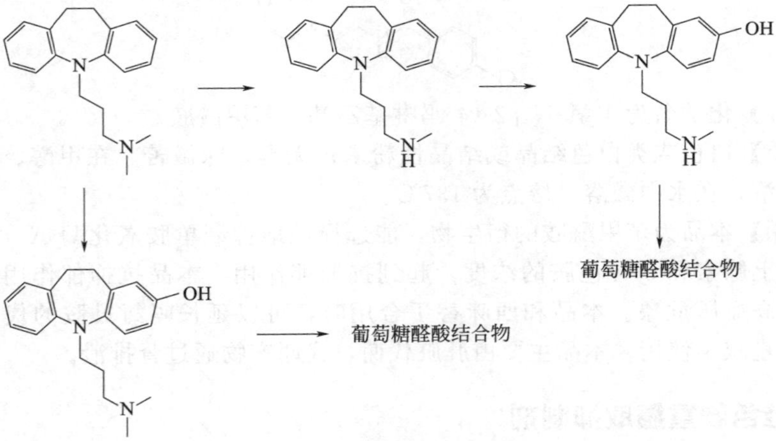

图 8-8 丙咪嗪在体内的代谢产物

【临床应用】临床应用于内源性抑郁症、反应性抑郁症及更年期抑郁症，还可用于儿童遗尿症。

目标检测

一、单项选择题

1. 巴比妥类药物具有弱酸性的主要原因是（　　）。
   A. 分子中含有羰基　　　　　　　　B. 分子中含有氨基
   C. 分子中含有双键　　　　　　　　D. 分子中含有酚羟基
   E. 分子中含有内酰胺结构，可发生内酰胺-内酰亚胺互变异构形成烯醇式而显弱酸性

2. 异戊巴比妥可与吡啶和硫酸铜溶液作用，生成（　　）。
   A. 绿色配合物　　B. 紫色配合物　　C. 白色胶状沉淀
   D. 氨气　　　　　E. 红色溶液

3. 苯巴比妥可与吡啶和硫酸铜溶液作用，生成（　　）。
   A. 绿色配合物　　B. 蓝色配合物　　C. 紫堇色配合物
   D. 氨气　　　　　E. 白色胶状沉淀

4. 硫喷妥钠属哪一类镇静催眠药？（　　）
   A. 超长效类　　　B. 长效类　　　　C. 中效类
   D. 短效类　　　　E. 超短效类

5. 下面哪条与苯巴比妥的性质不相符？（　　）
   A. 具有互变异构形成烯醇式而显弱酸性
   B. 难溶于水但可溶于氢氧化钠或碳酸钠溶液
   C. 与甲醛-硫酸试液作用，界面显玫瑰红色
   D. 与吡啶和硫酸铜溶液作用生成绿色配合物
   E. 在碱性条件下与硝酸银试液反应生成白色沉淀，振荡沉淀溶解，继续与硝酸银试液反应，生成不溶于水的白色沉淀

6. 安定是下列哪一个药物的商品名？（　　）
   A. 苯巴比妥　　　B. 甲丙氨酯　　　C. 地西泮
   D. 盐酸氯丙嗪　　E. 苯妥英钠

7. 不属于苯并二氮䓬的药物是（　　）。
   A. 氯氮䓬　　　B. 地西泮　　　C. 艾司唑仑　　　D. 奥沙西泮
   E. 唑吡坦

8. 下面是哪种药物的化学结构？（　　）

   A. 地西泮　　　　B. 奥沙西泮　　　C. 艾司唑仑
   D. 阿普唑仑　　　E. 三唑仑

9. 下面的哪种药物不属于镇静催眠药？（　　）
   A. 地西泮　　　　B. 奥沙西泮　　　C. 艾司唑仑
   D. 多沙普仑　　　E. 阿普唑仑

10. 苯妥英钠的性质与下列哪条不符？（　　）

A. 为白色结晶性粉末,几乎不溶于三氯甲烷
B. 苯妥英钠水溶液呈碱性,因苯妥英酸性弱于碳酸,露置时吸收空气中的二氧化碳而析出游离的苯妥英,呈现浑浊
C. 在碱性溶液中受热易水解,最后会释放出氨气
D. 水溶液与硝酸银反应生成白色沉淀,此沉淀可溶于氨试液
E. 与吡啶-硫酸铜试液反应显蓝色

二、多项选择题

1. 苯巴比妥具有下列哪些性质?( )
A. 具有互变异构现象,呈弱酸性
B. 溶于乙醚、乙醇
C. 与吡啶-硫酸铜试液反应生成绿色配合物
D. 钠盐溶液易水解
E. 加入过量的硝酸银试液,可生成不溶性的白色沉淀

2. 盐酸氯丙嗪具备的性质有( )。
A. 溶于水、乙醇或氯仿　　　　　B. 含有易氧化的吩噻嗪母环
C. 遇硝酸后显红色,渐变为淡黄色　D. 与三氯化铁试液作用,显蓝紫色
E. 在强烈日光照射下,发生严重的光毒性反应

3. 属于5-羟色胺重摄取抑制剂的药物有( )。
A. 阿米替林　　　B. 氟伏沙明　　　C. 氟西汀
D. 多塞平　　　　E. 舍曲林

4. 氟哌啶醇具有下列哪些性质?( )
A. 为白色或类白色结晶性粉末
B. 可溶于水
C. 受光照射,颜色加深,含量测定应避光操作
D. 贮存过程中可分解产生氟化氢
E. 在105℃干燥时,发生部分降解

5. 具三环结构的抗精神失常药有( )。
A. 氯丙嗪　　　　B. 奋乃静　　　　C. 氯普噻吨
D. 舒必利　　　　E. 丙咪嗪

6. 镇静催眠药的结构类型有( )。
A. 巴比妥类　　　B. 吩噻嗪类　　　C. 苯并二氮䓬类
D. 咪唑并吡啶类　E. 酰胺类

三、配伍选择题

[1~5]
A. 异戊巴比妥　　B. 地西泮　　　　C. 两者都是　　　D. 两者都不是

1. 镇静催眠药
2. 具有苯并氮杂䓬结构
3. 可作成钠盐
4. 易水解
5. 与甲醛-硫酸试液作用,界面显玫瑰红色

[6~10]
A. 苯巴比妥　　　B. 地西泮　　　　C. 两者都是　　　D. 两者都不是

6. 显酸性
7. 可发生互变异构形成烯醇式结构
8. 与吡啶和硫酸铜作用生成紫色配合物
9. 加碘化铋钾生成橙红色沉淀,放置颜色加深
10. 催眠镇静药

四、区别题（用化学方法区别下列各组药物）
1. 苯巴比妥与异戊巴比妥
2. 地西泮与奥沙西泮

五、简答题
1. 巴比妥药物具有哪些共同的化学性质？
2. 为什么苯巴比妥显弱酸性,可与碱成盐？
3. 苯妥英钠及其水溶液为什么都应密闭保存或新鲜配制？
4. 盐酸氯丙嗪、奋乃静为什么易被氧化变色？

第九章

镇痛药、镇咳药和祛痰药

【药物化学经典案例】

麻醉药品杜冷丁

杜冷丁的滥用是我国当前所面临的毒品问题之一。据某戒毒康复中心的调查,部分人是从治疗某些疾病而逐渐上瘾的,但大多数吸毒者滥用杜冷丁只是为了追求感官刺激。杜冷丁这种国家严格管制的药品,在医院有着怎样的使用流程及规定呢?

杜冷丁,学名"盐酸哌替啶"。在临床上,它主要用于镇痛。只有经过专业培训并取得合格且被授予"麻精一"药品处方权的执业医师,才具有开具此类药品的资格,且这些医师必须在药学部留下签名字样,供工作人员核对使用。用于配发"麻精一"药品的工作台与其他药物货架远远分开,几名工作人员在这里专门负责"麻精一"药品的审核发放和管理工作。24小时监控的摄像头、有报警功能且实行"双人双锁"的保险柜、"一种药一册"的登记本是这里的"标准配置"。医生所开具的"麻精一"药品只能是"一次常用量"且必须在院内使用。这些药具有'成瘾性',一旦流入非法渠道很可能会成为毒品。

第一节 镇 痛 药

疼痛是一种警觉功能,是直接作用于身体的伤害刺激在脑内的反应,兼有生理和心理的因素。剧烈的疼痛会引起血压下降、呼吸衰竭甚至休克,因此需要镇痛治疗。本章讨论的镇痛药物是指作用于阿片受体的镇痛药。本类药物有时也被称为麻醉性镇痛药,简称镇痛药,是作用于中枢神经系统,选择性地抑制痛觉但不影响意识,也不干扰神经冲动传导的药物。本类药物镇痛作用强,长期使用容易产生成瘾性、耐受性和抑制呼吸,所以其应用受到限制。根据药物的结构和来源,本类药物可以分为吗啡生物碱、半合成和全合成的镇痛药三类。

一、吗啡及其衍生物

吗啡是罂粟未成熟果实的浆汁干燥物阿片中的一种生物碱。吗啡结构复杂,由五个环稠合而成,结构中含有五个手性碳原子。天然的吗啡为左旋吗啡,是阿片 μ 受体激动剂。合成的右旋吗啡无镇痛及其他生理活性。除了吗啡,阿片提取物中还有可待因和蒂巴因等至少25种生物碱。可待因是临床使用的强效镇咳药物,蒂巴因是半合成吗啡衍生物的原料。

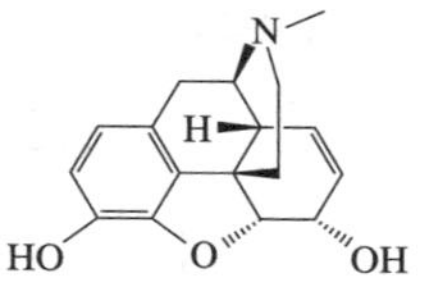

吗啡 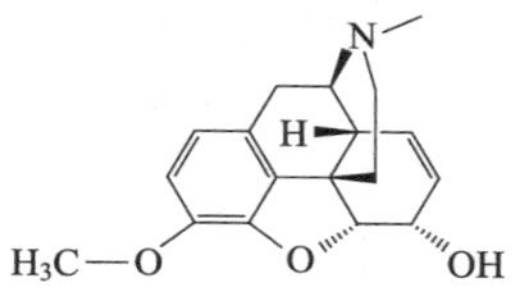　　　　　　　　　可待因 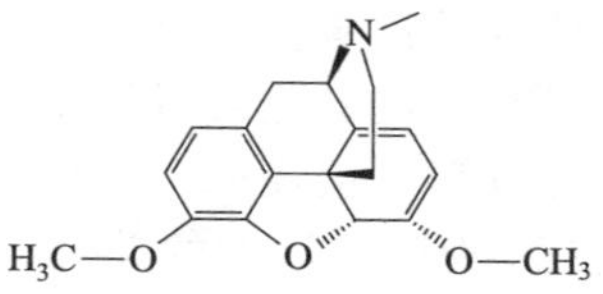　　　　　　　　蒂巴因

吗啡虽然具有优良的镇痛功效，但是容易成瘾和抑制呼吸等副作用限制了其的应用。另外，复杂的结构导致合成困难。因此寻找成瘾性和不良反应小的药物一直是镇痛药物研究的目标。研究方法包括对吗啡结构的化学修饰和简化吗啡结构等。

二、吗啡的半合成衍生物

吗啡结构改造最初从局部官能团的修饰着手，例如 3 位和 6 位羟基的醚化、酯化，6 位羟基氧化，7,8 位双键的还原，17 位叔氨基的修饰等。这些结构修饰导致吗啡的药理作用发生明显改变，为构效关系的研究提供了丰富的资料，并且在修饰过程中也获得了不少优良的药物。修饰后的典型药物如图 9-1 所示。

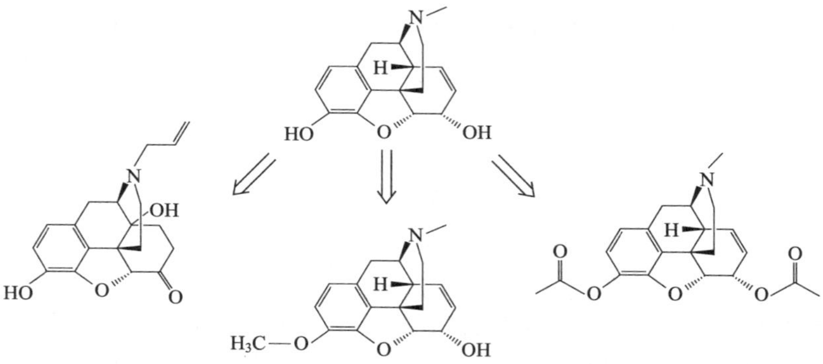

图 9-1　对吗啡进行结构修饰的产物

将吗啡 3 位的羟基甲基化得到药物可待因。可待因是吗啡的重要衍生物之一，是临床最有效的镇咳药物之一，有轻度的成瘾性。可待因的镇痛活性是吗啡的 20%，适用于中度疼痛。将吗啡分子的 3,6 位两个羟基乙酰化后得到的二乙酸酯为海洛因，其镇痛和麻醉作用均强于吗啡，具有强烈的成瘾性。因为吗啡酯化后亲脂性增加，更容易穿透血脑屏障到达中枢。海洛因经过代谢转变为 6-乙酰基吗啡，对阿片 μ 受体激动作用强于吗啡，欣快感更加强烈。海洛因由于强烈的成瘾性、产生耐受和依赖性而被定位为禁用的毒品。将吗啡 6 位羟基氧化同时 7,8 位的双键还原，得到氢吗啡酮，其镇痛作用为吗啡的 8～10 倍。当吗啡 17 位氮原子上的甲基被去除，得到去 N-甲基吗啡，其镇痛作用和成瘾性均降低。当吗啡 17 位氮上的甲基被烯丙基替换、6 位羟基氧化同时 7,8 位双键还原并在 14 位引入羟基获得纳洛酮。纳洛酮是阿片受体拮抗剂，是吗啡类药物中毒的解毒药物，也是研究阿片受体功能的重要工具药。

通过一系列的结构改造，得到不同生理活性的吗啡类衍生物，由此推出吗啡类药物的构效关系如下：

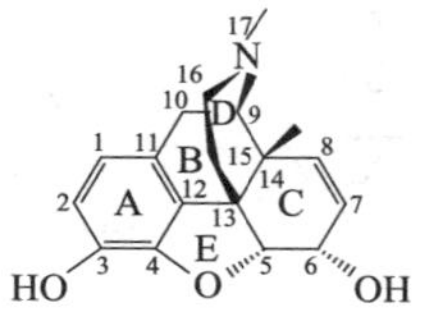

① 3 位酚羟基被醚化、酰化，活性及成瘾性均下降，酚羟基为必需基团；
② 6 位羟基被烷基化或者酰基化、酯化、氧化成酮或去除，活性、成瘾性均增加；
③ 7,8 位双键可被还原，活性及成瘾性均增加；
④ 17 位 N 为镇痛活性的关键，可被不同的取代基取代，可从激动剂转为拮抗剂；
⑤ AD 环是基本药效基团。

典型药物：盐酸吗啡

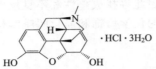

【药物名称】化学名为 17-甲基-3-羟基-4,5α-环氧-7,8-二脱氢吗啡喃-6α-醇盐酸盐三水合物。

【理化性质】白色、有丝光的针状结晶或结晶性粉末；无臭；遇光易变质。本品在水中溶解，在乙醇中略溶，在氯仿或乙醚中几乎不溶。本品为左旋体，比旋度为 −115.0°～−110.0°。

吗啡结构中含有酚羟基和叔胺结构，为两性化合物。盐酸吗啡在光照下容易被空气氧化，生成的氧化产物 N-氧化吗啡和双吗啡毒性较大，故本品应避光、密封保存。

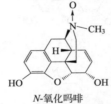

N-氧化吗啡

【临床应用】吗啡作用于阿片受体而发挥镇痛、镇咳、镇静作用，临床主要用于抑制剧烈疼痛，亦用于麻醉前给药。但其最大缺点是具有成瘾性和抑制呼吸中枢等严重副作用，不能持续使用。

三、合成镇痛药

通过对吗啡的结构进行简化，发展了合成镇痛药物，按照化学结构类型，合成镇痛药可以分为吗啡喃类、苯并吗喃类、哌啶类、氨基酮类和其他类等。

1. 吗啡喃类

保留吗啡中的 A 环、B 环、C 环和 D 环，去掉吗啡结构中的呋喃环（E 环），后得到的衍生物称为吗啡喃类化合物。这类化合物中，将吗啡喃结构中的 3 位羟基化得到佐啡诺，其镇痛作用是吗啡的 4 倍。将佐啡诺的 14 位的氢原子被羟基取代，同时 N-甲基上的甲基用环丁基甲基取代得到布托啡诺，又名环丁甲二羟吗喃。布托啡诺是阿片 κ 受体激动剂和 μ 受体拮抗剂，这种既有激动作用又有拮抗作用的药物也称为拮抗性镇痛药。布托啡诺成瘾性小，对中度至重度疼痛作用安全而有效，有较低的依赖性和滥用倾向。

佐啡诺   布托啡诺

2. 苯并吗喃类

对吗啡喃类化合物进行进一步简化，将 C 环打开，仅保留 A、B、D 环，则得到苯并吗喃类镇痛药物。这类药物的典型代表是第一个用于临床的非成瘾性阿片类合成镇痛药喷他佐辛。喷他佐辛作用于 κ 受体，大剂量时有轻度拮抗吗啡的作用，镇痛效力为吗啡的 1/3，中枢抑制作用轻。

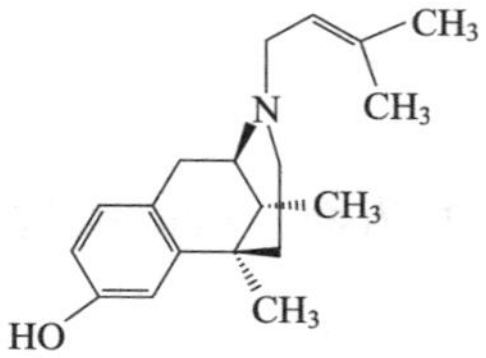

喷他佐辛

3. 哌啶类

哌替啶是在研究阿托品的类似物时意外发现的合成镇痛药物。其结构较吗啡大为简化，可以看作是只保留了吗啡的 A 环和 D 环的类似物。哌替啶有两种构象，分别为苯环处于哌啶环的直立键位置和平伏键位置（图 9-2）。苯环处于平伏键位置的构象是哌替啶镇痛的活性构象。

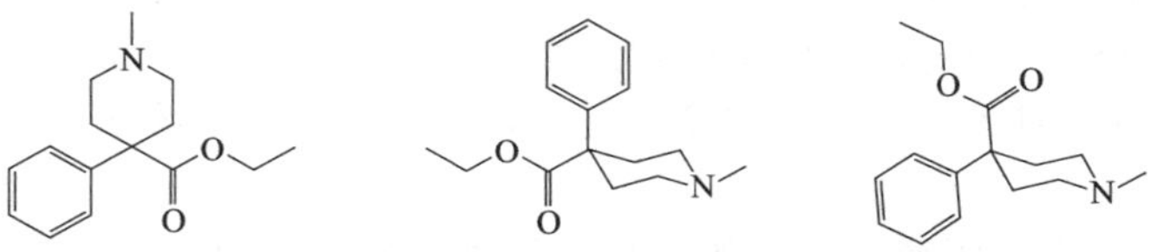

图 9-2　哌替啶的几种构象形式

哌啶环上 N-甲基以较大的基团取代得到的 N-苯基衍生物镇痛作用增强。在苯基和哌啶之间插入氮原子发现了 4-苯氨基哌啶类的芬太尼，芬太尼镇痛作用约为哌替啶的 500 倍、吗啡的 80 倍，为 μ 受体激动剂。芬太尼的构象为哌啶环呈椅式结构，4 位丙酰苯氨基处于平伏键位置。

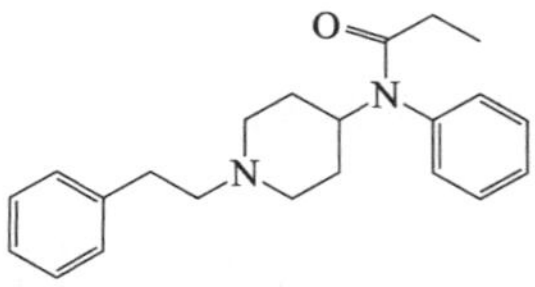

芬太尼

4-苯氨基哌啶类药物还有阿芬太尼、舒芬太尼、卡芬太尼和瑞芬太尼等。

通过生物电子等排原理进行官能团反转，将哌替啶的甲酸酯部分转变为 4-哌啶醇丙酸酯，同时在哌啶环的 3 位引入甲基得到阿法罗定和倍他罗定。由于在体内能生成类似神经毒剂的有害物质，这两个药物已经停用。

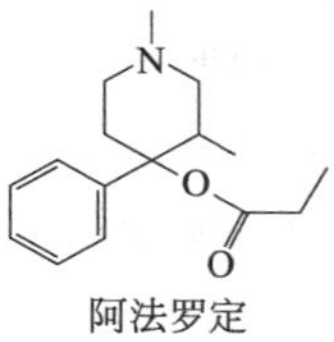

阿法罗定

4. 氨基酮类

只保留吗啡结构中的 A 环和碱性氮原子，其余的环都断开得到一类开链结构的镇痛药物，即为氨基酮类镇痛药。这类药物的典型代表为美沙酮。美沙酮是高度柔性的分子，其构象与哌替啶相似。美沙酮为 μ 受体激动剂，其作用和吗啡相当，耐受性和成瘾性发生较慢且戒断症状较轻，因此用作戒毒药。类似的药物还有右丙氧芬。

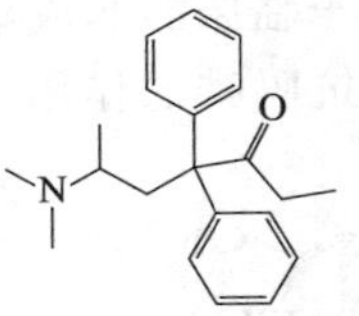

美沙酮 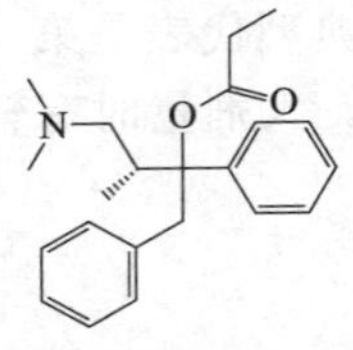　　　　　右丙氧芬

典型药物：盐酸哌替啶

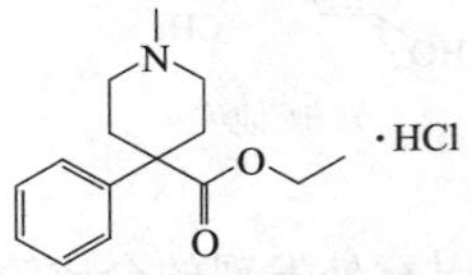

【药物名称】化学名为 1-甲基-4-苯基-4-哌啶甲酸乙酯盐酸盐。

【理化性质】白色结晶性粉末；无臭或几乎无臭；易溶于水或乙醇，在氯仿中溶解，在乙醚中几乎不溶，熔点为 186~190℃。

分子中虽具有酯键，但受苯基的空间位阻影响，水解的倾向很小，可制成注射液供临床使用。盐酸哌替啶与甲醛硫酸试液反应显橙红色，哌替啶的乙醇溶液与苦味酸的乙醇溶液反应析出黄色沉淀。

【临床应用】人工合成镇痛药，其作用与不良反应与吗啡相似，镇痛强度为吗啡的 1/10，不良反应较吗啡轻，主要用于镇痛、心源性哮喘、麻醉前给药和人工冬眠，但不能用于止咳和止泻。

第二节　镇咳药和祛痰药

一、镇咳药

镇咳药和祛痰药物能消除或缓解呼吸系统因为感染或变态反应等原因引起的咳嗽和咳痰的症状。

咳嗽是一种保护性的反射，是临床常见的呼吸系统症状。长时间的咳嗽是患者主动寻求药物治疗的重要原因。上呼吸道感染（URTI）和普通感冒是导致咳嗽的主要原因。除此以外，感染后咳嗽、原因不详的慢性咳嗽和一些肺部疾病导致的咳嗽也较常见。每年仅在美国销售的抗咳嗽药物金额就达到 30 亿美元且有不断增长的趋势。大部分患者通过自行购买非处方镇咳药来进行咳嗽治疗。然而，大部分镇咳药物，特别是在治疗 URTI 导致的咳嗽方面，药物的有效性仍然存在着巨大的挑战。

镇咳药物按照作用机制可以分为中枢镇咳药物和末梢镇咳药物。作用于中枢的镇咳药物包括可待因、右美沙芬、喷托维林和氯哌斯汀等。

典型药物：氢溴酸右美沙芬

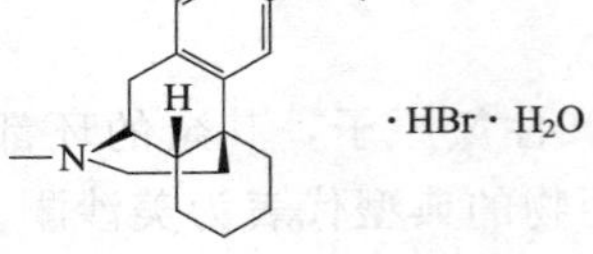

【药物名称】化学名为 3-甲氧基-17-甲基-9α,13α,14α-吗啡喃氢溴酸盐水合物。

【理化性质】本品为白色或类白色结晶性粉末,无臭。在乙醇中易溶,在三氯甲烷中溶解,在水中略溶,在乙醚中不溶,比旋度为 +28.0°~+30.0°。取本品约 25mg,加水 5mL 溶解后,加硝酸液(2mol/L)5 滴和硝酸银试液 2mL,产生黄色沉淀。

本品自 1958 年在美国成为非处方镇咳药物后市场销售广泛。其为吗啡类左吗喃甲基醚的右旋异构体,通过抑制延髓咳嗽中枢而发挥中枢性镇咳作用。其镇咳强度与可待因相等或略强,无镇痛作用,治疗剂量不抑制呼吸。

本品通过细胞色素 P450 代谢,主要代谢为去 O-甲基和去 N-甲基产物。图 9-3 所示为右美沙芬的代谢过程。

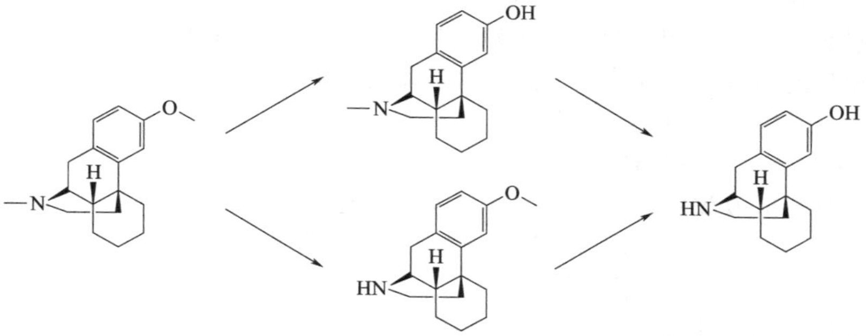

图 9-3 右美沙芬的代谢过程

【临床应用】临床主要用于感冒、上呼吸道感染、急慢性支气管炎、肺炎、肺结核、胸膜炎、心肌炎、肿瘤等引起的干咳或刺激性干咳。

二、祛痰药

祛痰药是能使痰液容易咳出的药物,作用机制可能是刺激黏膜、增加分泌来稀释痰液而使痰液容易咳出。这类药物包括盐酸氨溴索和盐酸溴己新等。

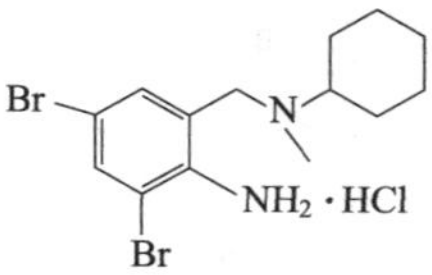

盐酸溴己新

典型药物:盐酸氨溴索

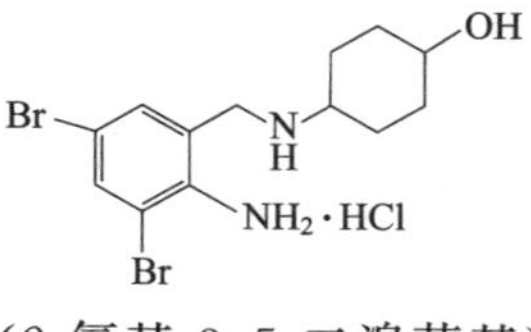

【药物名称】化学名为反式-4-[(2-氨基-3,5-二溴苄基)氨基]环己醇盐酸盐。

【理化性质】白色至微黄色结晶性粉末;几乎无臭。

【临床应用】本品为溴己新在体内的代谢物,具有促进黏痰排出及溶解分泌物的特性,它可促进呼吸道内黏稠分泌物的排出及减少黏液的滞留,因而显著促进排痰、改善呼吸。应用氨溴索治疗时,病人黏液的分泌可恢复至正常,咳嗽及痰量通常显著减少,呼吸道黏膜上的表面活性物质因而能发挥其正常的保护功能。

临床适用于伴有痰液分泌不正常及排痰功能不良的急性、慢性肺部疾病，例如慢性支气管炎急性加重、喘息型支气管炎及支气管哮喘的祛痰治疗，以及手术后肺部并发症的预防性治疗等。

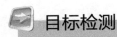

目标检测

一、单项选择题

1. 以下对哌替啶的描述错误的是（　　）。
   A. 易吸潮，遇光易发生变质　　　　B. 又名杜冷丁
   C. 口服生物利用度约为50%，需注射给药　　D. 分子中有酯键，易被水解失效
   E. 体内代谢生成的去甲哌替啶，惊厥作用大2倍，产生毒性

2. 以下镇痛药中以其左旋体供药用、右旋体无效的是（　　）。
   A. 美沙酮　　　　B. 芬太尼　　　　C. 哌替啶
   D. 曲马多　　　　E. 吗啡

3. 盐酸吗啡注射液放置过久，颜色变深的原因是（　　）。
   A. 水解反应　　　B. 还原反应　　　C. 加成反应
   D. 氧化反应　　　E. 聚合反应

4. 吗啡易被氧化变色是由于其分子结构中含有（　　）。
   A. 醇羟基　　　　B. 双键　　　　　C. 醚键
   D. 哌啶环　　　　E. 酚羟基

5. 下列药物中属于氨基酮类合成镇痛药的是（　　）。
   A. 纳曲酮　　　　B. 美沙酮　　　　C. 氢吗啡酮
   D. 纳洛酮　　　　E. 羟吗啡酮

6. 酒石酸布托啡诺的化学结构类型属于（　　）。
   A. 吗啡生物碱类　B. 氨基酮类　　　C. 哌啶类
   D. 苯吗喃类　　　E. 吗啡喃类

7. 纳洛酮结构中17位由以下哪种基团取代？（　　）
   A. 甲基　　　　　B. 1-甲基-2-丁烯基
   C. 环丙烷甲基　　D. 环丁烷甲基　　E. 烯丙基

8. 以下镇痛药中以其枸橼酸盐形式供药用的是（　　）。
   A. 哌替啶　　　　B. 芬太尼　　　　C. 吗啡
   D. 曲马多　　　　E. 苯噻啶

9. 吗啡及合成镇痛药均具有镇痛活性，是因为（　　）。
   A. 具有相似的疏水性　　　　B. 具有相似的化学结构
   C. 具有相似的构型　　　　　D. 具有相同的药效构象
   E. 具有相似的电性性质

10. 以下描述与可待因不符的是（　　）。
    A. 吗啡的3-甲醚衍生物　　　B. 吗啡的6-甲醚衍生物
    C. 在肝脏被代谢，约8%转化为吗啡　　D. 用作中枢性镇咳药
    E. 具成瘾性，作为麻醉药品管理

二、多项选择题

1. 对吗啡的描述正确的是（　　）。

A. 其脱水重排产物是阿扑吗啡
B. 由于6位有羟基,性质不稳定,故需要加抗氧剂
C. 由于3位有羟基,性质不稳定,故需要加抗氧剂
D. 17位N上的甲基如果被3～5个碳的烃基取代,可能成为 μ 受体的拮抗剂
E. 是阿片 κ 受体激动剂

2. 以下药物中属于麻醉药品,需按国家有关法令管理的是（　　）。
   A. 盐酸哌替啶　　　B. 磷酸可待因　　　C. 盐酸曲马多
   D. 盐酸美沙酮　　　E. 盐酸吗啡

3. 以下条件中对吗啡氧化有促进作用的是（　　）。
   A. 日光　　　　　　B. 重金属离子　　　C. 碱性条件
   D. 中性条件　　　　E. 空气中的氧

4. 美沙酮化学结构中含有以下哪些基团?（　　）。
   A. 苯基　　　　　　B. 酮基　　　　　　C. 二甲氨基
   D. 芳香氨基　　　　E. 酚羟基

5. 下列药物中属于哌啶类合成镇痛药的是（　　）。
   A. 布托啡诺　　　　B. 哌替啶　　　　　C. 美沙酮
   D. 芬太尼　　　　　E. 喷他佐辛

6. 下列描述中与吗啡性质相符的是（　　）。
   A. 在盐酸或磷酸存在下加热后,再加稀硝酸呈红色
   B. 遇光易发生变质
   C. 有芳伯胺的特征反应
   D. 与钼硫酸试液反应呈紫色,继而变为蓝色
   E. 与甲醛硫酸试液反应呈紫堇色

7. 按化学结构分类,合成镇痛药包括（　　）。
   A. 哌啶类　　　　　B. 氨基酮类　　　　C. 苯基酰胺类
   D. 吗啡喃类　　　　E. 苯吗喃类

8. 分子中具有手性中心,但以外消旋体供药用的镇痛药为（　　）。
   A. 盐酸布桂嗪　　　B. 盐酸吗啡　　　　C. 盐酸曲马多
   D. 盐酸哌替啶　　　E. 盐酸美沙酮

9. 下列描述中符合盐酸哌替啶性质的是（　　）。
   A. 易吸潮,常温下较稳定　　　　　　B. 镇痛作用比吗啡强
   C. 连续应用可成瘾　　　　　　　　　D. 含有酯键但不易水解
   E. 体内代谢主要为水解及 N-去甲基化

10. 对化学结构如下的药物描述正确的是（　　）。

    A. 是中枢性镇咳药　　　　　　　　　B. 应按麻醉药品管理
    C. 在体内代谢,有 N-脱甲基产物　　　D. 是中枢性祛痰药
    E. 在肝脏代谢,代谢生成吗啡,故有成瘾性

三、配伍选择题

[1~5]

A. 吗啡　　　B. 哌替啶　　　C. 美沙酮
D. 纳洛酮　　E. 芬太尼

1. 为合成镇痛药，化学结构属哌啶类，镇痛作用弱于吗啡，有成瘾性
2. 为合成镇痛药，化学结构属哌啶类，镇痛作用强于吗啡，作用时间短暂，临床用于辅助麻醉
3. 为天然生物碱，镇痛作用强，成瘾性大，临床用作镇痛药，属麻醉性药物，须按国家法令管理
4. 为阿片受体拮抗剂，临床用于吗啡等引起的呼吸抑制的解救
5. 为合成镇痛药，镇痛效果较好，可用于戒毒治疗

[6~10]

A. 结构中含有巯基　　　　　　　B. 具有旋光性，药用其右旋体
C. 属于非麻醉性镇咳药　　　　　D. 具有芳伯氨基的鉴别反应
E. 使用应按麻醉药品管理

6. 磷酸可待因
7. 乙酰半胱氨酸
8. 盐酸溴己新
9. 右美沙芬
10. 氢溴酸右美沙芬

第十章
抗过敏药和抗溃疡药

【药物化学经典案例】

质子泵抑制剂耐信

20世纪末是质子泵抑制剂"开花结果"的年代。洛赛克在全球被广泛用于治疗消化道溃疡和幽门螺杆菌感染等消化道疾病后，在2000年曾经创下62.6亿美元的最高峰值。在其丰厚回报的吸引下，跨国药企又相继开发了兰索拉唑、雷贝拉唑、泮托拉唑等一系列药物，形成了一个庞大的质子泵抑制剂市场。

全球市场继奥美拉唑后，泮托拉唑、兰索拉唑、雷贝拉唑、埃索美拉唑几个品种纷纷进入国内市场，替那拉唑、莱米诺拉唑、艾沙拉唑、二硫拉唑是正在开发的新品种。

2002年，英国阿斯利康公司推出了换代产品埃索美拉唑，同年8月率先在瑞典上市，商品名为"Nexium"。该药是全球第一个采用氧化合成技术生产的质子泵抑制剂，此项技术曾获诺贝尔奖。埃索美拉唑也是全球增长速度最快的质子泵抑制剂产品之一，2005年，Nexium在全球七大处方药市场销售额为46.33亿美元，2006年同比上一年又增长了11.85%，已达到了51.82亿美元。

2003年，瑞典阿斯利康公司的埃索美拉唑以商品名"耐信"在中国上市后，市场份额一路飙升，2006年已成为中国样本医院中增长率最高的品种之一，同比上一年增长了163.62%，闯过了5000万元的大关。由于其作为奥美拉唑的S-对映体，两者之间有着极强的替代性，从而成为洛赛克的换代药物。

第一节 抗过敏药

组胺 [histamine，4(5)-(2-氨乙基)咪唑] 是广泛存在于动植物中的生物胺，由体内分泌引起炎症和过敏性疾病，是重要的化学递质，参与多种复杂的生理过程。组胺呈碱性。

组胺

组胺是自体活性物质之一，在体内由组氨酸脱羧基而成，组织中的组胺是以无活性的结合型存在于肥大细胞和嗜碱性粒细胞的颗粒中，以皮肤、支气管黏膜、肠黏膜和神经系统中含量较多。当机体受到理化刺激或发生过敏反应时，可引起这些细胞脱颗粒，导致组胺释放，与组胺受体结合而产生生物效应。组胺存在两种受体：H_1受体和H_2受体。H_1受体兴奋时，主要作用是使支气管和肠平滑肌收缩（见图10-1）；H_2受体兴奋时，主要作用是使胃

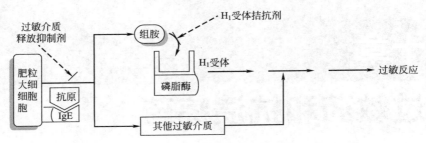

图 10-1　过敏的发生机制和抗过敏示意图

IgE—免疫球蛋白；----→—抑制作用

酸分泌增加，还能兴奋心脏，抑制子宫收缩。因此可将抗组胺的药物分为 H_1 受体拮抗剂和 H_2 受体拮抗剂。

H_1 受体拮抗剂是防治机体因各种抗原性物质（如细菌、病毒、寄生虫、花粉等）引起的变态反应性疾病的药物，为抗变态反应药物，又称为抗过敏药，包括扑尔敏、异丙嗪、息斯敏、特非那定、咪唑斯汀等；H_2 受体拮抗剂，也就是治疗消化性溃疡的抗酸药，包括西咪替丁、雷尼替丁、法莫替丁等。

临床常用的抗组胺药物主要是组胺 H_1 受体拮抗剂和无嗜睡作用的 H_1 受体拮抗剂。苯海拉明、异丙嗪、氯苯那敏等，是目前应用最广泛的非特异性异常抗变态反应药，能与组胺竞争效应细胞上的组胺 H_1 受体，使组胺不能同 H_1 受体结合，从而抑制其引起过敏反应的作用。

抗原抗体反应除使靶细胞释放组胺之外，还能释放其他过敏介质，如白三烯、缓激肽、血小板活化因子（PAF）等，这些体内活性物质均可引发各种过敏反应。组胺释放剂，如蛇毒、蜂毒、皂苷、右旋糖酐、氯筒箭毒等，也能促使靶细胞释放组胺。因此抑制过敏反应除拮抗 H_1 受体之外，还可以从多方面考虑。

【拓展提高】

　　新生儿和早产儿对组胺 H_1 受体拮抗剂抗胆碱作用的敏感性较高，不宜使用。抗组胺药可抑制过敏原性物质的皮试反应，因此在皮试前若干天应停止使用一切抗组胺药物，以免影响皮试结果。抗过敏药都有副作用，不宜长期、大剂量服用某一种抗过敏药，否则不仅容易引起药物失效，严重者还会出现种种不良反应，甚至毒副作用。在服用抗过敏药的同时，如果需要服用其他西药，一定要咨询医生。如果患者长时间服用某一种抗过敏药，会致药效下降，或不能起到抗过敏作用，则说明对该药产生了"耐药性"。因此，不要长期使用同一种抗过敏药，一般在服药三个月后，要换一种抗过敏药继续治疗。也可以采用中医药疗法，如中草药、针灸等配合治疗，也可以达到良好的治疗效果。

一、经典 H_1 受体拮抗剂

第一代抗组胺药，如扑尔敏、苯海拉明有明显的镇静作用和中枢神经不良反应，最常见的是嗜睡和乏力、反应时间延长等，服用这类药物后应避免从事开车、操作精密仪器等工作。另外，此类药物还具有抗胆碱能作用，可引起口干、眼干、视力模糊、便秘、尿潴留等症状，还可能诱发青光眼。因此，前列腺肥大、青光眼、肝肾功能低下者和老年患者应慎用。

第二代抗组胺药，副作用很少，几乎无明显的抗胆碱能作用和镇静作用，常用的药物有西替利嗪、氯雷他定、咪唑斯汀、依巴斯汀等。但近期研究发现阿斯咪唑（息斯敏）和特非那丁（敏迪）可能导致少见的、严重的心脏毒性，会引起致命性心律失常。当它们与酮康唑、伊曲康唑和红霉素合用时会加重上述不良反应，故应避免同时使用。有严重肝功能损害或潜在心血管疾病的患者也应慎用。

第三代抗组胺药，如地氯雷他定、非索非那定、左西替利嗪等，副作用更轻，与红霉素、酮康唑等合用也不会产生心脏毒性。

典型药物：盐酸苯海拉明

【药物名称】化学名为 N,N-二甲基-2-(二苯基甲氧基)乙胺盐酸盐。

【理化性质】本品为白色结晶性粉末，无臭。本品在水中极易溶解，在乙醇或三氯甲烷中易溶，在丙酮中略溶，在乙醚中极微溶解。相对密度 1.039。熔点－35℃。沸点 199～200℃。折射率 1.458～1.546。闪点 67℃。

【知识拓展】
合成工艺：以二苯甲醇和二甲氨基乙醇为起始原料，将二苯甲醇 92g（0.5mol）加至 1000mL 三口瓶中，加入 400mL 甲苯、105g 对甲苯磺酸一水合物（0.55mol），升温，常压回流分水，至分出的甲苯清亮为止。冷却至 80～85℃加入二甲氨基乙醇常压回流分水，至分出的甲苯清亮为止。冷却至 40℃以下，加 400mL 水，搅拌，分相，水相加入 30％氢氧化钠水溶液 100mL 和 200mL 甲苯进行游离，甲苯相水洗、浓缩脱去甲苯，得到苯海拉明 108g（收率 85％）。

【临床应用】主要用于皮肤黏膜过敏，如荨麻疹、过敏性皮炎、皮肤瘙痒症、药疹，对虫咬症和接触性皮炎也是有效的。

同时也可以用于预防和治疗晕动症，在使用过程中会引起一些副作用，有些患者会出现，大部分患者没有。

典型药物：马来酸氯苯那敏

【药物名称】化学名为 2-[对-氯-α-[2-(二甲氨基)乙基]苯基]吡啶马来酸盐，又名扑尔敏。

【理化性质】白色结晶性粉末，无臭，味苦。在水、乙醇或氯仿中易溶，在乙醚及苯中微溶，熔点 131～135℃，有升华性。其水溶液的 pH 为 4.0～5.0。氯苯那敏结构中含有一个手性碳原子，对映体 S-(＋)。

【知识拓展】

合成工艺：以 2-甲基吡啶为原料经侧链氯化，与苯胺缩合，经重氮化、溴化、缩合得到目标产物。

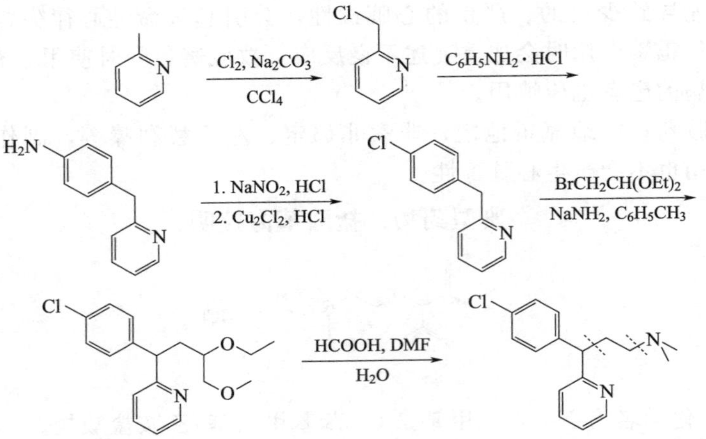

【临床应用】 临床上应用的为氯苯那敏外消旋体的马来酸盐，对组胺 H_1 受体的竞争性阻断作用甚强，作用持久。对中枢抑制作用较轻，嗜睡副作用较小，抗胆碱作用也较弱，适用于日间服用，可用于治疗荨麻疹、过敏性鼻炎、结膜炎、虫咬、药物过敏等。

在对丙胺类化合物的结构改造研究中发现，分子中引入不饱和双键同样具有很好的抗组胺作用，如曲普利啶和阿伐斯汀，但它们的顺、反几何异构体的 H_1 受体拮抗显著不同，E 型活性一般高于 Z 型。曲普利啶为 E 型，其 H_1 受体活性比 Z 型异构体大 1000 倍。

阿伐斯汀是在曲普利啶的吡啶环上增加一个亲水的丙烯酸基团，因分子是两性离子化合物，故难以通过血脑屏障，中枢副作用较小，无镇静作用，属非镇静 H_1 受体拮抗剂。其临床用于治疗枯草热和风疹热等。

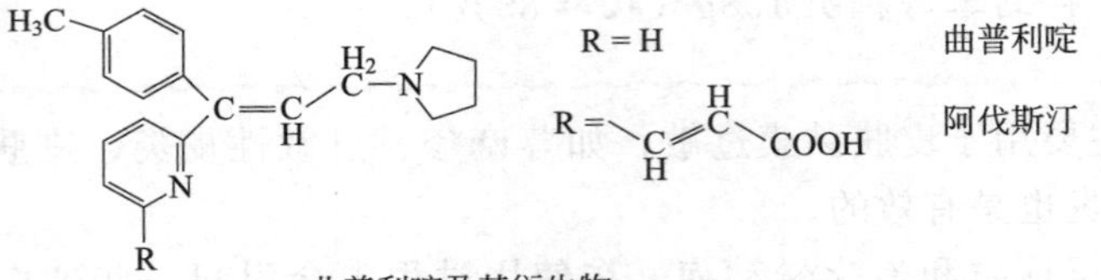

曲普利啶及其衍生物

R = H 曲普利啶
R = CH=CHCOOH 阿伐斯汀

将乙二胺类、氨烷基醚类和丙胺类 H_1 受体拮抗剂的两个芳环部分以不同基团邻位相形成三环结构，再运用生物电子等排等方法加以修饰，成功地获得了很多新的三环类抗过敏药。

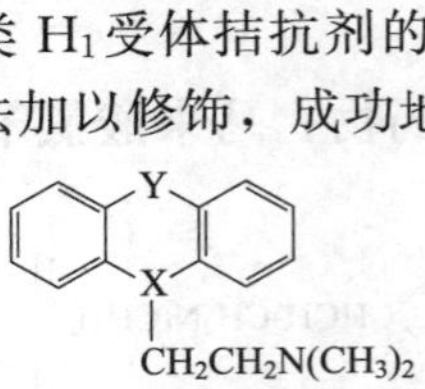

三环类物质结构

当 X 为 N、Y 为 S 时，得到了吩噻嗪类化合物，异丙嗪就属于这类化合物，比苯海拉明作用强而且持久，其结构与精神药物氯丙嗪相似，镇静和安定等副作用也较为明显。异丙嗪用于各种过敏症（如哮喘、荨麻疹等）、孕期呕吐、乘船等引起的眩晕等，可与氨茶碱等合用治疗哮喘，与氯丙嗪等配成冬眠注射液，用于人工冬眠。

当 X 为 —C=、Y 为 S 时，得到了噻吨类化合物，如氯普噻吨，其抗组胺活性较高，比苯海拉明活性高出 17 倍。

异丙嗪　　　　　氯普噻吨

抗组胺类药物是治疗各型荨麻疹最常用的药物。大多数患者经抗组胺药物治疗后即可获得满意的疗效，少数患者较为顽固。对顽固难治性荨麻疹可以增大剂量或联合用药。

H_1 受体拮抗剂具有较强的抗组胺和抗其他炎性介质的作用，治疗各型荨麻疹都有较好的效果。常用的 H_1 受体拮抗剂有苯海拉明、赛庚啶、扑尔敏等，单独治疗无效时，可以选择 2 种不同类型的 H_1 受体拮抗剂合用或与 H_2 受体拮抗剂联合应用，常用的 H_2 受体拮抗剂有西咪替丁、雷尼替丁、法莫替丁等。有报道，H_1 受体拮抗剂和 H_2 受体拮抗剂联合应用有协同作用，能增加 H_1 受体拮抗剂的作用。H_2 受体拮抗剂单独使用时效果不佳。如果采用两种以上的抗组胺药都是 H_1 受体拮抗剂，则应选用两者在结构上不同的药物，或一种作用强的抗组胺药物与一种作用较弱的抗组胺药物联合使用，或一种有嗜睡、镇静作用的抗组胺药物与一种没有嗜睡作用的抗组胺药如咪唑司丁、西替利嗪等联合应用。安他乐具有较强的抗组胺、抗胆碱和镇静作用，止痒效果也很好，其用于急、慢性荨麻疹和寒冷性荨麻疹均有效。

二、非镇静 H_1 受体拮抗剂

经典的 H_1 受体拮抗剂均含脂溶性较强的基团，易于通过血脑屏障而进入中枢，产生中枢抑制和镇静作用；常呈现不同程度的局部麻醉、抗肾上腺素能、拟交感、镇痛和抗 5-羟色胺等作用，有的还由于抗胆碱作用出现胃肠道不适或口干等副作用；此外，多数药物作用时间较短，使临床应用受到限制。

提高药物对 H_1 受体的选择性以及限制药物进入中枢是解决上述问题的关键。20 世纪 80 年代后开发和生产的第二代抗组胺药物具有 H_1 受体选择性高、无镇静作用等特点，称为非镇静抗过敏药。阿伐斯汀和西替利嗪都属于该类药物。抗组胺药物有无中枢副作用取决于药物的结构及其药动学特征。阿伐斯汀和西替利嗪是通过引入亲水性基团和增加其氢键的键合能力，使药物难以通过血脑屏障而克服中枢镇静副作用的。

特非那定是从中枢抑制药研究中发现的一个新型的选择性外周组胺 H_1 受体拮抗剂，由于不进入大脑，故无中枢镇静作用，不影响精神运动行为，具有微弱或几乎无抗 5-羟色胺能、抗胆碱能和抗肾上腺能活性；与受体结合、解离均较缓慢，药效持久。其临床用于治疗过敏性鼻炎、皮肤病和哮喘。

特非那定

依巴斯汀是将特非那定分子中的二苯羟甲基替换为二苯甲氧基的生物电子等排体，也是一个比特非那定更有效且作用持续时间更长的非镇静抗过敏药，临床上用于治疗各种过敏性

疾病。

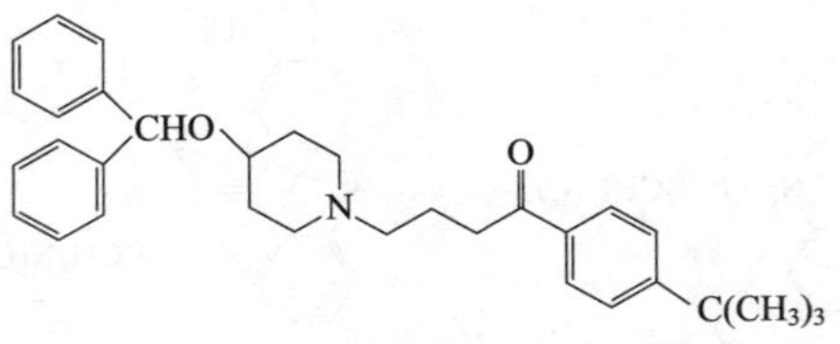

依巴斯汀

阿司咪唑含苯并咪唑胺结构。在研究安定药时发现这类结构有抗组胺活性，其结构与已知的 H_1 受体拮抗剂类似。因其较难通过血脑屏障，为无中枢镇静和无抗胆碱作用的 H_1 受体拮抗剂。

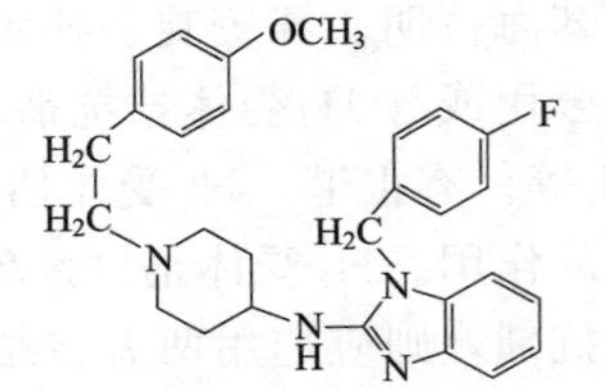

阿司咪唑

富马酸依美斯汀与阿司咪唑的苯并咪唑结构类似，具有较强的选择性 H_1 受体拮抗作用，起效快，抗胆碱能和抗 5-HT 等中枢副作用较弱，适用于过敏性鼻炎和荨麻疹。

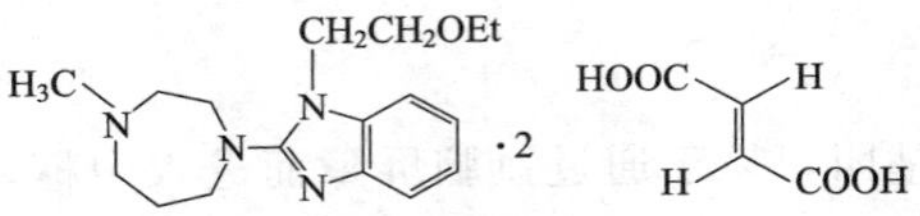

富马酸依美斯汀 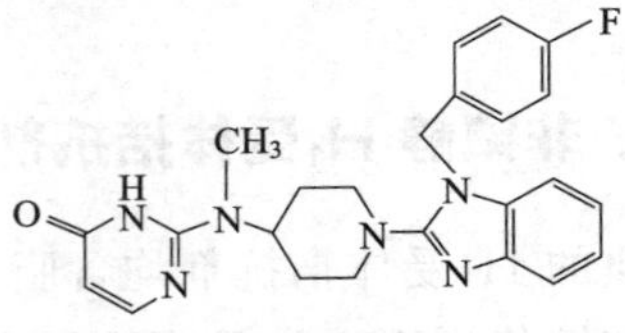   咪唑斯汀

咪唑斯汀能强效、高度专一性地作用于 H_1 受体，同时还具有抑制多种炎性介质产生的作用，无抗胆碱能、抗肾上腺素能和抗 5-HT 作用，具有低亲脂性和低心脏组织沉积等特点，故心血管不良反应较少。其临床用于治疗过敏性鼻炎、结膜炎和荨麻疹。

左卡巴斯汀是在阿司咪唑基础上获得的具有更高 H_1 拮抗活性的化合物，有光学异构体，左旋体左卡巴斯汀为对映体，作用快而持久，临床上用于变态反应性结膜炎和鼻炎。

替美斯汀由 H_2 受体拮抗剂发展而来，拮抗 H_1 受体选择性强，它虽有较高的脂水分配系数，但分子中异胞嘧啶结构具有较强的氢键结合能力而限制通过血脑屏障，使脑中的药物浓度水平很低，几乎无中枢神经作用。

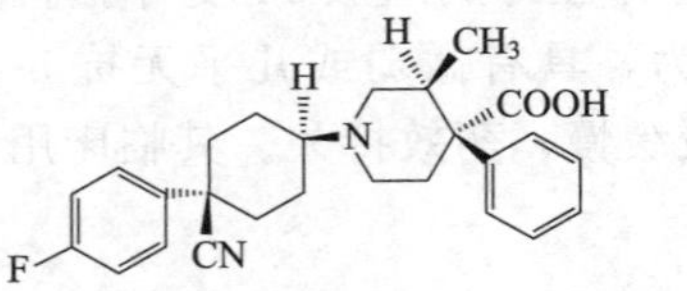

左卡巴斯汀 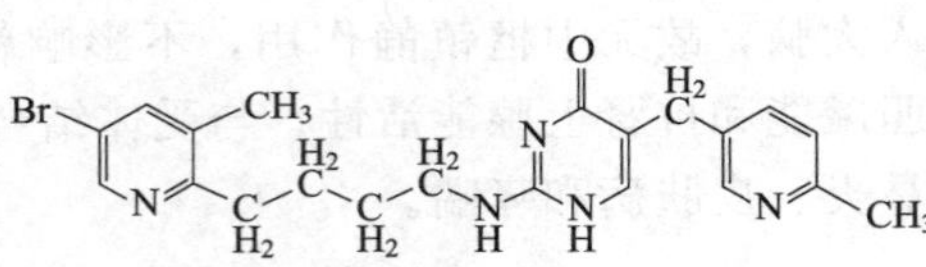   替美斯汀

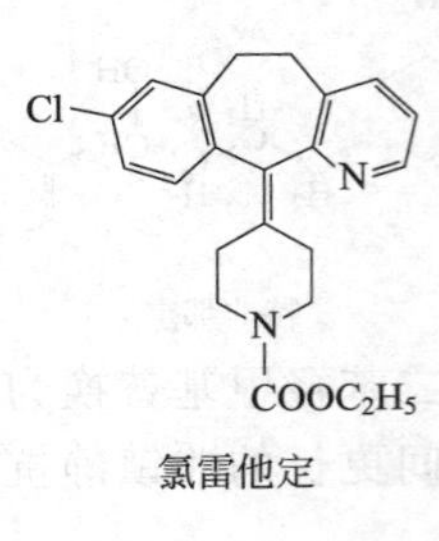

氯雷他定

氯雷他定可看成是在阿扎他定的苯环上氯代，并将碱性氮甲基部分换以中性的氨甲酸乙酯得到。本品为强效、长效、选择性对抗外周 H_1 受体的非镇静类 H_1 受体拮抗剂，为第二代抗组胺药，无抗肾上腺素能和抗胆碱能活性及中枢神经抑制作用。其在临床上用于治疗过敏性鼻炎、慢性荨麻疹及其他过敏性皮肤病，不能通过血脑屏障，无明显镇静作用，罕见嗜睡、肝功能改变等不良反应。

典型药物：倍他司汀

【药物名称】化学名为 2-(2-甲基氨基乙基)吡啶。

【理化性质】呈白色或类白色结晶性粉末，无臭，易溶于水，微溶于乙醇，味微苦。

【知识拓展】

合成工艺：以 2-甲基吡啶为原料，与甲醛加成得 2-羟乙基吡啶，然后加氢氧化钠脱水成为 2-乙烯吡啶，再与盐酸甲胺在甲苯溶剂中加成得到本品。制备其盐酸盐时，将该品溶于异丙醇，冷却到 15℃，通入干燥的氯化氢至 pH 为 2，即析出结晶，过滤，用异丙醇洗涤，立即真空干燥，得倍他司汀盐酸盐。

【临床应用】临床用于内耳眩晕症，对脑动脉硬化、缺血性脑血管病、头部外伤或高血压所致的直立性眩晕、耳鸣等亦可用，口服每次 4～8mg，1 日 2～4 次，或肌注 1 次 2～4mg，1 日 2 次。用后偶有口干、胃肠不适、心悸、皮肤瘙痒。消化性溃疡、支气管哮喘及嗜铬细胞瘤患者慎用。

三、变态反应介质阻释剂

变态反应介质阻释剂能稳定肥大细胞膜，阻止组胺及其他过敏反应介质（如慢反应物质、缓激肽等）的释放，产生抗过敏效应。多数介质阻释剂由于化学性质稳定，毒性甚低，即使应用较大剂量亦不致发生中毒反应，是一类比较安全的药物。但是此类药物起效较慢，一般要在连续使用 1～2 周后逐渐起效，这与一般平喘药物或抗组胺药物等不同，故必须耐心按时服药，且不要随意间断。以下介绍几种常见药物。

色甘酸钠可通过抑制磷酸二酯酶，使细胞内 cAMP 水平升高，抑制 Ca^{2+} 进入细胞，增加细胞膜稳定性，从而抑制颗粒膜与浆膜的融合，阻止过敏介质的释放，主要用于哮喘的预防性治疗，能防止变态反应或运动引起的速发和迟发型哮喘反应，应用 2～3 日，能降低支气管的高反应性，也可用于过敏性鼻炎、溃疡性结肠炎及其他胃肠道过敏性疾病。曲尼司特的作用机制与色甘酸钠相似。这两种药物分子中均含有羧基，为酸性抗过敏药。

色甘酸钠　　　　　　　　曲尼司特

酮替芬除具有 H_1 受体拮抗剂作用外，还有过敏介质阻释作用。该阻释作用是通过抑制

肥大细胞摄取胞外 Ca^{2+} 和抑制胞内 Ca^{2+} 的释放，避免胞内 Ca^{2+} 增加而造成的组胺释放的启动。具有此类过敏介质阻释作用的药物还有特非那定、美喹他嗪等，它们的分子结构中一般具有疏水性的芳环和亲水性的氨基，为碱性抗过敏药。过敏介质释放抑制剂分子中的疏水基能与肥大细胞膜磷脂的疏水区相互作用，使细胞膜的流动性降低从而稳定肥大细胞膜，减少抗原攻击肥大细胞引起的过敏介质的游离和释放。

典型药物：酮替芬

【药物名称】化学名为 4,9-二氢-4-(1-甲基-4-亚哌啶基)-10H-苯并[4,5]环庚[1,2-b]噻吩-10-酮富马酸盐，又名富马酸酮替芬、甲哌噻庚酮等。

【理化性质】本品常用其富马酸盐，为白色结晶性粉末，无臭，味苦。在甲醇中溶解，在水或乙醇中微溶，在丙酮或氯仿中极微溶解。熔点 191～195℃。

【知识拓展】
合成工艺：(1) 通过 10-甲氧基-4-(1-甲基-4-哌啶基)-4H-苯并[4,5]环庚三烯并[1,2-b]噻吩-4-醇合成酮替芬，收率约 96%。
(2) 通过 10-甲氧基-4H-苯并[4,5]环庚三烯并[1,2-b]噻吩-4-酮合成酮替芬。

【临床应用】对外源性、内源性和混合性哮喘均有预防发作效果，总有效率为 65%～70%。用药后发作次数减少，症状明显减轻。对儿童哮喘的疗效优于成年哮喘。外源性哮喘较内源性哮喘疗效产生快。口服本品（1mg，每日 2 次）的疗效至少与吸入色甘酸钠（20mg，每日 4 次）的疗效相当，最大疗效见于用药后 6～12 周。未见耐受性，中断用药亦未见复发。

【知识链接】
本药有与抗组胺药物相类似的中枢抑制作用，服后可出现倦感、乏力感等。但在程度上比大多数传统的抗组胺药为轻。一般出现于用药初期，不必停药，持续用药一段时间后，中枢抑制反应即逐步减轻乃至消失，与多种中枢神经抑制剂或酒精并用，可增强本品的镇静作用，应予避免。不得与口服降血糖药并用。如正在服用其他药品，使用本品前请咨询医师或药师。

四、过敏介质拮抗剂

白三烯、缓激肽、血小板活化因子等过敏介质的拮抗剂也能作为抗过敏药。

扎鲁司特以天然白三烯为模型化合物，经结构衍化而得。它是有效 LTD_4（白三烯 D_4）拮抗剂，亲和力约为天然配基的 2 倍，可作为轻中度哮喘的有效治疗药物。

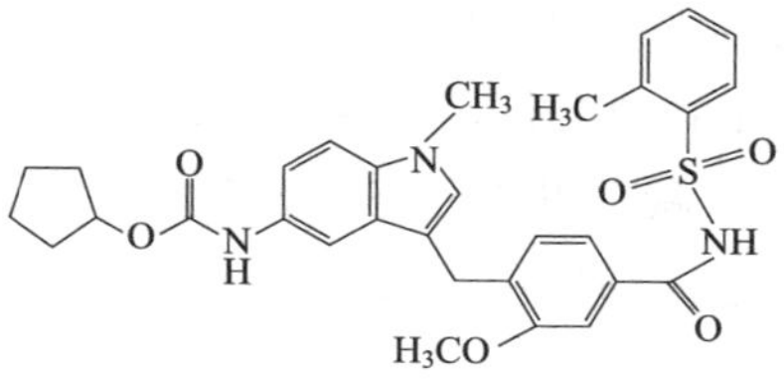

扎鲁司特 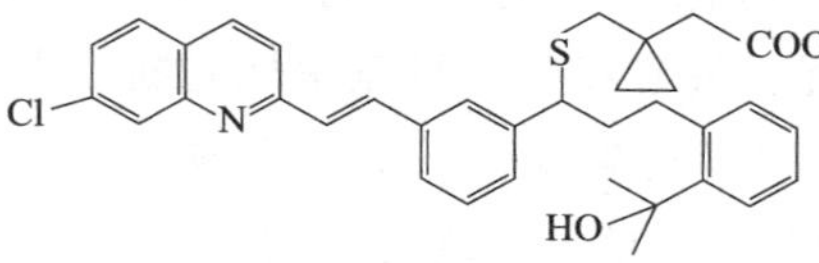　　　　　　　　　　　　孟鲁司特

孟鲁司特和普仑司特为特异性 cysLT 受体拮抗剂，药理作用和临床应用与扎鲁司特相同。

齐留通的主要作用是选择性地抑制 5-LO，从而抑制 LTs 的合成，同时能抑制过敏反应引起的嗜酸性细胞向肺部的浸润，给药后可产生快速支气管扩张作用，明显降低血中嗜酸性细胞的水平，还有扩张支气管和抗炎作用，可作为哮喘的长期用药。

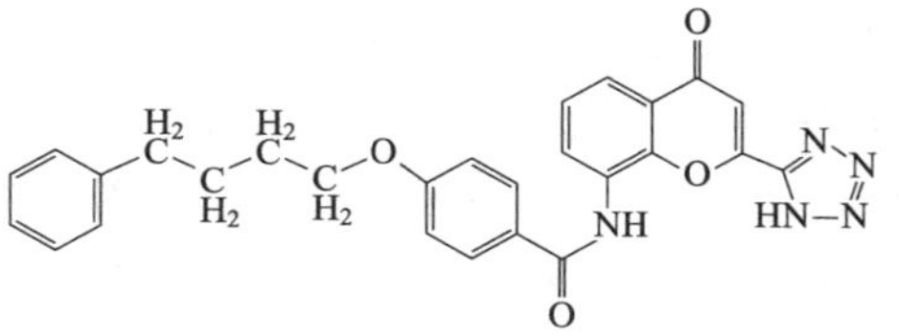

普仑司特 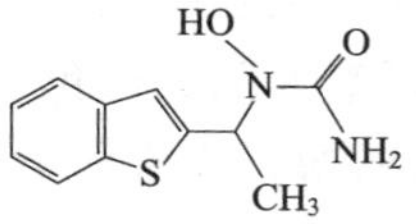　　　　　　　　　　　　齐留通

抗白三烯药物可有效地用于过敏性反应。但白三烯毕竟只是构成过敏反应的过敏介质之一，应从病因出发联合使用其他药物才能全面控制疾病。

肥大细胞内 Ca^{2+} 增加可导致过敏介质释放，Ca^{2+} 进入胞浆也可导致支气管平滑肌收缩，因此钙通道阻断剂可抑制 Ca^{2+} 内流，可作为潜在的治疗过敏性疾病药物。

除 H_1 受体拮抗剂和抗过敏介质药物外，抑制过敏反应还可应用糖皮质激素抗炎症、抑制免疫和抗休克。

第二节　抗溃疡药

消化性溃疡的发病与黏膜局部损伤和保护机制之间的平衡失调有关。损伤因素（胃酸、胃蛋白酶和幽门螺杆菌）增强或保护因素（黏液/HCO_3^- 屏障和黏膜修复）减弱，均可引起消化性溃疡。当今的治疗主要着眼于减少胃酸和增强胃黏膜的保护作用。

抗溃疡药抑制胃酸分泌的三个方面如下：

① H_2 受体拮抗剂、乙酰胆碱受体拮抗剂和胃泌素受体拮抗剂与相应受体分别竞争性结合而拮抗其生理作用，导致胃酸分泌减少。

② 质子泵抑制剂直接抑制质子泵 H^+/K^+-ATP 酶的作用。

③ 前列腺素具有抑制组胺、胃泌素和食物引起的胃酸分泌和保护胃黏膜的作用。

一、H_2 受体拮抗剂

H_2 受体拮抗剂是作用仅次于质子泵抑制剂（PPI）的胃酸分泌抑制药。西米替丁为第一代 H_2 受体拮抗剂，雷尼替丁为第二代，第三代的药物有法莫替丁等。

胃酸分泌抑制药引起的胃内酸度的降低会刺激促胃液素分泌，形成高促胃液素血症，后者刺激胃黏膜中的肠嗜铬样细胞释放组胺,从而竞争性减弱 H_2 受体拮抗剂的抑酸作用。一般在 H_2 受体拮抗剂治疗 3 天内耐受性即可产生。PPI 的抑酸作用不受此影响。此外,丙谷胺结构与促胃液素相似,可竞争性阻断促胃液素受体,减少胃酸分泌。哌仑西平能选择性拮抗胃黏膜的 M_1 胆碱受体,抑制胃酸分泌。两药均曾进入临床用于消化性溃疡的治疗,但因疗效不及 H_2 受体拮抗剂现已少用。

典型药物:法莫替丁

【药物名称】化学名为[1-氨基-3-[[[2-[(二氨基亚甲基)氨基]-4-噻唑基]甲基]硫基]亚丙基]硫酰胺,又名噻唑咪胺、高舒达,通常用其盐酸盐,即盐酸法莫替丁。

【理化性质】本品为白色或类白色的结晶性粉末;味微苦;遇光色变深;在甲醇中微溶,在丙酮中极微溶解,在水或氯仿中几乎不溶,在冰醋酸中易溶。本品的熔点为 160~165℃,熔融时同时分解。

【知识拓展】
合成工艺:采用 S-(2-脒基噻唑-4-甲基)异硫脲二盐酸盐(Ⅱ)和 N-氨磺酰基-3-氯丙脒盐酸盐(Ⅲ)反应制得,即(Ⅱ)和(Ⅲ)的混合物在 25~30℃的氢氧化钠溶液中搅拌反应 1.5h 得 73%法莫替丁。

【临床应用】抑制胃酸分泌作用为西米替丁的 50 倍,作用时间延长 1.5 倍,且无西米替丁的抗雄激素作用。在目前临床应用中,法莫替丁是最有效的高度选择性的 H_2 受体拮抗剂之一。

二、质子泵抑制剂

H^+/K^+-ATP 酶又称为质子泵,分布在胃壁细胞中,该酶催化胃酸分泌的第三步即最后一步,具有排出氢离子、氯离子以及重吸收钾离子的作用,可向胃腔分泌浓度很高的胃酸。质子泵抑制剂(PPI)直接抑制 H^+/K^+-ATP 酶,可以治疗各种原因引起的消化性溃疡。

奥美拉唑和兰索拉唑因为它们都有苯并咪唑的结构,故这类药物被称为苯并咪唑类质子泵抑制剂,这类药物是非竞争性酶抑制剂,它们与 H^+/K^+-ATP 酶发生共价结合,但是这种结合是可逆的。兰索拉唑抑制胃酸分泌作用比奥美拉唑强 2~10 倍。

典型药物:奥美拉唑

【药物名称】 化学名为 5-甲氧基-2-{[(4-甲氧基-3,5-二甲基-2-吡啶基)甲基]亚硫酰基}-1H-苯并咪唑,又名亚砜咪唑。

【理化性质】 白色或类白色结晶性粉末。无臭;遇光易变色。在二氯甲烷中易溶,在甲醇或乙醇中略溶,在丙酮中微溶,在水中不溶;在 0.1mol/L 氢氧化钠溶液中溶解。

【知识拓展】

合成工艺:(1) 5-甲氧基-1H-苯并咪唑-2-硫醇的合成。

(2) 2-氯甲基-3,5-二甲基-4-甲氧基吡啶盐酸盐的合成。

(3) 以 2,3,5-三甲基吡啶为原料,5-甲氧基-1H-苯并咪唑-2-硫醇与 2-氯甲基-3,5-二甲基-4-甲氧基吡啶盐酸盐在碱性条件下,发生 Williams 反应,生成硫醚。间氯过氧苯甲酸(MCPBA)和高碘酸钠是将硫醚氧化成亚砜的常用试剂,该步反应收率在 70% 以上。

【临床应用】 临床上奥美拉唑广泛用于各种酸相关性疾病的治疗。

① 消化性溃疡 能迅速缓解疼痛,促进溃疡愈合。但停药后仍会复发,需配合幽门螺杆菌根除治疗。

② 胃食管反流病 抑制胃酸分泌是目前治疗胃食管反流病(GERD)的主要措施。PPI 可快速缓解症状,促进破损的食管黏膜愈合,疗效优于 H_2 受体拮抗剂。

③ 上消化道出血 止血过程包括血小板聚集、活化和一系列凝血因子的活化与酶促反应,对环境 pH 非常敏感。pH 7.0 最适于止血反应,而胃内的强酸环境则阻碍止血。静脉给予 PPI 能迅速提升并维持胃内 pH 至中性水平,用于各种原因所致的上消化道出血的治疗或预防内镜止血后的再出血。如消化性溃疡出血、各种危重症患者并发的应激性溃疡,可用奥美拉唑 80mg 静脉注射+8mg/h 输注,急性期过后可改口服维持。

④ 根除幽门螺杆菌 PPI 与克拉霉素、阿莫西林或其他抗菌药合用,可降低胃内酸度,减少抗菌药的降解,产生协同抗菌作用,彻底根除胃内幽门螺杆菌。

⑤ 胃泌素瘤和非甾体抗炎药(NSAID)诱发的胃溃疡。

【知识链接】

奥美拉唑为一弱碱,吸收入血后,能迅速扩散进入壁细胞,并在其酸性的分泌小管腔中浓集。现有的 PPI 都为前药,但其活化不需要酶催化,只要在酸性环境中便可完成。其活性产物为带有四环结构的阳离子化合物次磺酰胺,后者可与质子泵 α 亚基中的半胱氨酸残基形成二硫键,不可逆地抑制质子泵的活性,直到合成新的质子泵才能恢复泌酸。因此,虽然奥美拉唑的血浆半衰期仅 1h 左右,但其抑酸作用可持续 24~48h。PPI 的作用具有高度选择性,目前除壁细胞外体内还没有发现其他 PPI 靶细胞。这是由于体内只有壁细胞的分泌小管才具有使 PPI 活化的强酸环境。另一方面,在壁细胞分泌小管中生成的次磺酰胺为带正电荷的阳离子,因离子障不能跨膜扩散返回壁细胞内,故只能抑制壁细胞分泌小管上的活化质子泵,而不会影响位于胞质中的静止质子泵。首次剂量的 PPI 抑制胃酸时间仅有数小时，胃内酸度随着胞质中的静止泵进入分泌小管膜很快恢复。连续用药后，静止泵被消耗，作用时间也相应延长。

三、黏膜保护药

黏膜保护药主要通过促进胃黏液和碳酸氢盐分泌，促进胃黏膜细胞前列腺素的合成，增加胃黏膜血流量，从而发挥预防和治疗胃黏膜损伤、促进组织修复和溃疡愈合的作用。有些药物还兼有一定的抗幽门螺杆菌和抗酸作用。

典型药物：米索前列醇

【药物名称】化学名为（±）(11α,13E)-11,16-二羟基-16-甲基前列烷-9-酮-13-烯-1-酸甲酯。

【理化性质】本品为白色或类白色片。室温中很不稳定，对 pH 和温度极为敏感，在酸性或碱性条件下能脱去 C11 羟基变成 A 型前列腺素，继而异构化为 B 型前列腺素。在热的条件下，则发生热差向异物化变成 8-异物体。但本品在羟丙基甲基纤维素中的分散体系比纯品稳定得多，可在常温下保存。

【知识拓展】
合成工艺：以壬二酸为原料，和二咪唑亚砜反应，生成咪唑的酰化产物，该产物有很强的酰化活性，和丙二酸单甲酯反应后，再酸化脱羧生成 2-[8-(甲氧基羰基) 辛酰基] 乙酸甲酯，再经水解脱羧生成 8-氧代癸酸，和草酸二甲酯环合再脱羧生成 3 位取代的环戊三酮，选择性氢化其中的一个羰基为羟基，经和丙酮缩醛反应后再还原生成 4-羟基-2-(庚酸甲酯-7-基)-2,3-环戊烯酮，最后和有机铝试剂反应得到米索前列醇。该路线复杂，且有些产物的纯化需经色谱分离，总收率不到 1%。

【临床应用】激动胃壁细胞上的前列腺素 E 受体，抑制基础胃酸、组胺、促胃液素、食物刺激所致的胃酸和胃蛋白酶分泌，对阿司匹林等前列腺素合成酶抑制药引起的胃出血、溃疡或坏死具有明显抑制作用。该药对胃黏膜细胞有保护作用，机制包括增加胃黏液和 HCO_3^- 的分泌，增加局部血流量。

主要用于胃、十二指肠溃疡及急性胃炎引起的消化道出血，特别是非甾体抗炎剂引起的慢性胃出血。本药治疗消化性溃疡的疗效与 H_2 受体拮抗剂相近，对 H_2 受体拮抗剂无效者用本药也有效。

典型药物：硫糖铝

【药物名称】化学名为蔗糖八硫酸络合物，又名胃溃宁、迪先、胃笑、舒克菲。

【理化性质】白色或类白色粉末。无臭，几乎无味；有引湿性。在水中、乙醇或氯仿中几乎不溶，在稀盐酸或稀硫酸中易溶，在稀硝酸中略溶。

硫糖铝是蔗糖硫酸酯的碱式铝盐，没有抗酸作用，也不抑制胃酸分泌。其抗溃疡作用有三个方面：①在胃中酸性环境下分解成硫酸化蔗糖和氢氧化铝，与胃黏膜的黏蛋白形成大分子复合物，覆盖于溃疡表面，形成一层保护屏障，阻止胃酸、胃蛋白酶和胆汁酸对溃疡面的渗透、侵蚀。与西咪替丁合用会降低本药疗效。②吸附胃蛋白酶和胆汁酸，抑制其活性。口服治疗剂量的硫糖铝，使胃蛋白酶活性降低约30%。③细胞保护作用。在溃疡区沉积能诱导表皮生长因子积聚，促进胃黏膜合成前列腺素，改善黏液质量，加速组织修复。

【知识拓展】
合成工艺：用正交设计及正交多项式回归分析，寻找硫糖铝合成中蔗糖八硫酸酯碱式铝盐的最佳工艺条件。酯化时蔗糖、氯磺酸、α-甲基吡啶质量比为1：3：10.7，温度56℃，可使其产物含蔗糖八硫酸酯的量达到30%～38%。

【临床应用】主要用于胃和十二指肠溃疡，还用于预防上消化道出血。长期用药可致便秘，偶有恶心、胃部不适、腹泻、皮疹、瘙痒及头晕。禁忌证：习惯性便秘者、肾功能不全者不宜长服。

典型药物：枸橼酸铋钾

【药物名称】化学名为2-羟基丙烷-1,2,3-三羧酸铋钾，又名三钾二枸橼酸铋。

【理化性质】白色至灰白色结晶粉末,味咸,有引湿性。密度:$1.62g/cm^3$,熔点:190~193℃,沸点:488.4℃(760mmHg),闪点:249.2℃,折射率:1.695,水溶解性(25℃):1g/1000mL,在乙醇中微溶。其水溶液为胶体溶液,微碱性,稳定。但和强氧化剂不相容,储存在通风、低温、干燥处。

【知识拓展】
合成工艺:将氢氧化钾和柠檬酸在水中混合,进行反应,得到柠檬酸钾;再将柠檬酸铋、氨水与上述柠檬酸钾混合,进行反应,得到枸橼酸铋钾。

【临床应用】本药能与溃疡基底膜的坏死组织中的蛋白质或氨基酸结合,形成蛋白质-铋复合物,覆盖于溃疡表面起到黏膜保护作用。同时还能促进前列腺素E、黏液、HCO_3^-释放,改善胃黏膜血流及抗幽门螺杆菌的作用。还能与胃蛋白酶发生螯合而使其灭活。

主要用于消化不良、胃和十二指肠溃疡、糜烂性胃炎等,与抗菌药合用根除幽门螺杆菌。服药期间舌、粪可被染黑,偶见恶心、皮疹、轻微头痛。肾功能不良者及孕妇禁用。

胶体果胶铋的胶体性较枸橼酸铋钾强,在酸性介质中形成高浓度溶胶,可在胃黏膜上形成一层牢固的保护膜。该药对受损的黏膜具有高度选择性,且对消化道出血有止血作用,其余与枸橼酸铋钾相似,其不良反应少,常规剂量下一般无肝肾及中枢作用。

典型药物:替普瑞酮

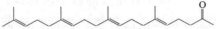

【药物名称】化学名为6,10,14,18-四甲基-5,9,13,17-十九碳四烯-2-酮。

【理化性质】本品为硬胶囊,内容物为白色或微黄色颗粒及粉末。密度$0.872g/cm^3$,沸点(760mmHg)为442.2℃,闪点为168℃。

【知识拓展】
合成工艺:以香叶醇(1)和乙酸香叶酯(4)为原料,化合物(1)经溴化和亚磺酰化反应合成香叶基砜(3),化合物(4)经甲基取代烯丙位氧化、还原和溴化反应合成中间体(6),化合物(3)和(6)在碱作用下偶联生成产物(7),化合物(7)在锂胺溶液中脱除砜基生成香叶基香叶醇(8),化合物(8)再经溴化、烷基化和脱羧反应合成全反式替普瑞酮。

【临床应用】主要用于治疗急、慢性胃炎及胃溃疡,与H_2受体拮抗剂合用疗效优于H_2受体拮抗剂单用。与兰索拉唑、阿莫西林联合治疗幽门螺杆菌阳性的胃溃疡时,治疗率和根除率高。不良反应可见便秘、腹痛、皮疹、皮肤瘙痒等,一般反应较轻,停药可消失。

目标检测

一、单项选择题

1. 苯海拉明、异丙嗪、氯苯那敏等,是目前应用最广泛的非特异性异常抗变态反应药,能与( )竞争效应细胞上的组胺H_1受体,使其不能同H_1受体结合,从而抑制其引起过敏反应的作用。

A. 组织液   B. 组胺   C. 组织细胞   D. 血液

2. （　　）作为药物，可降低毛细血管渗透性，增加致密度，维持神经与肌肉的正常兴奋性，加强心肌收缩力，并有助于骨质形成。

A. 葡萄糖酸钙   B. 葡萄糖   C. 维生素   D. 法莫替丁

3. （　　）主要用于治疗急、慢性胃炎及胃溃疡，与 H_2 受体拮抗剂合用疗效优于 H_2 受体拮抗剂单用。

A. 替普瑞酮   B. 奥美拉唑   C. 法莫替丁   D. 枸橼酸铋钾

二、多项选择题

1. 激动胃壁细胞上的前列腺素 E 受体，抑制基础胃酸、组胺、促胃液素、食物刺激所致的（　　）和（　　）分泌，对阿司匹林等前列腺素合成酶抑制药引起的胃出血、溃疡或坏死具有明显抑制作用。

A. 胃液   B. 胃酸   C. 胃蛋白   D. 胃蛋白酶

2. 倍他司汀对毛细血管的（　　）与组胺相似，但不增加其通透性，能显著增加脑和内耳血流量，消除（　　）水肿，直接抑制前庭神经核多触突Ⅰ型神经元产生的大量冲动，从而消除梅尼埃病的眩晕、耳鸣和耳闭等症状。

A. 疏通作用   B. 扩张作用   C. 面部

D. 内淋巴   E. 外淋巴

3. 替普瑞酮为一种萜烯类化合物，可（　　）胃黏膜修复因子高分子糖蛋白合成，（　　）黏液中磷脂质浓度，提高黏膜的防御能力；促进内源性前列腺素合成及胃黏液分泌，促进黏膜上皮细胞的复制能力，全面保护黏膜。

A. 促进   B. 减少   C. 提高   D. 降低

三、简答题

1. 结合本章内容简要介绍氢氧化铝对人类的贡献。
2. 简述盐酸苯海拉明的不良反应。

第十一章

肾上腺素能药物

【药物化学经典案例】

肾上腺素与新型冠状病毒肺炎

2019年12月以来,湖北省武汉市部分医院陆续发现了多例有华南海鲜市场暴露史的不明原因肺炎病例,现已证实为2019新型冠状病毒(COVID-19)感染引起的急性呼吸道传染病。

新型冠状病毒肺炎重症和危重症患者多出现呼吸困难、心肺功能衰竭,甚至休克,为抢救患者,往往需要大量注射肾上腺素来增强心脏收缩力、升高血压。有的患者甚至要采用体外膜肺氧合(extracorporeal membrane oxygenation, ECMO,俗称"叶克膜""人工肺",是一种医疗急救技术设备,主要用于为重症患者提供持续的体外呼吸与循环)来维持生命。在采用体外膜肺氧合技术维持患者生命的过程中,往往也要用到肾上腺素。肾上腺素具有强心、升高血压的作用,在危重患者抢救、重大手术治疗过程中广泛使用。

肾上腺素是由肾上腺髓质分泌的主要神经递质,在体内可以和肾上腺素受体结合,兴奋肾上腺素受体,从而产生一系列生理效应。

肾上腺素能药物是通过作用于人体内的肾上腺素受体而产生生理效应,根据药物对肾上腺素受体的激动或拮抗作用,肾上腺素能药物可以分为肾上腺素能受体激动剂和肾上腺素能受体拮抗剂。其中肾上腺素能受体激动剂,也称作拟肾上腺素药,和人体肾上腺髓质分泌的肾上腺素作用类似,拮抗剂则不产生激动受体的作用或产生抑制作用,效果与激动剂相反。

第一节 肾上腺素能受体激动剂

肾上腺素能受体分为 α 和 β 两大类,每一类又可分为若干亚型受体。肾上腺素能受体在体内各组织分布广泛,对心血管、呼吸、内分泌系统等具有广泛的生理功能和调节作用(表11-1)。

表11-1 肾上腺素能受体的分布、生理效应和临床应用

受体亚型	受体激动效应	激动剂临床应用	拮抗剂临床应用
α_1	收缩血管平滑肌,增加心收缩力,升高血压,缩瞳	升高血压,抗休克	降压
α_2	抑制去甲肾上腺素释放,降压,抑制脂肪分解	降压	升压
β_1	增强心肌收缩力,升压	强心,抗休克	抗心律失常,抗心绞痛,抗高血压

续表

受体亚型	受体激动效应	激动剂临床应用	拮抗剂临床应用
β_2	舒张支气管、子宫、血管平滑肌,加强糖原分解	平喘,改善微循环	
β_3	分解脂肪,增加耗氧量	肥胖症和糖尿病	

【知识链接】

肾上腺素与急中生智

人在遇到紧急情况时,体内高度自动化应激机制就会分泌大量肾上腺素,能使人呼吸加快提供大量氧气,心跳和血液流动加速,血压升高,血糖升高,从而增加大脑、心脏和骨骼肌的血液供应量,改善大脑的营养供应,使人的注意力集中,思维、理解、反应能力与判断能力立即提高。此即大家说的急中生智。

人在兴奋、情绪高涨时,体内也会大量产生肾上腺素。

一、肾上腺素能受体激动剂的类型

根据药物作用受体与机制不同,肾上腺素能受体激动剂(拟肾上腺素药)分为 α 肾上腺素受体激动剂、β 肾上腺素受体激动剂和 α、β 肾上腺素受体激动剂。

按药物化学结构,拟肾上腺素药可分为苯乙胺类和苯异丙胺类。

二、苯乙胺类肾上腺素能受体激动剂

1. 基本结构与结构特点

苯乙胺类肾上腺素能受体激动剂的基本结构为 β-苯乙胺,多数药物在侧链上含有一个手性碳原子,苯环上有羟基,其中苯环 3,4 位上有羟基的,称为儿茶酚胺。因此苯乙胺类还可进一步分为儿茶酚胺类和非儿茶酚胺类。

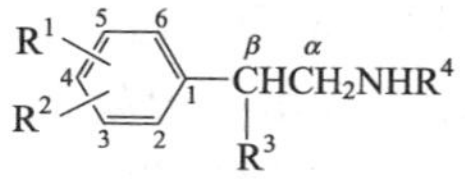

苯乙胺类基本结构

R^1、R^2 为羟基,且在 3、4 位时,为儿茶酚胺类;R^3 多为羟基,R^4 多为烷烃基取代

苯乙胺类主要有肾上腺素、去甲肾上腺素、去氧肾上腺素、异丙肾上腺素、沙丁胺醇、克仑特罗、氯丙那林、多巴胺等。

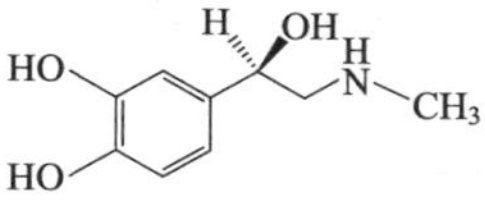

肾上腺素

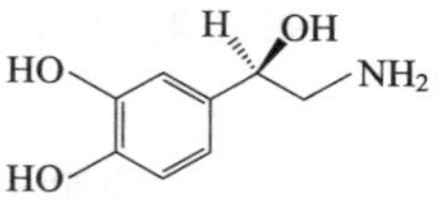

去甲肾上腺素

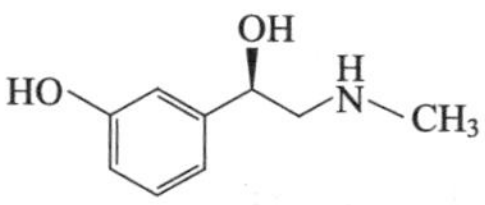

去氧肾上腺素

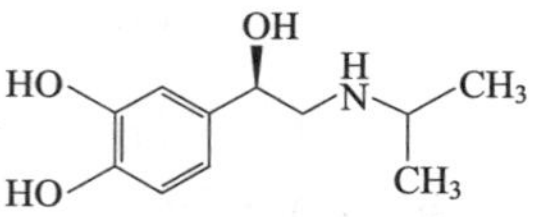

异丙肾上腺素

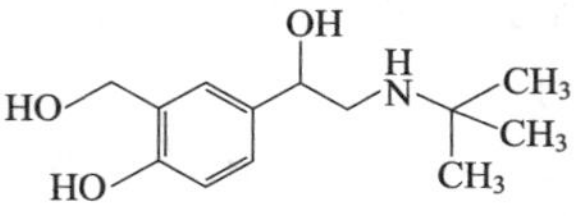

沙丁胺醇

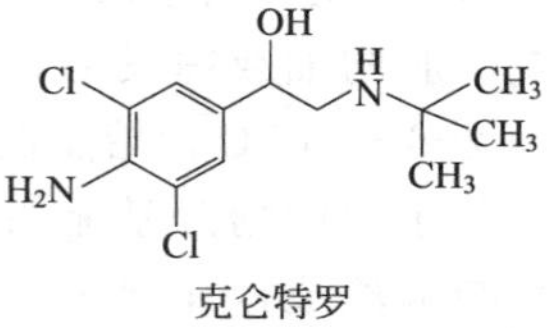

克仑特罗

氯丙那林　　　多巴胺

2. 理化性质

(1) 酸碱性　儿茶酚胺类药物结构中有酚二羟基和氨基，具有酸碱两性，可以与酸或碱成盐。由于儿茶酚胺类药物与碱成盐后不稳定，易氧化；非儿茶酚胺类药物多少显弱碱性，所以药用的注射剂均是与盐酸成盐，临床上不能与碱性注射剂配伍使用。

(2) 稳定性

① 还原性　本类药物含有儿茶酚结构，其水溶液易发生自动氧化而变红，从红色逐渐变为黑色的聚合物，pH 升高、光照、温度升高、微量金属离子、空气、氧化剂等因素均能促进氧化变质，pH 3.0~4.0 时较稳定。本类药物应避光、密闭、阴凉处保存。

② 异构化　含有一个手性碳原子的药物，如肾上腺素、去甲肾上腺素的水溶液室温放置或加热时，会发生一部分左旋体转变为右旋体的消旋化现象，效价降低，pH<4 时，消旋化速度较快。

(3) 显色反应

① 儿茶酚胺类药物与 $FeCl_3$ 试液作用呈不同的绿色（遇碱变为紫色或紫红色），如肾上腺素显翠绿色、异丙肾上腺素显深绿色、去甲肾上腺素显翠绿色。含一个酚羟基的非儿茶酚胺类药物与 $FeCl_3$ 试液作用呈紫堇色。

② 儿茶酚胺类药物可与 H_2O_2 试液作用呈色。肾上腺素显酒红色，异丙肾上腺素显橙黄色，去甲肾上腺素显黄色，依此可将三者加以区别。

(4) 拟肾上腺素药的体内代谢　属于苯乙胺类肾上腺素能受体激动剂的儿茶酚胺类药物的代谢，主要通过单胺氧化酶（MAO）催化氧化脱氨、儿茶酚-O-甲基转移酶（COMT）催化 3 位酚羟基的甲基化来完成。而属于苯异丙胺类肾上腺素能受体激动剂的麻黄碱不具备儿茶酚结构，不被 COMT 所催化代谢，其结构中氨基 α 位引入甲基，增加空间位阻，亦不受 MAO 催化，所以麻黄碱较稳定，不易代谢转化。

【课堂互动】
　　结合儿茶酚胺类药物的结构特点，分析归纳所有影响氧化反应速度的因素有哪些？如何影响？制备其注射剂时应采取哪些措施防止氧化的进行？

典型药物：肾上腺素

【药物名称】 化学名为 (R)-4-[2-(甲氨基)-1-羟基乙基]-1,2-苯二酚，又名副肾碱。

【理化性质】 本品为白色或类白色结晶性粉末；无臭，味苦。本品极微溶于水，不溶于乙醇、乙醚、三氯甲烷、脂肪油或挥发油，易溶于无机酸或氢氧化钠溶液，不溶于氨溶液或碳酸氢钠溶液。熔点为 206~212℃，熔融时同时分解。

本品呈酸碱两性：分子中的酚羟基显弱酸性，可与氢氧化钠成盐而溶解；侧链的脂肪族仲胺结构显弱碱性，可与强酸成盐而溶于水，临床上使用其盐酸盐。

本品水溶液加热或室温放置可发生消旋化，即部分左旋体转变为右旋体，致使药物活性降低。消旋化的速度与溶液 pH 有关，在 pH＜4 时消旋化速度较快。

本品含有邻苯二酚结构，具有较强的还原性，在酸性介质中相对较稳定，在中性或碱性溶液中不稳定，容易被氧化变质。某些弱氧化剂（二氧化锰、升汞、过氧化氢、碘等）或空气中的氧，均能使其氧化，生成肾上腺素红呈红色，并可进一步聚合生成棕色多聚物。

肾上腺素红

日光、加热及微量金属离子均可加速上述反应的发生。为了延缓本品氧化变质，《中国药典》规定本品注射液 pH 为 2.5～5.0；加金属离子配合剂乙二胺四乙酸二钠；加抗氧化剂焦亚硫酸钠；注射用水经惰性气体二氧化碳或氮气饱和，安瓿内同时充入上述气体，100℃流通蒸气灭菌 15min；并且遮光，减压严封，置阴凉处存放。

【临床应用】本品主要用于心搏骤停的急救、过敏性休克、支气管哮喘、局部鼻黏膜充血和齿龈出血等。

【课堂互动】
盐酸肾上腺素注射剂放置一段时间后变为淡粉色，为什么？配置其注射剂时应采取哪些措施增加稳定性？

本品的稀盐酸溶液加过氧化氢试液，煮沸，即显血红色；遇三氯化铁试液即显翠绿色，加氨试液，即变紫色，最后变为紫红色。

本品对 α 受体和 β 受体都有较强的激动作用。在体内易受单胺氧化酶（MAO）、儿茶酚氧位甲基转移酶（COMT）等酶的作用而失去活性，也容易被消化道破坏，故口服无效，临床上以盐的形式供注射使用。

典型药物：重酒石酸去甲肾上腺素

【药物名称】化学名为 (R)-4-(2-氨基-1-羟基乙基)-1,2-苯二酚重酒石酸盐一水合物，又名重酒石酸正肾上腺素。

【理化性质】本品为白色或类白色的结晶性粉末；无臭，味苦。本品易溶于水，微溶于乙醇，不溶于三氯甲烷或乙醚。熔点为 100～106℃，熔融时同时分解，并显浑浊。

本品含有邻苯二酚结构，具有较强的还原性，遇光或空气易变质。故其注射液加抗氧化剂焦亚硫酸钠，并避光保存，避免与空气接触。

本品的水溶液，加入三氯化铁试液即显翠绿色；再缓慢加入碳酸氢钠试液，即显蓝色，最后变成红色。

本品加酒石酸氢钾的饱和溶液溶解后，加碘试液，放置后，加硫代硫酸钠试液，溶液为无色或仅显微红色或淡紫色（与肾上腺素或异丙肾上腺素相区别）。

本品含有酒石酸，加10％氯化钾溶液析出酒石酸氢钾结晶性沉淀。

【临床应用】本品兴奋α受体，具有很强的血管收缩作用。静滴用于治疗各种休克，口服用于治疗消化道出血。

典型药物：沙丁胺醇

【药物名称】化学名为1-(4-羟基-3-羟甲基苯基)-2-(叔丁氨基)乙醇，又名舒喘灵。

【理化性质】本品为白色结晶性粉末；无臭，几乎无味。本品溶于乙醇，略溶于水，不溶于乙醚。熔点为154~158℃，熔融时同时分解。

本品具有酚羟基，其水溶液加三氯化铁试液，振摇，溶液显紫色，加碳酸氢钠试液后，溶液转为橙红色。

本品在弱碱性溶液中被铁氰化钾氧化，再加入4-氨基安替比林生成橙红色缩合物，加三氯甲烷振摇，放置使分层，三氯甲烷层显橙红色。

【临床应用】本品能选择性兴奋平滑肌β_2受体，有较强的支气管扩张作用，不易被代谢失活，因而口服有效，作用时间长。主要用于支气管哮喘、喘息性支气管炎等伴有支气管痉挛的呼吸道疾病。

【知识链接】

瘦肉精——盐酸克仑特罗：盐酸克仑特罗为强效选择性β_2受体激动剂，临床上用于防治支气管哮喘、哮喘型支气管炎、肺气肿等呼吸系统疾病所致的支气管痉挛。20世纪80年代初，美国Cyanamid公司意外发现其有明显的促进生长、提高瘦肉率及减少脂肪的效果，于是其被畜牧业作为瘦肉精使用。但由于其代谢慢，动物体内残留量很大，健康人摄入大量残留盐酸克仑特罗的猪肉可导致中毒，表现为心慌、肌肉震颤、头痛以及脸部潮红等。我国自1997年起严禁肾上腺素受体激动剂药物在饲料和畜牧生产中使用，盐酸克仑特罗列为第一位。

三、苯异丙胺类肾上腺素能受体激动剂

苯异丙胺类肾上腺素能受体激动剂的基本结构为β-苯异丙胺，苯环上无取代基或有一个酚羟基，在丙胺侧链上有两个手性碳，存在两对光学异构体。

R^1为H或OH，R^2多为烷烃基取代

苯异丙胺类基本结构

主要药物有麻黄碱、伪麻黄碱、甲氧明、间羟胺等。

甲氧明　　　　　间羟胺

典型药物：盐酸麻黄碱

【药物名称】化学名为（1R,2S)-2-甲氨基-苯丙烷-1-醇盐酸盐，又名盐酸麻黄素。

【理化性质】本品为白色针状结晶或结晶性粉末；无臭，味苦。本品易溶于水，溶于乙醇，不溶于乙醚、三氯甲烷。熔点为 217～220℃。

(-)-麻黄碱 (1R,2S)　　(-)-伪麻黄碱 (1R,2R)　　(+)-麻黄碱 (1S,2R)　　(+)-伪麻黄碱 (1S,2S)

本品较稳定，遇光、空气、热不易被破坏，比苯乙胺类稳定。

本品的水溶液与碱性硫酸铜试液作用，仲氨基与铜离子形成蓝紫色配合物；加乙醚振摇后，放置，乙醚层即显紫红色，水层变成蓝色。

本品具有 α-羟基-β-氨基结构，可被高锰酸钾、铁氰化钾等氧化生成苯甲醛和甲胺，后者可使红色的石蕊试纸变蓝。

本品的水溶液显氯化物的鉴别反应。

【临床应用】本品的作用与肾上腺激素相似，对 α 受体和 β 受体都有激动作用，与肾上腺激素相比，性质较稳定，口服有效、作用缓慢而温和、持续时间较长。主要用于治疗支气管哮喘、过敏性反应、鼻黏膜肿胀及低血压等。

麻黄碱分子中有两个手性碳原子，故有四个光学异构体，其中仅（-）-麻黄碱(1R,2S)活性最强，（+）-伪麻黄碱(1S,2S)的作用比麻黄碱弱，有间接的拟肾上腺素作用，中枢不良反应小，常用于复方感冒药中，用于减轻鼻黏膜充血。

【课堂互动】

分析比较麻黄碱与肾上腺素的结构、作用特点和化学性质有何不同。

【知识链接】

兴奋剂麻黄碱

麻黄碱是《联合国禁止非法贩运麻醉药品和精神药物公约》附表管制品种。它是一种兴奋剂，也是"冰毒"（甲基苯丙胺）的生产原料。1988年汉城奥运会以及1994年世界杯足球赛上，均有运动员被查出服用了麻黄碱或是因为服用麻黄碱而被禁赛。此后仍有数位世界著名运动员在重大比赛中服用麻黄碱而被禁赛或取消奖牌。

苯丙胺类毒品吸食或注射后，会对中枢神经产生很强的兴奋作用，如含有甲基丙胺衍生物成分的"摇头丸"，除具有兴奋作用外还有致幻和"共鸣"（不能自控的易受外界诱导的过激行为）作用。因此，对麻黄碱（素）的生产、经营和使用必须按《易制毒化学品管理条例》执行。

各药店对含伪麻黄碱成分的新康泰克、日服宁、白加黑等数十种复方感冒制剂、止咳平喘药限量销售，凭身份证，每人每次购买量不得超过5个最小零售包装。临床上使用的肾上腺素类药物多达上百种，主要药物列于表11-2。

表 11-2　肾上腺素能受体激动剂的受体选择性、药理作用及临床应用

典型药物	受体	主要药理作用	临床应用
去甲肾上腺素 肾上腺素 麻黄碱	α、β	拟肾上腺素作用	抗休克,治疗哮喘
去甲肾上腺素 甲氧明 间羟胺	α_1	局部血管收缩	减除鼻黏膜充血
甲基多巴 可乐定 力美尼定	α_2	兴奋突触后 α_2 受体,使心律、心搏出量和外周阻力降低	抗高血压
异丙肾上腺素	β	支气管舒张	治疗心力衰竭,治疗哮喘
多巴酚丁胺 普瑞特罗	β_1	正性肌力和心搏增加	治疗周围血管疾病
沙丁胺醇 特布他林 克仑特罗	β_2	支气管平滑肌舒张	治疗哮喘和支气管痉挛

【拓展提高】
肾上腺素能受体激动剂的构效关系

结构通式为：

$$X-\underset{Y}{\underset{|}{\overset{H}{\overset{|}{\underset{\beta}{C}}}}}-\underset{R^1}{\underset{|}{\overset{H}{\overset{|}{\underset{\alpha}{C}}}}}-NHR^2$$

（1）苯环与侧链氨基之间隔两个碳原子时作用最强，碳链延长或缩短，作用强度下降。

（2）R^1 为甲基时，则为苯异丙胺类如麻黄碱等。甲基的空间位阻使该类药不易受酶的破坏而使稳定性增加，时效延长，但强度减弱，毒性增加。

（3）X 多为一个或两个酚羟基，羟基的存在可使作用增强，但羟基易受体内酶的影响而使作用时间缩短，口服后迅速代谢失活，因此不能口服。如果去掉 X，稳定性增加，作用时间延长，药物的中枢作用增强、外周作用减弱，如麻黄碱。

（4）Y 多为仲醇基，不同光学异构体的活性有显著差异。通常左旋体（绝对构型为 R 构型）活性远大于右旋体。

（5）R^2 的大小可显著影响 α 受体和 β 受体效应。随着烃基的增大，α 受体效应逐渐减弱，β 受体效应逐渐增强。如无烃基取代的去甲肾上腺素，主要表现为 α 受体效应；N-甲基取代的肾上腺素，同时兼有 α 受体和 β 受体效应；N-异丙基取代的异丙肾上腺素，则主要表现为 β 受体效应；N-叔丁基取代的克仑特罗，表现 β_2 受体效应。

第二节 肾上腺素能受体拮抗剂

肾上腺素能受体拮抗剂能通过阻断肾上腺素能神经递质或外源性肾上腺素受体激动剂与肾上腺素能受体的相互作用，产生与肾上腺素能神经递质作用相反的生物活性。根据肾上腺素能受体拮抗剂对 α、β 受体选择性的不同，可分为 α 受体拮抗剂（又称 α 受体阻断剂）和 β 受体拮抗剂（又称 β 受体阻断剂）。

一、α 受体阻断剂

本类药物能抵消儿茶酚胺的收缩血管作用，从而降低血压。根据对受体的选择性，本类药物又可分为两类，即选择性拮抗剂和非选择性拮抗剂。

1. 非选择性 α 受体拮抗剂

非选择性 α 受体拮抗剂可同时拮抗 α_1 受体和 α_2 受体，主要药物有酚妥拉明和妥拉唑林。这类药物在临床上主要用于改善微循环，治疗周围血管痉挛性疾病及血栓闭塞性脉管炎等。

典型药物：甲磺酸酚妥拉明

【药物名称】化学名为 3-{[(4,5-二氢-1H-咪唑-2-基)甲基](4-甲苯基)氨基}苯酚甲磺酸盐。

【理化性质】白色或类白色的结晶性粉末；无臭，味苦。本品易溶于水或乙醇，微溶于三氯甲烷。熔点为 176～181℃，熔融时同时分解。

【临床应用】本品有血管舒张作用，用于外周血管痉挛性疾病及室性期前收缩等。

2. 选择性 α_1 受体拮抗剂

选择性 α_1 受体拮抗剂通过扩张血管降低外周血管阻力，使血压下降并较少引起心动过速的不良反应，具有良好的降压效果，且能口服。该类药物可作为首选抗高血压药。

哌唑嗪是第一个被发现的选择性 α_1 受体拮抗剂，其结构属于喹唑啉类，能通过扩张血管而降低血压。

还有多种喹唑啉类药物，如特拉唑嗪、多沙唑嗪等。

特拉唑嗪　　　　　　多沙唑嗪

坦洛新和吲哚拉明是非喹唑啉类的 α_1 受体拮抗剂，前者用于治疗良性前列腺增生，后者用于治疗原发性高血压、肾性高血压等症。

典型药物：盐酸哌唑嗪

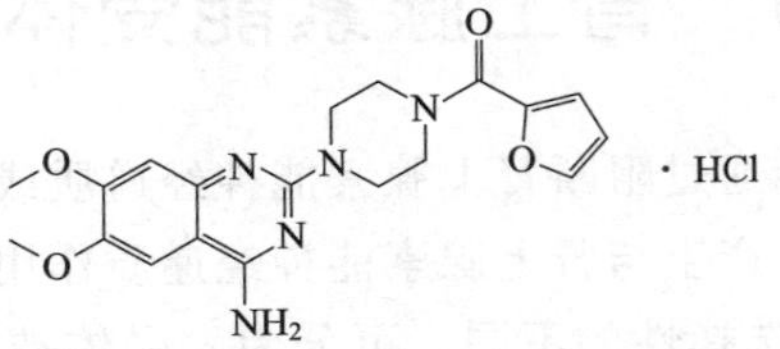

$$\text{结构式} \cdot HCl$$

【药物名称】化学名为 1-(4-氨基-6,7-二甲氧基-2-喹唑啉基)-4-(2-呋喃甲酰基)哌嗪盐酸盐。

【理化性质】本品为白色或类白色结晶性粉末；无臭，无味。本品微溶于乙醇，几乎不溶于水。本品结构中具有氨基，能与 1,2-萘醌-4-磺酸钠反应，生成紫堇色的对醌型缩合物。本品的水溶液显氯化物的鉴别反应。

【临床应用】本品适用于治疗轻、中度高血压，还可用于中、重度慢性充血性心力衰竭及心肌梗死后的心力衰竭的治疗。

【用药监护】　　　　　　哌唑嗪的"首剂现象"

部分患者首次使用哌唑嗪后会发生较为严重的直立性低血压、昏厥和心悸等，即首剂现象。尤其在饥饿、直立性体位或低盐时更易发生。这可能与受体的敏感度有关。为防止首剂现象，可采用以下措施：①首次减少剂量；②睡前服用；③若已用利尿剂降压药者，给药前一天停用利尿剂。

【课堂互动】
试总结唑、嗪的结构特点。

二、β 受体阻断剂

这是 20 世纪 60 年代发展起来的一类治疗心血管疾病的药物，其作用特点是组织内源性儿茶酚胺类物质肾上腺素和去甲肾上腺素与受体结合，减慢心率，减弱心肌收缩力，并降低外周血管阻力，从而减少心肌耗氧量，缓解心绞痛，还具有抗心律失常和抗高血压作用。

1. 分类

目前临床上使用的 β 受体拮抗剂有三十多种。

(1) 按受体选择性分为三种类型
① 非选择性 β 受体拮抗剂，如普萘洛尔、噻吗洛尔。
② 选择性 β_1 受体拮抗剂，如阿替洛尔、美托洛尔、倍他洛尔、醋丁洛尔等。
③ 非典型的 β 受体拮抗剂，兼有 α_1 受体和 β 受体拮抗作用，如拉贝洛尔、阿罗洛尔、赛利洛尔等。

(2) 按化学结构 β 受体拮抗剂分为芳基乙醇胺类和芳氧丙醇胺类　大多数 β 受体拮抗剂为芳氧丙醇胺类。

普萘洛尔

阿替洛尔

美托洛尔

拉贝洛尔

2. β 受体拮抗剂的结构特征
① 分子中都有芳香环结构；
② 芳香环侧链为乙醇胺或丙醇胺；
③ N 原子上有较大体积的取代基，多数为异丙基或叔丁基。

3. 构效关系

(1) **芳环** 在 β 受体拮抗剂基本结构苯乙醇胺类或芳氧丙醇胺类分子中，对芳环部分要求不严格，苯、萘、芳杂环和稠合环均可。在芳氧丙醇胺类中，苯环的对位引入取代基，对 $β_1$ 受体有较高的选择性，如阿替洛尔、美托洛尔等。

(2) **侧链取代基** 侧链 α 位一般无取代基，引入甲基，可增加对 $β_2$ 受体的选择性。

(3) **N-取代基** 侧链氨基上的取代基对 β 受体阻断活性的影响基本上与 β 激动剂平行。N 原子上没有任何取代基的伯胺化合物活性较小，异丙基和叔丁基取代的活性最高。

(4) **手性碳的立体化学** β 受体阻断剂的侧链部分在受体上的结合部位与 β 受体激动剂相同，其立体选择性一致。在苯乙醇胺类中，与醇羟基相连的 β-碳原子 R-构型具有较强的 β 受体阻断作用。而芳氧丙醇胺类中，S-构型的立体结构与苯乙醇胺类 R-构型相当。

4. 临床应用

普萘洛尔游离碱的亲脂性较大（脂水分配系数为 20.40），主要在肝脏代谢，因此肝损害患者慎用。由于它的高脂溶性，易产生中枢效应，还有较强的抑制心肌收缩力和引起支气管痉挛及哮喘的副作用，支气管哮喘患者忌用。

阿替洛尔为目前应用的选择性最高的 $β_1$ 受体拮抗剂之一，对心脏的 $β_1$ 受体有较强的选择性，可使心肌收缩力减弱，心率减慢，对血管和支气管的作用很小。由于其脂溶性很小（脂水分配系数为 0.008），因此与中枢神经系统有关的副作用小，但主要在肾脏消除，因此肾功能不全者慎用。本品适用于支气管哮喘的患者。临床用于治疗高血压、心绞痛和心律失常，作用快速持久。

美托洛尔又名倍他乐克，临床应用的是其酒石酸盐。该药具有 4-甲氧乙基芳氧丙醇胺结构，为选择性的 $β_1$ 受体拮抗剂，其 $β_1/β_2$ 约为 3，抑制 $β_1$ 受体的强度与普萘洛尔相似，但阻断 $β_2$ 受体的作用比普萘洛尔弱，只有其 1/100~1/58。本品有轻度局部麻醉作用，无内源性拟交感活性，临床用于治疗心绞痛、高血压和心律失常等。

拉贝洛尔是第一个获得成功的混合型 α/β 受体拮抗剂类抗高血压药物，用于中、重度高血压的治疗，特别是对妊娠高血压患者安全有效。其不良反应主要为直立性低血压、眩晕、乏力、幻觉等。

典型药物：盐酸普萘洛尔

【药物名称】化学名为 1-异丙氨基-3-(1-萘氧基)-2-丙醇盐酸盐，又名心得安。

【理化性质】本品为白色或类白色的结晶性粉末，无臭，味微甜后苦。熔点为 162～165℃。其溶于水，微溶于三氯甲烷。本品侧链含一个手性碳原子，S 构型左旋体活性强，R 构型的活性仅为左旋体的 1/100～1/50，为避免分离光学异构体或进行不对称合成，药用品为其外消旋体。

本品在碱性条件下较稳定，在稀酸中易分解，遇光易变质。

本品溶液与硅钨酸试液作用生成淡红色沉淀。

本品水溶液显氯化物的反应。

【临床应用】本品主要用于心绞痛、窦性心动过速、心房扑动及颤动等室上性心动过速，也可用于期前收缩和高血压的治疗等。

目标检测

一、单项选择题

1. 不能与 $FeCl_3$ 试液反应呈色的药物是（   ）。
   A. 肾上腺素　　　B. 去甲肾上腺素　　　C. 异丙肾上腺素　　　D. 麻黄碱

2. 下列哪个药物结构中侧链碳原子上无 β-羟基?（   ）
   A. 去甲肾上腺素　　　B. 多巴胺　　　C. 伪麻黄碱　　　D. 麻黄碱

3. 无儿茶酚胺结构的药物是（   ）。
   A. 去甲肾上腺素　　　B. 多巴胺　　　C. 沙丁胺醇　　　D. 异丙肾上腺素

4. 可以口服且给药时效最长的药物是（   ）。
   A. 去甲肾上腺素　　　B. 麻黄碱　　　C. 肾上腺素　　　D. 异丙肾上腺素

5. 含两个手性碳原子的药物是（   ）。
   A. 去甲肾上腺素　　　B. 多巴胺　　　C. 麻黄碱　　　D. 异丙肾上腺素

6. 下列可与碱性硫酸铜试液反应，产生紫色配合物的药物是（   ）。
   A. 去甲肾上腺素　　　B. 多巴胺　　　C. 麻黄碱　　　D. 异丙肾上腺素

7. 属于 β 受体激动剂的药物是（   ）。
   A. 去甲肾上腺素　　　B. 多巴胺　　　C. 异丙肾上腺素　　　D. 普萘洛尔

二、多项选择题

1. 易发生自动氧化而变质的药物有（   ）。
   A. 肾上腺素　　　B. 去甲肾上腺素　　　C. 异丙肾上腺素
   D. 麻黄碱　　　E. 普萘洛尔

2. 下列哪些药物具有儿茶酚胺结构?（   ）
   A. 多巴胺　　　B. 异丙肾上腺素　　　C. 麻黄碱
   D. 肾上腺素　　　E. 阿替洛尔

3. 对肾上腺素能受体激动剂构效关系叙述正确的是（   ）。
   A. 苯环与侧链氨基相隔 2 个碳原子时作用最强

B. 苯环上引入羟基时作用增强
C. 碳原子上引入甲基毒性降低
D. 通常 R-构型光学异构体活性较强
E. 侧链氨基上的烃基增大，β 受体效应增强

4. 引起异丙肾上腺素氧化的外界因素是（　　）。
A. 水　　　　B. 碱性　　　　C. 重金属离子
D. 温度　　　E. 空气

三、问答题

分析为什么麻黄碱比儿茶酚胺类肾上腺素激动剂性质稳定，作用时间更长？

第十二章

内分泌系统疾病用药

【药物化学典型案例】
轰动一时的重症急性呼吸综合征

重症急性呼吸综合征（SARS，也称为非典型性肺炎，简称非典）为一种由 SARS 冠状病毒（SARS-CoV）引起的急性呼吸道传染病，世界卫生组织（WHO）将其命名为重症急性呼吸综合征。本病为呼吸道传染性疾病，主要传播方式为近距离飞沫传播或接触患者呼吸道分泌物传播。

为了抢救生命，糖皮质激素被大量用于非典紧急治疗。糖皮质激素为肾上腺皮质激素类，可以调节内分泌系统，主要影响体内糖代谢，具有广泛的抗炎、免疫抑制、抗风湿和抗休克作用，比较常见的药物有氢化可的松、醋酸地塞米松等，它们在很多复杂疾病治疗中有着广泛应用。

激素又称荷尔蒙，是由高分化的内分泌细胞产生并直接分泌入血液的化学物质，它们对人类的繁殖、生长、发育、代谢、其他各种生理功能、行为变化以及适应内外环境等，都起着重要的调节作用。激素种类繁多，其中在临床应用较多的有前列腺素、肾上腺素、甾体激素、肽类激素等。本章主要介绍甾体激素、调节骨代谢与形成药物及降血糖药。

第一节 甾体激素药物

具有甾体结构的激素统称为甾体激素。甾体激素具有极其重要的医药价值，在维持生命、调节生理功能、影响发育、调节免疫等方面发挥着重要的作用。甾体激素主要包括雌激素、雄激素、孕激素等性激素和盐皮质激素、糖皮质激素等肾上腺皮质激素。

一、类型和基本结构

1. 结构与分类

甾体激素按药理作用分类，可分为性激素和肾上腺皮质激素。其中性激素又分为雌激素、雄激素和孕激素等。

甾体激素的基本结构是环戊烷并多氢菲（甾烷），由四个环构成，其中 A、B、C 三个环均为六元环，D 环为五元环。根据甾烷上取代基的不同，可分别得到雌甾烷、雄甾烷、孕甾烷三个基本母核，并由此又可将甾体激素分为雌甾烷类、雄甾烷类和孕甾烷类。其中雌甾烷类 C13 位有角甲基，编号为 C18，如雌二醇、炔雌醇；雄甾烷类 C13 位、C10 位均有角甲基，编号分别为 C18、C19，如甲睾酮、苯丙酸诺龙；孕甾烷类除 C13 位、C10 位均有角甲基（编号分别为 C18、C19）外，C17 位还有乙基，两个碳编号分别为 C20、C21，如黄体酮、地塞米松。

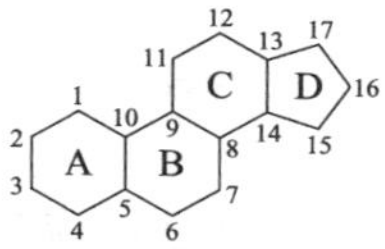

甾烷 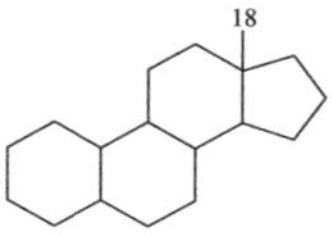　　　　　雌甾烷 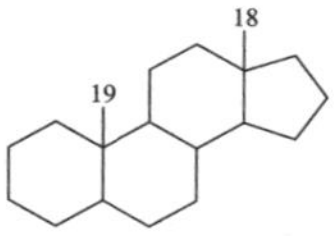　　　　　雄甾烷 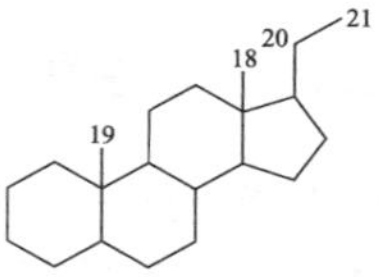　　　　　孕甾烷

2. 命名

甾体激素药物的命名方法有系统命名法以及以类似化合物为母体进行命名两种方法。

(1) 按系统命名法进行命名

基本方法：甾类药物命名时，首先选择一个和被命名药物结构最接近的母核作为母体，然后从被命名药物结构中将母体部分去除后，剩下的基团作为取代基，放在母体前（单键取代基）或母体后（烯或酮基），并在取代基前标明该取代基的位置和构型即可。

在命名时应遵循的规定有：①取代基位于甾环环平面上方，用实线相连，为 β 构型；位于甾环环平面下方，用虚线相连，为 α 构型。②环与原母体相比减少一个甲基或环缩小一个碳原子时，用"去甲基"或"降（nor）"来表示；环扩大比原母体多一个碳原子时，用"高（homo）"表示。③结构中有1个或2个羰基时分别用酮、二酮表示；有1个或2个双键时分别用烯、二烯表示。

举例如下：

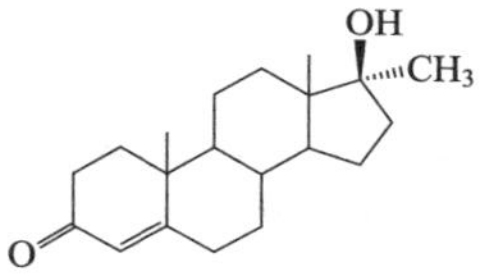

17α-甲基-17β-羟基雄甾-4-烯-3-酮 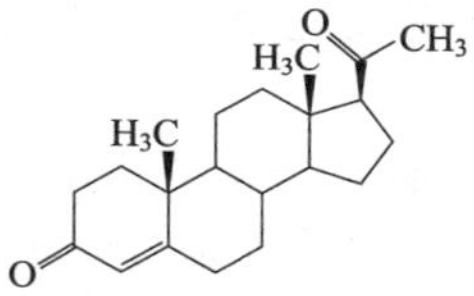　　　　孕甾-4-烯-3,20-二酮

【课堂互动】

　　试命名以下结构：

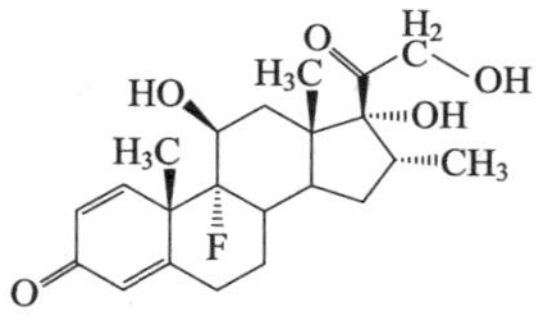

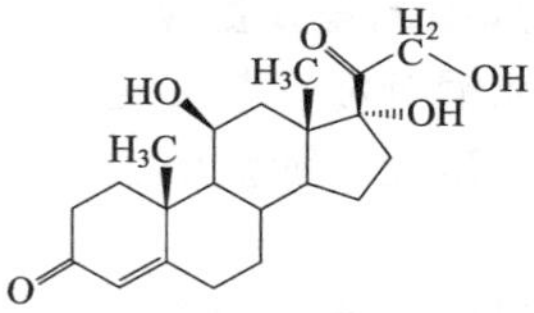

(2) 以类似化合物为母体进行命名　　即先选择一个和被命名药物结构类似的药物作为母体，而后将二者的差异采用以下规则标明即可。

氢化：表示增加两个氢原子；

去氢：表示减少两个氢原子；

失氧：表示少一个氧原子；

△：表示双键。

例如：

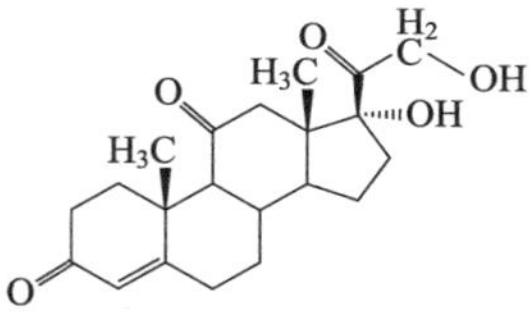

可的松 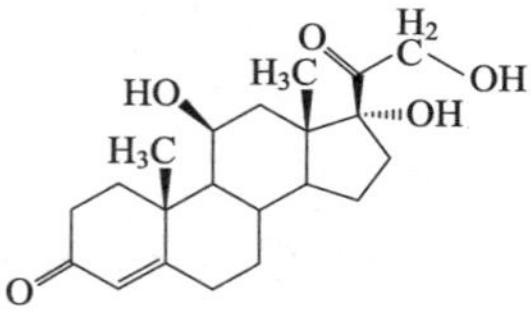　　　　　　　氢化可的松

二、一般性质

1. 呈色反应

(1) 与强酸的呈色反应 甾体激素在与强酸的呈色反应中，与硫酸的呈色反应应用较广。部分常见甾体激素药物与硫酸的呈色反应详见表 12-1。

表 12-1 部分甾体激素药物与硫酸的呈色反应

药物名称	颜色	荧光	加水后的变化
氢化可的松	棕黄至红色	绿色	黄至橙黄,微带绿色荧光
地塞米松	淡红棕色	无	颜色消失
炔雌醇	橙红色	黄绿(反射光)	玫瑰红絮状沉淀
甲睾酮	黄色	黄绿	无变化
炔诺酮	红褐色	黄绿	黄褐色沉淀

(2) 官能团的呈色反应

① C_{17}-α-醇酮基 皮质激素类药物分子结构 C_{17} 位上的 α-醇酮基具有还原性，能与氧化剂四氮唑盐反应而呈色。如醋酸泼尼松在碱性条件下与氯化三苯四氮唑试液反应生成红色。

② 酮基 甾体激素分子结构中含有酮基，如 C_3 酮基和 C_{20} 酮基，能与 2,4-二硝基苯肼、异烟肼等羰基试剂反应呈色。如醋酸可的松醇溶液加新制的硫酸苯肼试液，加热即显黄色。

③ 甲基酮 甾体激素分子结构中含有甲基酮时，能与亚硝基铁氰化钠等反应呈色。其中亚硝基铁氰化钠反应被认为是黄体酮的灵敏、专属的鉴别方法。

④ 有机氟 一些含氟的甾体激素药物如醋酸氟轻松、醋酸地塞米松等，经有机破坏后生成无机氟化物，再与茜素氟蓝及硝酸亚铈反应显蓝紫色。

⑤ 酚羟基 C_3 为酚羟基取代的雌激素，能与三氯化铁试剂反应呈色。

2. 沉淀反应

(1) 含 C_{17}-α-醇酮基的甾体激素 因 C_{17}-α-醇酮基具有较强还原性，能与斐林试剂反应生成砖红色的氧化亚铜沉淀，与多伦试剂反应生成黑色金属银沉淀。

(2) 含炔基的甾体激素 如炔雌醇、炔诺酮，遇硝酸银试液，分别反应生成白色的炔雌醇银盐沉淀和炔诺酮银盐沉淀。

(3) 含有机氯的甾体激素 如丙酸氯贝他索、丙酸贝氯米松中的有机氯，经有机破坏生成无机氯化物，再在硝酸酸性条件下与硝酸银作用，生成白色的氯化银沉淀。

3. 衍生物熔点

利用甾醇、甾酮类药物与一些试剂反应生成酯、肟、缩氨脲，或利用醇制备碱液水解甾体酯类生成相应的母体，然后测定其熔点进行鉴别。

【课堂互动】

仔细观察结构，根据所学知识，你能找出几种方法来区别以上两个药物？

第二节 雌激素

雌激素（estrogens）属雌甾烷类，由雌性动物卵巢分泌产生，是促进雌性动物性器官成熟及第二特征发育的物质。雌激素与孕激素一起完成性周期、妊娠、授乳等方面的作用。其在临床上主要用于治疗雌激素缺乏症、性周期障碍、绝经症状、骨质疏松及乳腺癌、前列腺癌等。它常与孕激素组成复方避孕药。

一、雌激素的结构特征

天然雌激素有雌二醇、雌酮和雌三醇。1923年，科学家发现卵巢提取物能引起动情，不久后从孕妇尿液中分离得到第一个雌性激素——雌酮，后来又分离得到雌二醇和雌三醇。这三种天然雌激素在体内可相互转化。其中雌二醇生物活性最高，雌二醇、雌酮及雌三醇的生物活性强度比为 100∶10∶3。

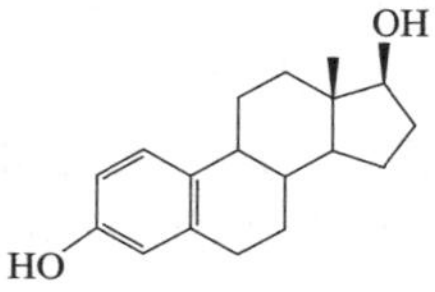

雌二醇 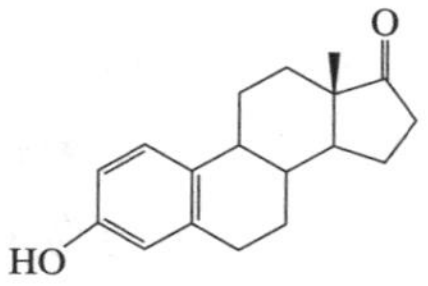　　　　　雌酮 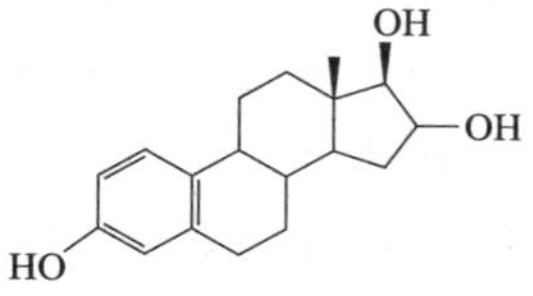　　　　　雌三醇

从结构上看，天然的雌激素除了具有雌甾烷的结构框架外，还具有以下特点：
① A 环是苯环；
② C3 位和 C17 位都是含氧基团取代，通常 C3 位是酚羟基、C17 位是羟基或酮的结构。

二、雌激素的稳定性

天然的雌激素不稳定，容易氧化。雌二醇在胃肠道及肝脏中迅速失活，因此口服无效。若在雌二醇 17α-位引入乙炔基制成炔雌醇，使空间位阻增加，从而阻碍肝脏中酶对药物的代谢破坏，并抵御胃肠道中微生物的降解作用，则可口服，且口服活性是雌二醇的 10～20 倍。若将炔雌醇 3-羟基进一步醚化，如环戊醚化，则不但保留了口服活性，而且醚化后产物的脂溶性增加，药物储存在人体脂肪中缓慢释放，为长效雌激素药物。

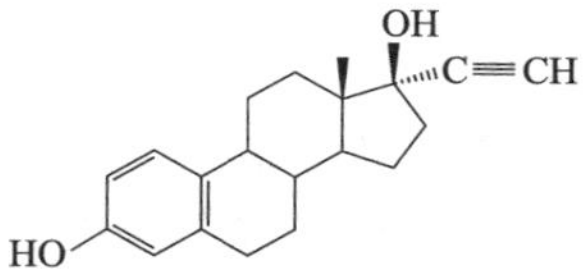

炔雌醇 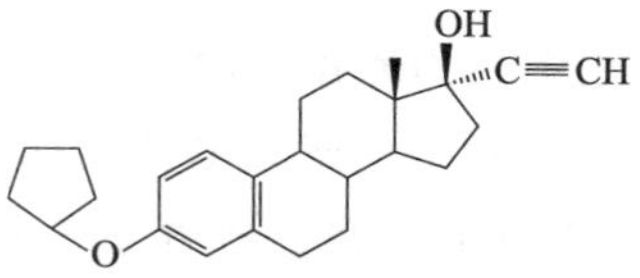　　　　　　　　　炔雌醚

雌二醇的 3-位和 17β-位都有羟基，用羧酸与其成酯制成前药，虽然生物活性减弱，但在体内缓慢水解，释放出雌二醇，可以达到延长作用时间的目的。如苯甲酸雌二醇是 3-位酯，戊酸雌二醇是 17β-位酯。

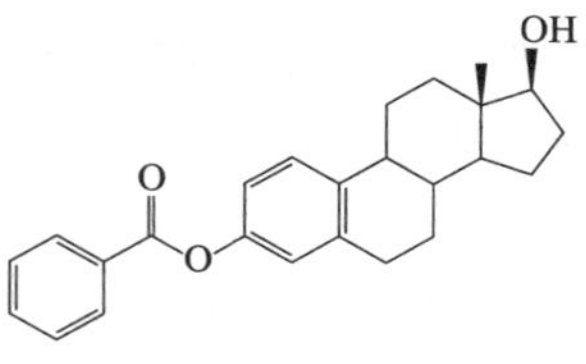

苯甲酸雌二醇 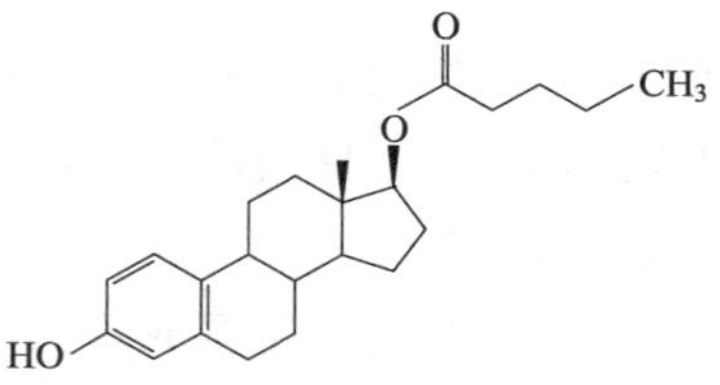　　　　　　　　　戊酸雌二醇

天然雌激素在动物体内含量较少，且来源非常有限，所以人们试图寻找结构简单、制备方便的替代品。

通过对雌激素构效关系的研究发现，甾类对于雌激素是非必需的，3-位和17-位的含氧功能基才是雌激素的药效结构。经过合成和筛选，得到超过30类、1000多种有雌激素活性的非甾体类化合物，其中比较重要的药物是己烯雌酚。己烯雌酚反式立体结构的两个官能团间的距离为0.855nm，与天然雌激素的相同。其作用与雌二醇相近，价格比甾体雌激素便宜，而且可以口服。

己烯雌酚

在研究己烯雌酚类雌激素过程中，发现了三苯己烯类化合物氯米芬，它与雌激素受体有强而持久的结合力，但二者结合体不能进入靶细胞核，不能与染色体适当结合产生雌激素效应，从而达到雌激素拮抗作用。这一发现激发了科学家们的研究兴趣，从其构效关系入手，寻找更具潜力和作用时间更长的化合物。在这一类药物中他莫昔芬因没有严重的不良反应而被广泛用于不育症和乳腺癌的治疗中。

他莫昔芬　　　　　氯米芬

典型药物：雌二醇

【药物名称】化学名为雌甾-1,3,5(10)-三烯-3,17β-二醇。

【理化性质】本品为白色或类白色结晶性粉末，无臭，有引湿性，在水中不溶，在碱性水溶液中可溶解，略溶于乙醇，溶解于二氧六环或丙酮。本品熔点为175～180℃；比旋度为+76°～+83°（乙醇溶液）；在280nm的波长处有最强吸收。本品与硫酸作用显黄绿色荧光。本品结构上有酚羟基，加三氯化铁呈草绿色，再加水稀释，则变为红色。本品因结构上有酚羟基，具还原性，见光易被氧化变质。本品的氢氧化钠溶液与苯甲酰氯反应生成苯甲酸雌二醇，熔点为170～196℃。

【临床应用】本品有极强的生物活性，口服无效，肌内注射给药起效迅速，但作用时间短。常制成霜剂或贴剂通过皮肤吸收，也可制成栓剂用于阴道给药。同时，还可将雌二醇溶解于植物油中制成长效针剂。

本品主要用于治疗卵巢功能不全或雌激素不足所引起的各种症状，如子宫发育不全、功能性子宫出血、月经不调、原发性闭经及绝经期综合征等。

典型药物：己烯雌酚

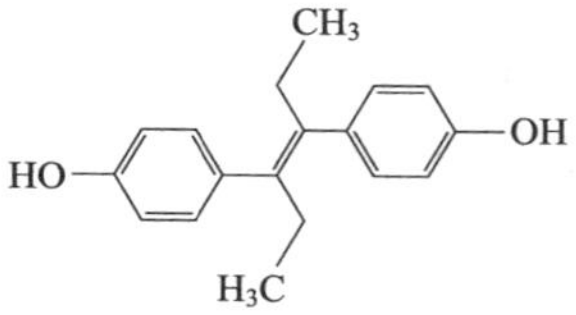

【药物名称】化学名为 (E)-4,4′-(1,2-二乙基-1,2-亚乙烯基)双苯酚，又名乙蔗酚。

【理化性质】本品为无色结晶或白色结晶性粉末；几乎无臭。在水中几乎不溶，溶解于乙醇、乙醚、稀氢氧化钠溶液或脂肪油，微溶于三氯甲烷。本品熔点为 169～172℃。本品反式结构有效，顺式结构无效。本品结构上有酚羟基，具有还原性，见光易被氧化变质。本品和硫酸作用显橙黄色，加水稀释后，颜色即消失。本品的稀乙醇溶液，加三氯化铁溶液，生成绿色配合物，缓缓变成黄色。

【临床应用】本品为人工合成的非甾体类雌激素，口服吸收良好，作用为雌二醇的 2～3 倍。临床主要用于补充体内雌激素不足以及乳腺癌、前列腺癌不能手术治疗的晚期患者。

【课堂互动】
一患者拿着一瓶己烯雌酚片到医院药物咨询处询问药师：该药还在有效期内，能否使用？药师打开药瓶，取出药片发现该药已经变黄，遂告诉患者该药已经变质，不能再用。请问：
1. 药师根据什么判断药物已经变质？
2. 该药容易变质吗？为什么？应如何贮存？
3. 药物在有效期内是否就一定可以继续使用？

第三节　雄激素和蛋白同化激素

雄激素是能促进雄性生殖器官的发育和精子的生成，激发并维持雄性第二性征的物质，同时具有蛋白同化活性，能促进蛋白质合成和骨质形成，使肌肉生长发达、骨骼粗壮。其临床用于内源性激素分泌不足的补充。

同化激素亦称蛋白同化激素，是一种能够促进细胞生长与分化，使肌肉扩增、骨骼及其强度增大的甾体激素，是由天然来源的雄激素经结构改造，降低雄激素活性，提高蛋白同化活性而得到的半合成激素类药物。其临床主要用于治疗病后虚弱及营养不良。

一、雄激素

1931 年，科学家从 15t 男性尿液中提取到 15mg 雄素酮。1935 年，科学家从公牛睾丸中分离出睾酮，活性为雄素酮的 6～10 倍。

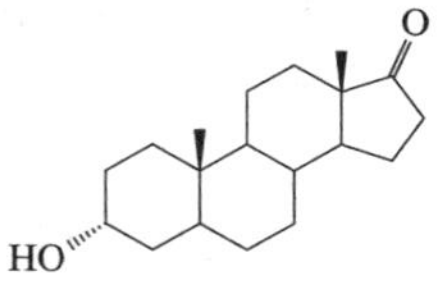

雄素酮 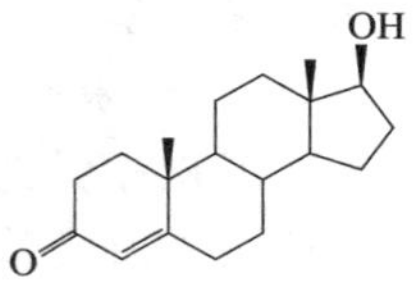　　　　　　睾酮

睾酮作用时间短，为了延长作用时间，将其17β-羟基酯化，按照选用的酸不同，可以得到丙酸睾酮、苯乙酸睾酮等。

丙酸睾酮　　　　苯乙酸睾酮

睾酮易在消化道被破坏，因此口服无效，在17α-羟基位引入甲基后得到甲睾酮，增加空间位阻，使17β-羟基较难被代谢，稳定性增加，可以口服使用。

雄激素除了具有雄甾烷的基本结构，即13位、10位有甲基取代外，还具有以下特征：①3-酮基-4-烯；②17β-羟基，羟基可以被酯化，作用时间延长。

典型药物：甲睾酮

【药物名称】化学名为17α-甲基-17β-羟基雄甾-4-烯-3-酮，又名甲基睾丸素。

【理化性质】本品为白色或类白色结晶性粉末；无臭，无味；微有引湿性。本品易溶于乙醇、丙酮或三氯甲烷，略溶于乙醚，微溶于植物油，不溶于水。本品熔点为163～167℃；比旋度为+79°～+85°（1%的乙醇溶液）。本品加硫酸-乙醇溶解，即显黄色并带有黄绿色荧光。本品遇硫酸铁铵溶液，显橘红色，后变为樱红色。

【临床应用】本品口服给药，为雄激素类药物，能使体内雌激素水平下降，抑制异位子宫内膜组织生长，使其失活萎缩，为治疗子宫内膜异位症的首选药物，并能预防纤维性乳腺炎结节，可使肿块消失、软化。本品主要用于男性性腺功能减退症、无睾症及隐睾症，以及绝经妇女晚期乳腺癌。

【课堂互动】
药品柜台上分别有1瓶外观相似的己烯雌酚片与甲睾酮片，由于受潮，两瓶药的标签掉在了地上。你将如何用化学方法来区分出两瓶药物，依据是什么？

二、蛋白同化激素

睾酮是天然的雄激素，也是最为常见的天然来源的蛋白同化激素。睾酮曾作为同化激素用于临床，但其雄激素作用强，不良反应较大。若将雄激素10位甲基去掉，蛋白同化作用变化不大，但雄激素活性大大降低，常称为19-去甲雄激素，它们是一类很重要的蛋白同化激素。如果将17β-羟基再与苯丙酸酯化，得到苯丙酸诺龙。苯丙酸诺龙同化作用为丙酸睾酮的12倍而且作用时间持久，雄激素活性则较小，其既能促进蛋白质的合成又能抑制氨基酸分解成尿素，并有使钙磷沉积和促进骨组织生长等作用。

对A环进行改造，2位引入取代基或者4位引入卤素，也可以得到一些较好的蛋白同化激素，如羟甲烯龙，蛋白同化作用是甲睾酮的3倍多，而雄激素作用只有其的1/2；司坦唑醇蛋白同化作用是甲睾酮的 30 倍。

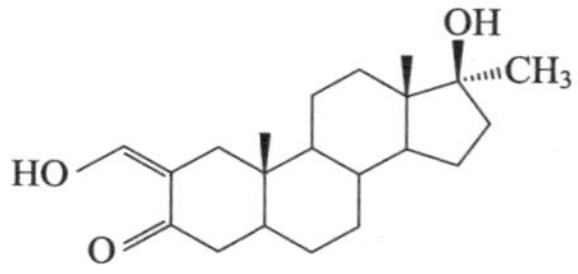

羟甲烯龙 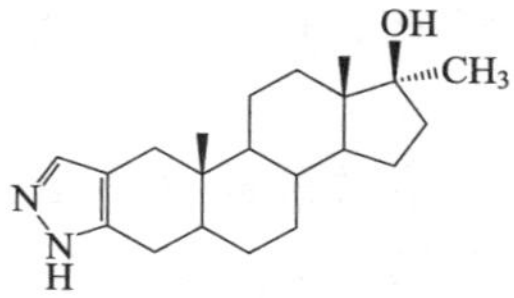　　　　　司坦唑醇

但是做到完全没有雄性活性十分困难，目前雄激素雄性活性仍是蛋白同化激素的主要不良反应。

【知识链接】

蛋白同化激素与兴奋剂

蛋白同化激素又称同化激素，俗称合成类固醇，是合成代谢类药物，具有促进蛋白质合成和减少氨基酸分解的特征，它的主要作用是可以促进肌肉增生，提高动作力度和增强男性的性特征。因为蛋白同化制剂、肽类激素滥用情况较为突出，危害也很大，所以全世界，包括中国在内把蛋白同化制剂、肽类激素都作为兴奋剂目录中的重点品种，加强管制。

典型药物：苯丙酸诺龙

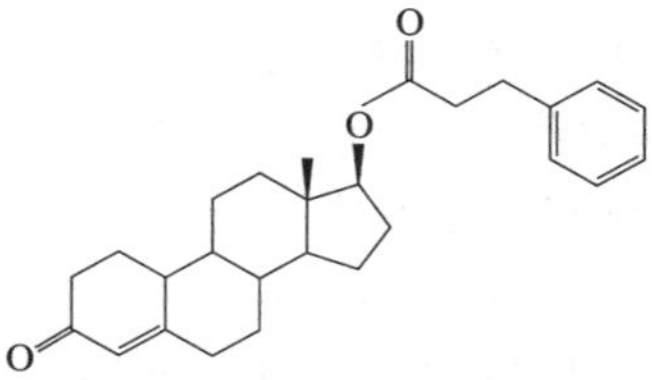

【药物名称】化学名为 17β-羟基雌甾-4-烯-3-酮-3-苯丙酸酯。

【理化性质】本品为白色或类白色结晶性粉末；有特殊臭。本品溶解于甲醇或乙醇，略溶于植物油，几乎不溶于水。本品熔点为 93~99℃；比旋度为 +48°~+51°（1% 的二氧六环溶液）。

本品的甲醇溶液与盐酸氨基脲缩合，生成缩氨脲衍生物，熔点为 182℃（熔融的同时分解）。

【临床应用】本品临床用于慢性消耗性疾病、严重灼伤、骨质疏松、骨折不易愈合、发育不良等。

第四节　孕　激　素

孕激素（progestins）又称"女性激素"，是由卵巢的黄体细胞分泌，以黄体酮（又称孕酮）为主的一类激素。其可促进子宫内膜腺体增长，为接纳受精卵做好准备，又有保胎作用，与雌激素一起共同维持性周期及保持怀孕等。其临床主要用于预防先兆性流产、治疗子宫内膜异位症等妇科疾病。

一、孕激素的结构特征

1903 年，科学家首先发现，将受孕后的黄体移去，会导致妊娠终止。1934 年，从孕妇尿液中分离得到了黄体酮,很快就发现其具有维持妊娠的作用。因黄体酮口服易代谢失活,所以仅能注射给药,因此,获得可口服的长效孕激素,就成了结构改造的主要目的。

第一个口服有效的孕激素药物不是黄体酮的衍生物,而是睾酮的衍生物。在寻找口服雄激素过程中,在睾酮17α-位引入乙炔基得到的炔孕酮,雄激素活性减弱,而口服后孕激素活性比黄体酮强15倍。1944年,科学家发现C19甲基不是产生孕激素活性的必需结构。将炔孕酮C19甲基去掉得到炔诺酮,其活性比炔孕酮更高。后来又合成了一系列睾酮类孕激素,如异炔诺酮、炔诺孕酮等。

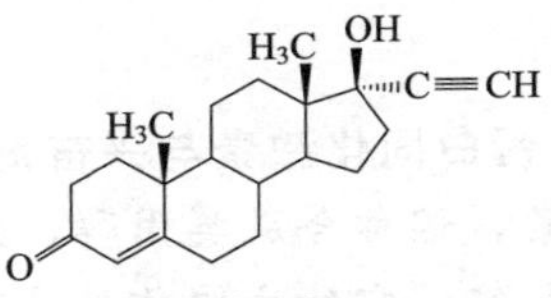

炔孕酮

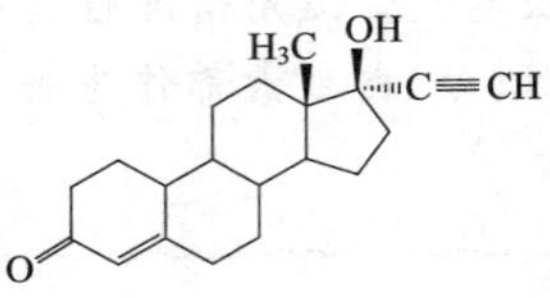

炔诺酮 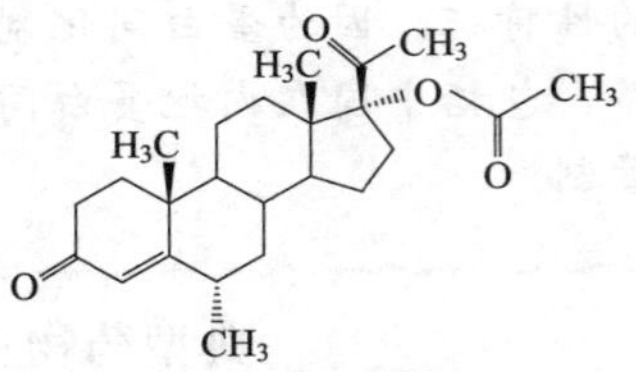　　　　　　　　　　醋酸甲羟孕酮

综上所述,孕激素除了具有孕甾烷的结构特征(即C13、C10、C17均有取代基,其中C13、C10具有1个碳原子的甲基取代基,C17具有2个碳原子的取代基)外,还具有以下结构特征:①C17位两个碳原子的取代基通常是乙酰基或者乙炔基,此处还可以由羟基取代,羟基可以被羧酸酯化成酯;②C3位酮基;③C4、C5之间有双键。

将17α-羟基酯化,得到的化合物口服有活性,如己酸羟孕酮是一种长效避孕药。通过对黄体酮代谢研究发现,孕酮类化合物失活的主要途径是6位羟基化,因此结构修饰主要是在C6位进行。用甲基占据6α-位得到6α-甲基衍生物醋酸甲羟孕酮,由于19-角甲基位阻的关系,使6位羟基更稳定。醋酸甲羟孕酮是强效孕激素,活性是黄体酮的20倍。在此基础上进一步修饰,还可以得到醋酸甲地孕酮和醋酸氯地孕酮,它们的活性分别是黄体酮的12倍和50倍,都是常用的孕激素药物。

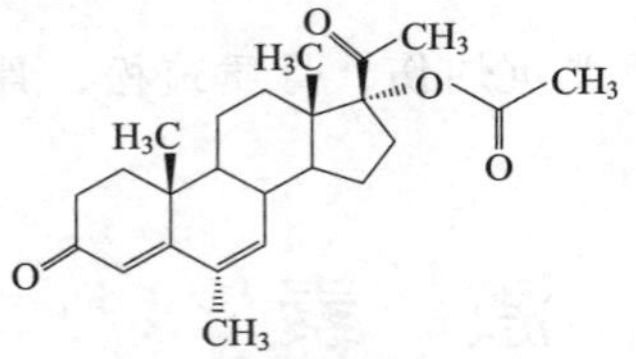

醋酸甲地孕酮 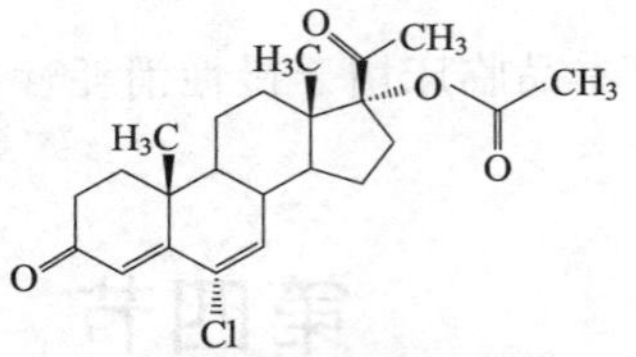　　　　　　　　　　醋酸氯地孕酮

典型药物:黄体酮

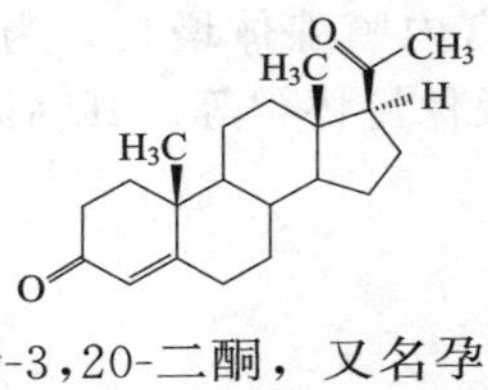

【药物名称】化学名为孕甾-4-烯-3,20-二酮,又名孕酮。

【理化性质】本品为白色或类白色的结晶性粉末;无臭,无味。本品极易溶解于三氯甲烷，溶解于乙醇、乙醚或植物油，不溶于水。本品熔点为 128~131℃；比旋度为 +186°~+198°（1%乙醇溶液）。本品的甲醇溶液，加亚硝基铁氰化钠、碳酸钠及醋酸铵，摇匀，一段时间后，应显蓝紫色。该反应为黄体酮特有的专属鉴别反应。本品与异烟肼缩合生成黄色的异烟腙。

【临床应用】本品具有保胎作用，常用于先兆流产、习惯性流产、子宫功能性出血、月经失调及痛经，与雌激素类药物合用可作避孕药。

典型药物：炔诺酮

【药物名称】化学名为 17β-羟基-19-去甲-17α-孕甾-4-烯-20-炔-3-酮。

【理化性质】本品为白色或类白色的结晶性粉末；无臭，味微苦。溶解于三氯甲烷，略溶于丙酮，微溶于乙醇，不溶于水。本品熔点为 202~208℃；比旋度为 −37°~−32°（1%的丙酮溶液）。本品的乙醇溶液遇到硝酸银试液，产生白色炔诺酮银盐沉淀，即

【临床应用】本品临床用于治疗功能性子宫出血、女性不孕症、子宫内膜异位症等，并与炔雌醇合用作为短效口服避孕药。

二、抗孕激素

抗孕激素（antiprogestins）是指与孕激素竞争受体并拮抗其活性的化合物，是终止早孕的重要药物。

1982 年，报道了第一个抗孕激素米非司酮，它能干扰早孕并终止妊娠，但是有抗糖皮质激素活性。另外一个抗孕激素奥那司酮的抗糖皮质激素活性较低。

典型药物：米非司酮

【药物名称】化学名为 11β-[4-(N,N-二甲氨基)-1-苯基]-17β-羟基-17α-(1-丙炔基)-雌甾-4,9-二烯-3-酮。

【理化性质】本品为淡黄色结晶性粉末，熔点为 192~196℃，比旋度为 +124°~+129°。本品在二氯甲烷、甲醇中易溶，在乙醇、乙酸乙酯中溶解，在水中几乎不溶。

【临床应用】本品主要用于抗早孕，也可用于紧急避孕。本品与前列腺素类似物米索前列醇合用，抗早孕有良好效果。

三、甾体避孕药

口服甾体避孕药（contraceptives），是通过阻断生殖过程某个环节（排卵、受精、着床等），达到避孕或终止妊娠目的的一类药物。目前临床上常用的口服甾体避孕药多为孕激素和雌激素的复合剂型。

甾体避孕药按药理作用分为：①抗排卵；②改变宫颈黏液的理化性质；③影响孕卵运行；④抗着床及抗早孕。按剂型和使用方法，包括复合避孕药、单纯孕激素避孕药、事后避孕药等。

典型药物：炔雌醇

【药物名称】化学名为 3-羟基-19-去甲-17α-孕甾-1,3,5(10)-三烯-20-炔-17-醇。

【理化性质】本品为白色或类白色的结晶性粉末；无臭。本品易溶于乙醇、丙醇或乙醚，溶解于三氯甲烷，不溶于水。本品熔点为 180~186℃；比旋度为 -31°~-26°（1%吡啶溶液）。本品和硫酸作用显橙红色，在反射光线下出现黄绿色荧光，将此溶液倾入水中，产生玫瑰红色絮状沉淀。

本品的乙醇溶液遇硝酸银试液生成白色炔雌醇银盐沉淀。

【临床应用】本品为口服、高效、长效雌激素，活性为雌二醇的 7~8 倍、为己烯雌酚的 20 倍，临床用于月经紊乱、子宫发育不全、前列腺癌等。

本品和孕激素配伍组成各种复方制剂，用作口服避孕药，对抑制排卵有协同作用，可增强避孕效果。

【课堂互动】
请根据炔雌醇的结构与性质，分析该药正确的储存保管方法。

第五节　肾上腺皮质激素

肾上腺皮质激素（adrenocorticoids），是肾上腺皮质受脑垂体前叶分泌的促肾上腺皮质激素（ACTH）刺激所产生的一类激素；按其生理功能可分为糖皮质激素（影响体内糖代谢）和盐皮质激素（影响体内水盐代谢）。

早在 19 世纪中叶，人们已发现 Addison's 病与肾上腺皮质功能有关。1972 年，科学家用肾上腺提取物来治疗患者。后来，逐渐分离得到了可的松、氢化可的松、皮质酮、醛固酮等化合物。其中皮质酮和醛固酮影响体内水、盐代谢，称为盐皮质激素；可的松和氢化可的松，调节糖、脂肪和蛋白质的生物合成和代谢，称为糖皮质激素，临床作用广泛。下面主要介绍糖皮质激素。

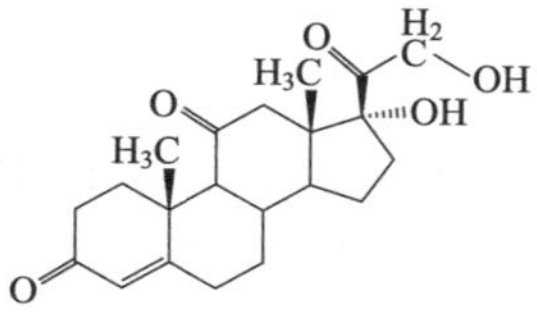

可的松 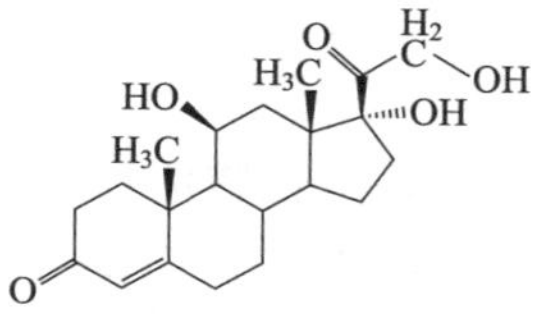　　　　氢化可的松 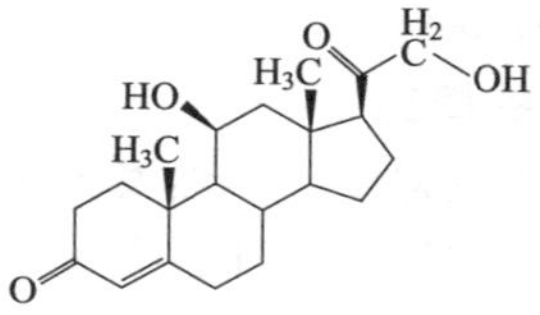　　　　皮质酮 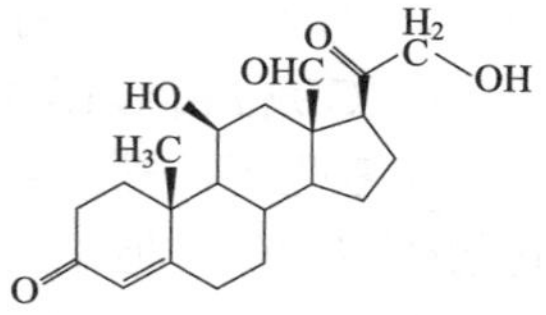　　　　醛固酮

> 【知识链接】
>
> **糖皮质激素的"四抗"**
>
> 糖皮质激素的药理作用主要可归纳为"四抗",即抗炎、抗毒、抗免疫和抗休克作用。
>
> (1) 抗炎　对各种原因引起的炎症都有抑制作用,主要用于改善炎症早期的红、肿、热、痛等症状,炎症后期防止粘连和瘢痕形成。
>
> (2) 抗毒　表现为针对内毒素解热,改善中毒症状,但不能中和内毒素,对外毒素损伤亦无保护作用。
>
> (3) 抗免疫　对细胞免疫和体液免疫均抑制,但对细胞免疫抑制作用更强,后者在大剂量时才明显。
>
> (4) 抗休克　超大剂量可对抗各种严重休克,特别是中毒性休克。
>
> 此外,糖皮质激素对血液与造血系统、中枢神经系统等也有广泛的影响。

一、肾上腺皮质激素的结构特征

天然皮质激素都具有孕甾烷基本母核,含有$\triangle^4$-3-酮、20-酮、21-羟基功能基,通常同时具有17α-羟基和11-氧(羧基或氧代)的药物为糖皮质激素;而不同时具备的为盐皮质激素。

天然糖皮质激素存在许多不足,如稳定性差、作用时间短、仍有一定的影响水盐代谢的作用等缺点。通过对其结构进行修饰,得到了一些专一性好、副作用小的药物。进行结构修饰的位置主要是:

1. C21位的修饰

C21位羟基易被酯化,稳定性增加,作用时间延长。将氢化可的松的C21位羟基与乙酸酐反应,得到前药醋酸氢化可的松,其稳定性增加,作用时间延长。这种结构修饰在后来出现的糖皮质激素药物中也被广泛采用。

2. C1位的修饰

将可的松和氢化可的松脱氢,在C1,2位形成双键,分别得到泼尼松和泼尼松龙,抗炎作用增加,而副作用降低。目前认为这种修饰使A环构型由半椅式变为船式,提高了与受体的亲和力。

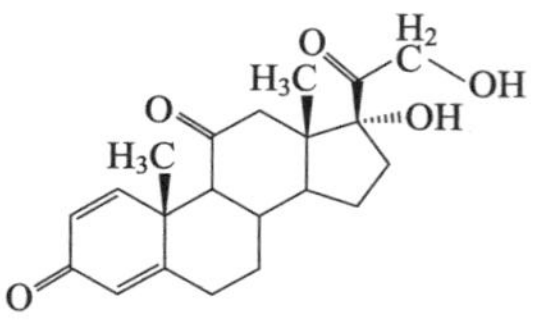

泼尼松 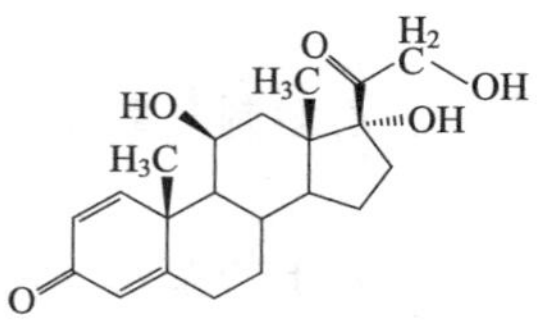　　　　泼尼松龙

3. C6位的修饰

在6α位引入氟原子,抗炎作用大大增加,但盐皮质激素作用也大幅度增加,如醋酸氟

轻松，只能外用，治疗皮肤病。

4. C9 位和 C16 位的修饰

在氢化可的松的合成过程中，偶然发现中间体 9-卤化物活性比母体大大增加，而 9α-氟化物作用最强，但是盐皮质激素活性也大大增强。后来在使用氢化可的松的患者的尿液中发现了 16α-羟基代谢物，其糖皮质激素作用保留，盐皮质激素作用明显降低。1958 年，在此基础上合成得到了曲安西龙，其盐皮质激素作用降低。将曲安西龙的 16α-羟基和 17α-羟基与丙酮缩合后得到曲安奈德，作用更强。

曲安西龙   曲安奈德

用甲基替换 16α-羟基，结果不仅减弱了侧链的降解，还进一步增强了抗炎活性和降低了盐皮质激素作用。引入 16α-甲基的地塞米松和 16β-甲基的倍他米松，都是结构修饰后成功的药物。

地塞米松   倍他米松

二、临床常见药物

典型药物：醋酸地塞米松

【药物名称】化学名为 16α-甲基-11β,17α,21-三羟基-9α-氟孕甾-1,4-二烯-3,20-二酮-21-醋酸酯，又名醋酸氟美松。

【理化性质】本品为白色或类白色结晶或结晶性粉末；无臭，味微苦。本品易溶于丙酮，溶解于乙醇或无水乙醇，略溶于乙醇或三氯甲烷，极微溶解于乙醚，不溶于水。本品熔点为 223～233℃，熔融时同时分解；比旋度为 +82°～+88°（1％二氧六环溶液）。

本品具有 17α-醇酮基，具有还原性，其甲醇溶液与斐林试剂共热，生成砖红色的氧化亚铜沉淀。

本品具有醋酸酯结构，加乙醇制氢氧化钾试液，水浴加热，冷却，加硫酸煮沸，即发生乙酸乙酯的香气。

本品经有机破坏后，呈氟离子的鉴别反应。

【临床应用】本品作用强而持久，具显著的抗炎、抗过敏作用。与可的松相比，其抗炎作用强 30 倍、糖代谢作用强 20～25 倍。其对电解质代谢的副作用轻微，基本不引起水钠潴留。

本品主要用于过敏性与自身免疫性炎症性疾病，如结缔组织病、严重的支气管哮喘、皮炎等过敏性疾病、溃疡性结肠炎、急性白血病、恶性淋巴瘤等。此外，本药还用于某些肾上腺皮质疾病的诊断——地塞米松抑制试验。

> 【课堂互动】
> 简述黄体酮和醋酸地塞米松在结构特点上有什么显著差异？如何用化学方法区别这两种药物？

典型药物：醋酸氢化可的松

【药物名称】化学名为 $11\beta,17\alpha,21$-三羟基孕甾-4-烯-3,20-二酮-21-醋酸酯。

【理化性质】本品为白色或类白色的结晶性粉末；无臭。本品微溶于甲醇、乙醇或三氯甲烷，不溶于水。本品熔点为 $215\sim224℃$，熔融时同时分解；比旋度为 $+158°\sim+165°$（1%二氧六环溶液）。本品加硫酸溶解后，即显黄色至棕黄色，并带绿色荧光。

本品加乙醇溶解后，加新制的硫酸苯肼试液，加热，羰基与肼缩合生成腙，显黄色。

本品加乙醇制氢氧化钾试液，水浴加热，冷却，加硫酸煮沸，即产生乙酸乙酯的香气。

【临床应用】用于抢救危重患者如中毒性感染、过敏性休克、严重的肾上腺皮质功能减退症、结缔组织病、严重的支气管哮喘等过敏性疾病患者，并可用于预防和治疗移植物急性排斥反应。

> 【课堂互动】
> 根据所学知识，试分析醋酸氢化可的松与醋酸地塞米松由于结构改变所导致的药效变化。

第六节 调节骨代谢与形成药物

调节骨代谢与形成药物主要用于防治骨质疏松，包括双膦酸盐类和促进钙吸收药物。此外，甾体激素类药物也有防治骨质疏松的功效。

一、双膦酸盐类

双膦酸盐是焦磷酸盐的类似物，焦磷酸盐结构中心的氧原子被碳原子及其侧链取代，即为双膦酸盐类。其结构通式中 R^1 多为羟基，R^2 可为烷基或取代烷基，烷基末端还可带有芳杂环。双膦酸可与钠离子形成单钠、二钠、三钠和四钠盐，临床药用多为单钠和二钠盐。

双膦酸盐类结构通式

双膦酸盐口服吸收较差，空腹状态生物利用度为 0.7%～6%。食物，特别是含钙或其他多价阳离子的，易与双膦酸盐形成复合物，会减少药物吸收。大约 50% 的药物吸收剂量沉积在骨组织中，并能保存较长时间。药物不在体内代谢，以原型从尿液排出。

依替膦酸二钠具有双向作用，小剂量（每日 5mg/kg）时抑制骨吸收，大剂量（每日 20mg/kg）时抑制骨矿化和骨形成。其临床用于防治各种骨质疏松症，也用于严重的高钙血症特别是恶性肿瘤相关高钙血症的辅助治疗。本品大剂量用于预防和治疗异位骨化，可能出现骨软化症和骨折。

依替膦酸二钠

阿仑膦酸钠为氨基双膦酸盐，其抗骨吸收作用较依替膦酸钠强 100 倍，并且没有骨矿化抑制作用。它可单独或与维生素 D 合用治疗骨质疏松症。消化道症状是口服本品最常见的不良反应。为避免药物刺激上消化道，患者应在清晨、空腹时服药（早餐前至少 30min），用足量水（至少 200mL）整片吞服，然后身体保持立位（站立或端坐）30～60min，服药前后 30min 内不宜进食、饮用高钙浓度饮料及服用其他药物。

利塞膦酸钠主要用于防治绝经后骨质疏松症。其最常出现的不良反应为关节痛和胃肠功能紊乱，为降低消化道反应的危险，应遵守同阿仑膦酸钠一样的用药注意事项。

阿仑膦酸钠　　　　　利塞膦酸钠

二、促进钙吸收药物

促进钙吸收药物主要是维生素 D。维生素 D_3，可促进小肠黏膜、肾小管对钙、磷的吸收，促进骨代谢，维持血钙、血磷的平衡。维生素 D_3 须在肝脏和肾脏两次羟基化，先在肝脏转化为骨化二醇 25-(OH)-D_3，然后再经肾脏代谢为骨化三醇 [1,25-$(OH)_2$-D_3]，才具有活性。由于老年人骨中 1α-羟化酶活性几乎消失，无法将维生素 D_3 活化，骨化二醇和骨化三醇现已开发为药物使用，分别为阿法骨化醇和骨化三醇。阿法骨化醇稳定性较好，可在体内进一步转化为骨化三醇。

第七节　降血糖药

糖尿病（diabetes mellitus，DM）是以慢性高血糖为特征的一组异质性代谢性疾病，由胰岛素分泌缺陷和（或）胰岛素作用缺陷引起，以慢性高血糖伴糖类、脂肪和蛋白质的代谢障碍为特征；主要治疗目标为控制高血糖及纠正代谢紊乱。糖尿病的诊断一般不难，空腹血糖大于或等于 7.0mmol/L，和/或餐后 2h 血糖大于或等于 11.1mmol/L 即可确诊。能有效降低患者血糖的药物称为降血糖药，目前临床上常用的降血糖药按作用机制主要分为胰岛素类、促胰岛素分泌剂、胰岛素增敏剂、α-葡萄糖苷酶抑制剂及其他类等类型。

> 【知识链接】
>
> **糖尿病及糖尿病治疗**
>
> 糖尿病是一种严重危害人类生命和健康的常见慢性进行性疾病，引起糖类、蛋白质、脂肪、水和电解质等一系列的代谢紊乱，伴有许多急、慢性并发症。糖尿病主要分为胰岛素依赖型糖尿病（IDDM，又称为Ⅰ型糖尿病）和非胰岛素依赖型糖尿病（NIDDM，又称为Ⅱ型糖尿病），非胰岛素依赖型糖尿病又分为肥胖型和非肥胖型两种。Ⅰ型和Ⅱ型糖尿病为原发性糖尿病，其发病是由遗传因素和环境因素共同作用的结果，约 90% 的糖尿病患者属于Ⅱ型糖尿病。长期坚持规范治疗包括控制饮食、坚持适量的锻炼、合理用药是治疗糖尿病必须要坚持的原则。当糖尿病患者经过饮食和运动治疗以及糖尿病保健后，血糖的控制仍不能达到治疗目标时，需采用药物治疗。患者可通过口服降血糖药或应用胰岛素控制血糖，治疗过程中要注意避免发生低血糖。

一、胰岛素类

胰岛素（insulin）是由胰腺 β 细胞合成、分泌的一种多肽类激素，根据其来源和化学结构可分为动物胰岛素、人胰岛素和胰岛素类似物。胰岛素根据其作用时间可分为超短效胰岛素、中效胰岛素、长效胰岛素（包括长效胰岛素类似物）和预混胰岛素。胰岛素类似物是利用重组 DNA 技术，通过对人胰岛素的氨基酸序列进行修饰生成的、可模拟正常胰岛素分泌和作用的一类物质，它们具有与普通胰岛素不同的结构、理化性质和药动力学特征，目前已经用于临床的有门冬胰岛素和赖脯胰岛素等超短效胰岛素类似物；精蛋白锌胰岛素、甘精胰岛素和地特胰岛素等为长效胰岛素。它们在减少低血糖发生的危险性方面要优于动物胰岛素和人胰岛素。其中甘精胰岛素具有长效、平稳的特点，为超长效胰岛素制剂类似物，更适合用于基础胰岛素替代治疗。

二、促胰岛素分泌剂

促胰岛素分泌剂可促进胰岛 β 细胞分泌更多的胰岛素以降低机体血糖水平，包括磺酰脲类促胰岛素分泌药，如甲苯磺丁脲、格列本脲、格列吡嗪、格列齐特和格列美脲等（表 12-2）；非磺酰脲类促胰岛素分泌药，如瑞格列奈、那格列奈等。磺酰脲类药物目前仍是Ⅱ型糖尿病主要的治疗药物，而且也是使用最为广泛的药物之一。

表 12-2　磺酰脲类降血糖药

结构通式	取代基		药物名称	主要特点和用途
	R^1	R^2		
R^2-苯环-SO_2-NH-CO-NH-R^1	-CH$_2$-CH$_2$-CH$_3$	-CH$_3$	甲苯磺丁脲	降糖作用弱,持续时间短,仅为 4~6h
	环己基	5-氯-2-甲氧基-N-丙基苯甲酰胺基	格列本脲	活性较强,是甲苯磺丁脲的 200~250 倍

续表

结构通式	取代基 R¹	取代基 R²	药物名称	主要特点和用途
![R²-C6H4-SO2-NH-CO-NH-R¹]	环己基	5-甲基吡嗪-2-甲酰氨基丙基	格列吡嗪	降低餐后血糖作用强
	八氢环戊并吡咯基	—CH₃	格列齐特	作用较强,能维持24h
	环己基甲基	3,4-二甲基-2-氧代-2,5-二氢吡咯-1-甲酰氨基丙基	格列美脲	可以与胰岛素作用,具有长效、高效、剂量小和不良反应小的特点

三、胰岛素增敏剂、α-葡萄糖苷酶抑制剂

胰岛素增敏剂能提高患者对胰岛素的敏感性,改善胰岛素抵抗状态。该类药物按化学结构特点主要分为噻唑烷二酮类和双胍类。α-葡萄糖苷酶抑制剂,如阿卡波糖和米格列醇,它们可在小肠黏膜部位竞争性地抑制 α-葡萄糖苷酶,延缓复合糖水解为葡萄糖的速率,并减缓葡萄糖的吸收,可降低餐后血糖,但并不增加胰岛素的分泌,见表12-3。

表 12-3 胰岛素增敏剂及 α-葡萄糖苷酶抑制剂

结构类型	药物名称	主要特点和用途
噻唑烷二酮类	马来酸罗格列酮	用于治疗饮食控制和锻炼治疗效果仍不理想的Ⅱ型糖尿病
	吡格列酮	可改善胰岛素抵抗患者在外周和肝对胰岛素的抵抗,提高胰岛素对细胞的反应性,并改善体内葡萄糖平衡障碍
双胍类	盐酸二甲双胍	主要是增强胰岛素作用
α-葡萄糖苷酶抑制剂	阿卡波糖	抑制小肠各种 α-葡萄糖苷酶

典型药物:胰岛素

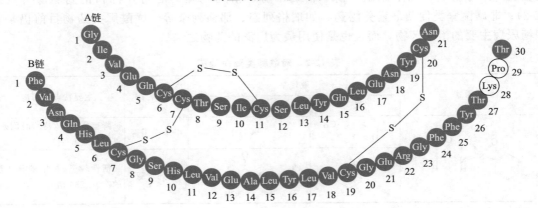

【理化性质】胰岛素为蛋白质,具有酸碱两性,等电点 $pI=5.35\sim5.45$,在强酸、强碱中易被破坏,在微酸性环境中稳定,注射液在室温下保存不易被降解,冷冻下会发生蛋白质变性。胰岛素为白色结晶性粉末,晶形随 pH 变化而变化。

【结构特征】胰岛素由 A、B 两条多肽链组成,A 链是由 21 个氨基酸组成,B 链是由 30 个氨基酸组成。多肽编号从氨基末端开始,多肽链之间通过 A 链的 7 位和 B 链的 7 位半胱氨酸形成一个链间二硫键,又通过 A 链的 20 位和 B 链的 19 位半胱氨酸之间形成另外一个链间二硫键。另外,A 链自身还在 6 位和 11 位之间形成一个链内二硫键。

【临床应用】本品临床上用于胰岛素依赖型糖尿病的治疗,也可用于非胰岛素依赖型糖尿病经饮食控制或用口服降血糖药不能控制的轻、中型糖尿病的治疗。本品口服无效,需要注射给药。

【知识链接】

胰岛素的作用

胰岛素是胰岛的内分泌物,它是胰脏β细胞受内源或外源性物质,如葡萄糖、乳糖、精氨酸和胰高血糖素等的激动而分泌的一种重要多肽激素,对机体的糖代谢、脂肪代谢和蛋白质代谢影响广泛。胰岛素通过增加葡萄糖的利用、加速葡萄糖的氧化和酵解、促进糖原合成和储存,并能促进葡萄糖转变为脂肪,抑制糖原的分解和异生而使血糖降低。因此胰岛素是治疗糖尿病的有效药物。

目前对胰岛素的结构改造主要集中在个别部位的氨基酸上,取得了一定的效果,但并不能完全取代胰岛素。

典型药物:盐酸二甲双胍

【药物名称】化学名为 1,1-二甲基双胍盐酸盐。

【理化性质】本品为白色结晶或结晶性粉末,无臭。本品易溶于水,溶于甲醇,微溶于乙醇,不溶于乙醚和三氯甲烷。

本品结构中的胍基具有强碱性,其 pK_a 为 12.4,但其盐酸盐水溶液 pH 接近中性,为 6.68。

【临床应用】本品主要用于 Ⅱ 型糖尿病患者,尤其是肥胖和单用饮食控制无效者。对正常人血糖几乎无影响,不会引起低血糖。二甲双胍基极性大,在体内很少代谢,几乎以原型形式由尿排出体外。因此,肾功能不良患者禁用,老年人慎用。其副作用为食欲减退、恶心、腹部不适、腹泻等,一般不出现危及生命的乳酸血症,应用较广。

典型药物:格列本脲

【药物名称】化学名为 N-[2-[4-[[[(环己氨基)羰基]氨基]磺酰基]苯基]乙基]-2-甲氧基-5-氯苯甲酰胺，又名优降糖。

【理化性质】本品为白色结晶性粉末；几乎无臭，无味。本品略溶于三氯甲烷，微溶于甲醇或乙醇，不溶于水或乙醚。格列本脲在正常条件下贮存比较稳定，但对湿度比较敏感，其水解过程与其他磺酰脲类药物相似，主要生成磺酰胺等。

【临床应用】格列本脲活性强，是甲苯磺丁脲的 200～250 倍。在体内的代谢主要发生在侧链的脂环对位羟基化，活性下降为母体药物的 15%。仅有部分代谢发生在间位，生成顺式烃基化产物。由于代谢产物经肾和胆汁排泄，肾功能不良者会因排泄缓慢而造成蓄积，因代谢产物尚有部分生物活性，会导致低血糖，老年患者慎用。

典型药物：格列吡嗪

【药物名称】化学名为 5-甲基-N-[2-[4-[[[(环己基氨基)羰基]氨基]磺酰基]苯基]乙基]-吡嗪甲酰胺。

【理化性质】本品为白色或类白色的结晶性粉末；无臭，几乎无味。本品微溶于丙酮，极微溶于乙醇，不溶于水。本品溶解后，可与 10% 亚硝基铁氰化钠溶液反应呈红色。

【临床应用】本品在刺激胰岛 β 细胞分泌胰岛素的同时，还能增强胰岛素对靶组织的敏感性，降低餐后血糖作用强。

本品主要用于单用饮食控制治疗未能达到良好效果的轻、中度非胰岛素依赖型患者。对胰岛素抵抗者可加用本品。

【拓展提高】

第一代和第二代磺酰脲类降血糖药的代谢方式比较

磺酰脲类口服降血糖药都具有苯磺酰脲的基本结构，不同药物的苯环及脲基末端带有不同的取代基，这些取代基导致药物的作用强度及持续时间存在差别。

第一代磺酰脲类的主要代谢方式是苯环上磺酰基对位取代基的氧化。如甲苯磺丁脲，其代谢主要是苯环上磺酰基对位的甲基氧化失活。

第二代磺酰脲类口服降血糖药的化学结构中，大部分在苯环磺酰基对位引入了较大结构的侧链，脲基末端都带有脂环或含氮脂环，其主要代谢方式是脂环的氧化、羟基化而失活。如格列本脲，其主要代谢产物是仍具有 15% 活性的反式 4-羟基格列本脲和顺式 3-羟基格列本脲。

第十二章　内分泌系统疾病用药

目标检测

一、单项选择题

1. 甾体激素药的基本结构是（　　）。
   A. 环戊烷并多氢菲　B. 丙二酰脲结构　　C. 黄嘌呤结构　　D. 异喹啉结构
2. "A环为苯环，C3位为酚羟基"是以下哪一类激素药物的结构特点？（　　）
   A. 雄激素类药物　　　　　　　　　　B. 雌激素类药物
   C. 孕激素类药物　　　　　　　　　　D. 肾上腺皮质激素类药物
3. 取代基位于甾环环平面上方，用粗实线"—"相连，为（　　）。
   A. α 构型　　　　B. β 构型　　　　C. γ 构型　　　　D. ζ 构型
4. 黄体酮属于哪一类甾体药物？（　　）
   A. 雌激素　　　　B. 雄激素　　　　C. 孕激素　　　　D. 盐皮质激素
5. 睾酮在 17α 位增加一个甲基，其设计的主要考虑是（　　）。
   A. 可以口服　　　　　　　　　　　　B. 蛋白同化作用增强
   C. 雌激素作用增强　　　　　　　　　D. 雄激素作用降低
6. 黄体酮灵敏、专属的鉴别反应是（　　）。
   A. 亚硝基铁氰化钠反应　　　　　　　B. 与斐林试剂反应
   C. 与强酸的呈色反应　　　　　　　　D. 有机氟的呈色反应
7. 醋酸地塞米松能与醇制 KOH、H_2SO_4 共热产生香气，是因为该结构上具有（　　）。
   A. 有机氟　　　　B. 醋酸酯结构　　　C. 酮基结构　　　D. 酚羟基结构
8. 己烯雌酚属（　　）。
   A. 雄雌激素　　　B. 孕激素　　　　C. 雌激素药　　　D. 抗生素药
9. 下列甾体类药物中含有雄甾烷母核结构的是（　　）。
   A. 雌二醇　　　　B. 己烯雌酚　　　C. 甲睾酮　　　　D. 苯丙酸诺龙
10. 下列能和三氯化铁试剂反应的药物是（　　）。
    A. 甲睾酮　　　　B. 苯丙酸诺龙　　C. 炔诺酮　　　　D. 己烯雌酚
11. 遇到硝酸银，生成白色银盐沉淀的是（　　）。
    A. 雌二醇　　　　B. 黄体酮　　　　C. 甲睾酮　　　　D. 炔诺孕酮
12. 具有"四抗"作用的激素是（　　）。
    A. 地塞米松　　　B. 雌二醇　　　　C. 甲睾酮　　　　D. 黄体酮
13. ［结构图］是下列哪个药物的结构？（　　）
    A. 雌二醇　　　　B. 黄体酮　　　　C. 甲睾酮　　　　D. 炔诺孕酮
14. 胰岛素注射剂应存放在（　　）。
    A. 冰箱冷冻　　　B. 冰箱冷藏室　　C. 常温下　　　　D. 阳光充足处
15. 以下不能口服的药物是（　　）。
    A. 炔雌醇　　　　B. 炔雌醚　　　　C. 雌二醇　　　　D. 甲睾酮
16. 下列药物中属于磺酰脲类的降血糖药物是（　　）。

A. 马来酸罗格列酮　　B. 吡格列酮　　　　C. 盐酸二甲双胍　　D. 格列本脲

17. 下列常通过注射给药用于Ⅰ型糖尿病治疗的药物是（　　）。

　　A. 阿卡波糖　　　　B. 甲苯磺丁脲　　　C. 胰岛素　　　　　D. 瑞格列奈

18. 下列（　　）药物不是降血糖药的类型。

　　A. 胰岛素类　　　　B. 磺酰脲类　　　　C. 双胍类　　　　　D. 氢氯噻嗪类

19. 该结构为（　　）。

　　A. 格列本脲　　　　B. 盐酸二甲双胍　　C. 吡格列酮　　　　D. 阿卡波糖

二、多项选择题

1. 以下能用硝酸银试剂鉴别的结构有（　　）。

　　A. 盐酸盐、磷酸盐、氢溴酸盐　　　　　B. 巴比妥类药物

　　C. 苯妥英钠　　　　D. 异烟肼　　　　　E. 炔雌酮、炔诺酮

2. 下列甾体类药物中具有4-烯-3-酮结构的是（　　）。

　　A. 雌二醇　　　　　B. 黄体酮　　　　　C. 甲睾酮

　　D. 苯丙酸诺龙　　　E. 醋酸可的松

3. 下列药物中哪些不属于雄激素与蛋白同化激素类？（　　）

　　A. 炔诺酮　　　　　B. 甲睾酮　　　　　C. 米非司酮

　　D. 苯丙酸诺龙　　　E. 曲安奈德

4. 甾类药物按其结构特点可分为（　　）。

　　A. 性激素　　　　　B. 肾上腺皮质激素

　　C. 雌甾烷　　　　　D. 孕甾烷　　　　　E. 雄甾烷

5. 以下能用三氯化铁试剂鉴别的药物有（　　）。

　　A. 雌二醇　　　　　B. 炔雌醇　　　　　C. 己烯雌酚

　　D. 甲睾酮　　　　　E. 炔雌醇醚

6. 格列本脲具有的性质是（　　）。

　　A. 白色结晶性粉末　　　　　　　　　　B. 不溶于水

　　C. 普通条件下性质较稳定　　　　　　　D. 潮湿环境中性质稳定

　　E. 活性是甲苯磺丁脲的200～250倍

7. 下列属于磺酰脲类降血糖药物的有（　　）。

　　A. 甲苯磺丁脲　　　B. 格列本脲　　　　C. 格列吡嗪

　　D. 吡格列酮　　　　E. 马来酸罗格列酮

8. 下列叙述符合盐酸二甲双胍的有（　　）。

　　A. 化学名为1,1-二甲基双胍盐酸盐　　　B. 易溶于水

　　C. 利尿药　　　　　D. 胍基具有强碱性　　　E. 二甲双胍极性较大

三、简答题

1. 甾类激素药物是如何命名的？
2. 甾类激素药物是如何分类的？
3. 在雌二醇结构上引入炔基的目的是什么？
4. 如何用化学方式区别黄体酮和炔诺酮？
5. 降血糖药物分为哪些类型？举例说明。

6. 调节骨代谢与骨形成的药物有哪些类型？举例说明。

四、实例分析

在运动会期间，医院根据有关规定要求严格控制兴奋剂的使用，可药师小李在门诊药房却遇到一名运动员咨询苯丙酸诺龙注射剂用途并欲取用。作为药师，小李应该如何根据规定和药物作用处置好这一事件？

第十三章
药物的构效关系与新药开发

药物的化学结构与生物活性（包括药理与毒理作用）之间的关系，简称构效关系（structure-activity relationships，SAR）。这是药物化学的中心内容之一，也是药物化学和分子药理学长期以来所共同探讨的问题。

随着有机化学、生物化学和药理学等学科的发展及相互融合，特别是近年来分子生物学、分子药理学、量子生物化学等学科的进展使人们对机体的认识从宏观深入到微观的分子水平，这更加促进了对药物构效关系的研究。随着药物和受体相互作用的探讨，以及各类药物构效关系定性和定量研究的不断总结，逐步阐明药物在机体内产生作用的内在联系，显示了药物的化学结构与药物作用的构效关系。这种构效关系的研究已成为现代新药研究和设计的基础。

研究药物的化学结构和理化性质，在药品的生产、制剂、贮存、调配和使用等环节控制药物的质量，保证药物的质量和药物的疗效，防止药物变质引起的副作用和其他不良反应，保证了药物的安全、有效。

任何一类优良治疗药物的开发研究都要经过发现、发展和完善三个阶段，即寻找和发现先导化合物，确定产生生物活性的基本结构，随后从药效学和药代动力学方面对先导化合物进行优化，进而进行构效关系研究，以获得最佳治疗药物。

第一节　药物的化学结构与药效的关系

根据药物化学结构对生物活性的影响程度或药物在分子水平上的作用方式，宏观上将药物分子分为两种类型：非特异性结构药物和特异性结构药物。

非特异性结构药物的生物活性与化学结构的关系相关性较小，而主要受药物的理化性质的影响。如全身麻醉药，从化学结构上看，有气体及低分子量的烃、卤烃、醇和醚等，其作用主要受药物的脂水分配系数的影响。

大多数药物属于特异性结构药物，其生物活性主要受药物的化学结构与受体相互作用关系的影响。这类药物的化学结构稍微改变，就可以影响其药效。

受体是一种具有立体结构的生物大分子，大部分为蛋白质，这些蛋白质由氨基酸组成，主要为糖蛋白和脂蛋白，有时也将酶、核酸和膜聚合体等包括在内，统称为受体。药物与受体的结合可使受体兴奋，传递信息，激活有关生物大分子，产生一系列特定的生化反应。受体对药物的识别主要表现在结构互补和立体化学的选择性方面，因此与受体结合的药物均为特异性结构药物。

药物从吸收进入机体，直到产生作用要经历一系列的过程。药物的体内过程一般分为吸收、分布、代谢和排泄，吸收和排泄过程统称为药物转运，代谢过程则称为生物转化，其过程如图 13-1 所示。

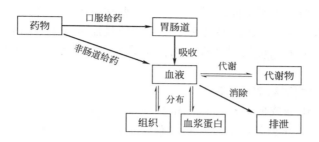

图 13-1 药物的体内过程示意

在对药物进行构效关系研究时发现,具有相同药理作用的药物,其化学结构具有相同或相似的部分,这部分相同或相似的结构称为药效团。如磺胺类药物中均含有 4-氨基苯磺酰胺的基本结构,具有抗菌活性,但磺酰氨基氮上的取代基 R 不同,则抗菌活性不同,作用时间长短不同。

广义的药效团是指药物与受体结合时,在三维空间上具有相似的理化性质(疏水性、电性和立体化学性质),具有相似构象的结构通称为相同的药效团。如吗啡是植物来源的镇痛药,有复杂的五环结构;而哌替啶是人工合成的镇痛药,两者均有镇痛活性,是因为它们在三维空间上有相同的疏水部位和立体构象,均可以与受体作用,产生镇痛作用,这些因素构成了镇痛药的药效团。

不同的药物结构产生不同的药理作用,而药物产生药效的两个决定性因素是药物的理化性质及药物和受体的相互作用。

一、药物的理化性质对药效的影响

药物的理化性质包括溶解度、分解系数、解离度、表面活性、热力学性质和波谱性质等。药物产生药效的决定因素之一是到达作用部位的浓度,而药物到达作用部位必须通过生物膜转运,其通过能力由药物的理化性质和分子结构决定。

1. 溶解度和分配系数对药效的影响

水是生物系统的基本溶剂,药物是通过血液和体液进行转运的,这就要求药物有一定的水溶性,但通过脂质的生物膜又需要有一定的脂溶性。药物的脂水分配系数用 P 表示。P 是药物在有机相中和水相中分配达到平衡时的浓度的比值。

传统的测定脂水分配系数 P 的方法为:药物在适当的有机溶剂(通常为正辛醇)和水中溶解,充分混匀,达到平衡后,再分层成水相和有机相,测定药物在各相中的浓度,c_o 为药物在有机相中的浓度,c_w 为药物在水相中的浓度,P 值越大则脂溶性越高,因该值一般较大,常用 $\lg P$ 表示。向药物分子中引入亲脂性的烃基、卤素和芳环等,一般可增加药物的脂溶性。

脂水分配系数 ($\lg P_{o/w}$) 被定义为:$\lg P_{o/w} = \lg c_o / c_w$。

药物的化学结构决定其水溶性和脂溶性。药物的水溶性大小与分子的极性、所含极性基团数量、形成氢键的能力及晶格能有关。药物的水溶性和脂溶性的大小取决于水溶性基团和脂溶性基团的数量以及分子中原子间的相互影响。

药物化学结构的改变对药物脂水分配系数影响显著。当药物分子中引入烷基、卤素原子、芳环、酯基等时,可以增加药物的脂溶性;反之,如引入亲水性的—COOH、—OH、—NH$_2$ 等极性基团时,则会增加水溶性。一般情况下,脂水分配系数应在一定范围才能显示最好的药效。

由于各类药物的药理作用不同，对于亲脂性的要求也不同，在药物设计中要考虑靶组织对药物的亲脂性要求。如中枢神经系统药物，需要通过血脑屏障，因此，适当增加药物亲脂性，有利于通过血脑屏障，可增强活性；而降低亲脂性，一般不利于通过血脑屏障，活性下降。

2. 酸碱性和解离度对药效的影响

有机药物多数为弱酸或弱碱，在体液中只能部分解离，以解离的形式（离子型，脂不溶）或非解离的形式（分子型，脂溶）同时存在于体液中。通常药物以非解离的形式被吸收，通过生物膜，进入细胞后，在膜内的水介质中解离成解离形式而起作用。

药物的解离常数（pK_a）是药物解离50%时溶液的pH值。

体内不同部位，pH不同，会影响药物的解离程度，使解离形式和未解离形式药物的比例发生变化，这种比例的变化与药物的解离常数和体液介质的pH有关，可通过下式进行计算。

酸性药物：$RCOOH + H_2O \rightleftharpoons RCOO^- + H_3O^+$ $pK_a = pH - \lg\dfrac{[RCOO^-]}{[RCOOH]}$

碱性药物：$RNH_2 + H_2O \rightleftharpoons RNH_3^+ + OH^-$ $pK_a = pH - \lg\dfrac{[RNH_2]}{[RNH_3^+]}$

根据pK_a和pH，可计算出药物在体内离子型与分子型的比率，这决定了药物在胃和肠道中的吸收情况，例如，阿司匹林、维生素C等弱酸性药物，在酸性的胃液中几乎不解离，呈分子型，易在胃中吸收；可待因、麻黄碱、地西泮等弱碱性药物在胃液中几乎全部呈离子型，吸收很少，而在pH较高的肠内易被吸收；完全离子化的季铵类氯化琥珀胆碱，脂溶性小，消化道吸收少，更不容易通过血脑屏障到达脑部。

化学结构的部分改变，有时会对弱酸性或弱碱性药物的解离常数产生较大影响，从而影响药效。如巴比妥类药物，5位有2个烃基取代时，显示出镇静催眠作用，无取代的巴比妥酸或单取代的5-乙基巴比妥酸完全没有镇静催眠作用。这是由于5位的活泼氢可互变异构为稳定的芳环结构，在生理pH为7.4时，呈离子型，不能透过血脑脊液屏障进入中枢神经系统。当5位双取代后就不能转变为芳环结构，pK_a为7.0～8.5，在生理pH下只有部分解离，如苯巴比妥部分以分子型存在，可进入中枢神经系统而发挥作用。

二、药物和受体的相互作用对药效的影响

现代药物研究表明，大多数结构特异性药物与受体形成复合物后才能产生药理作用，结构特异性药物能和特定的受体结合，因此这样的药物选择性强、副作用低。但很多因素都能影响药物与受体间的相互作用，如药物与受体的结合方式、药物的各官能团、药物的电荷分布及立体因素等，这些因素都是进行药物设计时必须考虑并加以计算的。近几十年来，越来越多的受体蛋白被分离出来，针对这些特定的蛋白质进行药物设计，得到特异性药物（针对性强、副作用小、疗效高），这种方法成为现代药物设计的基础。

1. 药物与受体的相互键合作用对药效的影响

药物与受体结合的方式包括以共价键、静电力、氢键、疏水作用力、范德华力等结合以及形成电荷转移复合物等（见图13-2）。

氢键是指药物分子中和C、N、F、O等共价结合的H原子和具有孤对电子的O、N、S、F、Cl等原子间形成的化学键，氢键的键能较弱。氢键是药物和生物大分子作用的最基本化学键合形式，可对药物的理化性质及药物与受体相互间的结合产生较大的影响。在生物

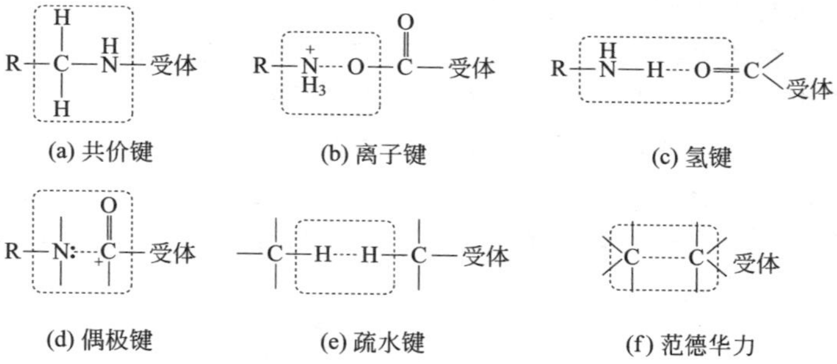

(a) 共价键　　(b) 离子键　　(c) 氢键

(d) 偶极键　　(e) 疏水键　　(f) 范德华力

图 13-2　药物与受体的相互键合作用

大分子脱氧核糖核酸（DNA）和核糖核酸（RNA）的双螺旋结构中，由于嘌呤和嘧啶碱之间形成氢键，增加其稳定性，蛋白质 α-螺旋的三级结构也是通过氢键使其稳定。

存在于分子结构中的羰基、羟基、巯基、氨基，包括某些带电荷的基团，有些是氢键的受体，有些是氢键的供体，而药物分子中常见的羟基和羰基，相互之间形成氢键，降低了体系的总能量。

药物分子与溶剂分子形成氢键，可增加溶解度。若药物分子内或分子间形成氢键，既影响药物的理化性质，如溶解度、极性、酸碱性，又影响药物的生物活性。如水杨酸甲酯，由于形成分子内氢键，用于肌肉疼痛的治疗，而对羟基苯甲酸甲酯的酚羟基则无法形成分子内氢键，能抑制细菌生长。

由于药物分子的脂溶性部分不溶于水，药物亲脂部分与受体亲脂部分相互接近时，根据相似相溶原理，药物和受体容易结合，而这种结合对有极性的水是有排斥的，这种组合称为疏水键或疏水作用。

电荷转移复合物是在电子相对丰富的分子与电子相对缺乏的分子之间通过电荷转移发生键合形成的复合物。在电荷转移复合物中，分子间相距较远（0.3～0.34nm），键能比离子键低，一般为 4.1816～41.816kJ/mol，与氢键键能相近，仅高于范德华力，是一种分子键化合物。其稳定性一般比原化合物高，溶解度也有所改变。小分子和小分子之间或小分子和大分子之间，只要电子云密度相互能供受，相应互补，即可形成电荷转移复合物。

形成电荷转移复合物时，电子相对丰富的分子为电子供体，一般为含有供电子取代基的芳环化合物、多 π 杂环化合物及含孤电子对基团的化合物，电子相对缺乏的分子为电子受体，一般含有较多的吸电子基团，是大部分分子缺电子的化合物。

某些杂环化合物分子中的电子云密度分布不均匀，有些原子附近的电子云密度较高，有些较低，这些分子既是电子给予体，又是电子接受体。如嘌呤类化合物咖啡因，N9 和 2 个羰基氧为电子供体，N1、N3、N7 为电子受体。苯甲酸、水杨酸等的钠盐具有羧基负离子，再加上芳环的大 π 键，是良好的电子供体。故苯甲酸钠与咖啡因可形成电荷转移复合物。

电荷转移复合物的形成可增加药物的稳定性和溶解度。

金属离子配合物由电荷密度低的金属离子和电荷密度高的配位体组成。一个金属离子可以与两个或两个以上配位体，通过离子键、共价键或配位键等形成环状螯合物。目前，金属螯合物在抗肿瘤药物研究中应用较为活跃。

药物与受体往往是以多种键合方式结合的，一般来说，作用部位越多，作用力就越强，而药物活性就越好。

2. 药物的各功能基团对药效的影响

药物的药理作用主要依赖于其化学结构的整体性，但某些特定官能团的变化可使整个分子结构发生变化,从而改变理化性质,进一步影响药物与受体的结合以及药物在体内的转运、代谢,最终使药物的生物活性发生改变。通过分析特定官能团的作用,将局部结构的改变与整体理化性质相联系,可对构效关系有更全面的认识。

一个分子中可能含有多种官能团而具有酸碱两性。如环丙沙星含有一个烷基仲胺和一个羧酸基,因此它既是一个酸,又是一个碱,是一个两性化合物。在胃肠道的不同阶段,有不同的酸碱性,因此环丙沙星有不同的解离形式,在 pH 4.0 时,烷氨基和羧基均被离子化;在 pH 1.0~3.5 时,只有烷氨基离子化。

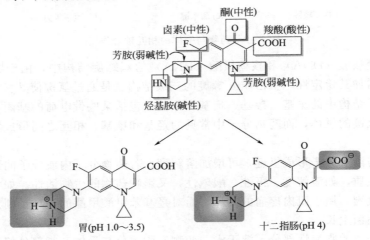

常见官能团对药物药效的影响见表 13-1。

表 13-1　常见官能团对药物药效的影响

功能基	对药效的影响
烷基	增加脂溶性,降低解离度,增加空间位阻,增加稳定性,延长作用时间
卤素	强吸电子基,影响电荷分布、脂溶性及药物作用时间,提高生物活性
羟基	可形成氢键,增加水溶性,减少生物活性,降低毒性
巯基	增加脂溶性,易于吸收,影响代谢
醚和硫醚	氧原子有亲水性,碳原子有亲脂性,有利于药物运转与定向分布,增加生物活性
磺酸基	增加水溶性,生物活性减弱,毒性降低
羧基	增加水溶性,增强生物活性
酯基	增大脂溶性,增强生物活性,易吸收和转运
酰氨基	易与生物大分子形成氢键,易与受体结合,显示结构特异性
氨基	可形成氢键,增加水溶性,提高生物活性

3. 药物电荷分布对药效的影响

受体大多数是蛋白质,蛋白质由氨基酸经肽键结合而成,除肽键外,氨基酸上有各种极性基团,其电子云密度分布是不均匀的,药物的电子云密度分布也是不均匀的,若药物分子的电子云密度分布能与受体的电子云密度分布呈互补状态,则有利于产生静电引力,利于相互作用而结合,形成受体复合物。

机体蛋白质的等电点多在 7 以下,在生理 pH 条件下多以负离子形式存在,而多数药物分子常带有吸电子基团,形成正电中心,可以和受体的负电区域形成复合物而产生药理效应。

在药物结构中引入各种极性官能团，可以改变药物的电子云密度分布，从而影响药物与受体的结合，产生药效变化。

如普鲁卡因氨基供电子，使苯环对位上羧基氧电子密度大，易与受体的正电部位结合（具体参见图 13-3），而硝基卡因，由于硝基的吸电子作用，降低苯环对位羧基氧上的电荷密度，使与受体的结合弱，没有麻醉活性。

图 13-3 普鲁卡因与受体结合示意

4. 立体因素对药效的影响

由蛋白质组成的受体有一定的三维空间结构。在药物与受体的各原子或基团间相互作用时，作用的原子或基团间的距离对于相互之间的引力有重要影响。因此，药物与受体原子或基团的空间互补程度越大，则其特异性越高，作用越强。药物中官能团间的距离、手性中心及取代基空间排列的改变，均能强烈影响药物-受体复合物的互补性，从而影响药物与受体的结合。受体和药物都是三维实体，导致了药物的立体异构，即几何异构和光学异构对药物活性产生较大影响。

（1）几何异构 几何异构是由双键或环等刚性或半刚性系统导致分子内旋转受到限制而产生的。几何异构体的理化性质和生理活性都有较大的差异。几何异构相似的化合物往往会有相似的药理作用，如雌二醇与反式己烯雌酚几何异构相似，后者有较好的雌激素作用。

（2）光学异构 有些药物分子中存在一个或多个手性中心，就有光学异构体存在，互为光学异构体的药物分子药理活性也有所不同。

药物与受体结合时具有较高的立体选择性，如 R-($-$)-异丙肾上腺素作为支气管舒张剂，比 S-($+$)-异丙肾上腺素强 800 倍，这是因为前者与受体有 A、B、C 三个结合部位，而后者只有 A、C 两个结合部位，故活性下降。

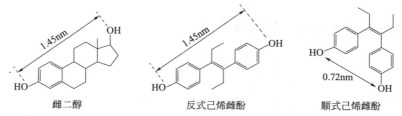

(R)-($-$)-异丙肾上腺素　　　　　　(S)-($+$)-异丙肾上腺素

近年来从在临床上使用的混合异构体药物中，分离单一光学异构体并申报新药的趋势增加，如奥美拉唑分出埃索美拉唑、西替利嗪分出左西替利嗪等，这些单一光学异构体的药物疗效成倍增加，副作用大大减少。从化学角度讲，不同的异构体是不同的化合物，有不同的化学文摘号（CAS 登记号），2000 年以后美国 FDA 批准的新化学实体几乎全为单一的光学异构体。

(3) 构象异构 分子内各原子和基团的空间排列，因单键旋转而发生动态立体异构的现象称为构象异构。这种构象异构体的产生没有破坏化学键而引起分子形状变化。药物分子构象的变化与生物活性有重要关系，因药物与受体间相互作用时，要求其结构和构象产生互补性，把这种互补的构象称为药效构象。

构象对药物分子与受体相互作用时的互补性影响很大，不同构象的药物分子，生物活性有着较大差异。受体的作用部位一般有高度立体选择性，受体只能与药物多种构象中的一种结合。只有被受体识别并与受体结合的构象，才能产生特定的药理作用。如与镇痛药有关的药物吗啡（含有五个环）、左啡诺（含有四个环）、依他佐辛（含有三个环）、哌替啶（含有两个环）等因具有相同的构象，均可和阿片受体结合，从而都具有镇痛作用。

吗啡　　　　左啡诺　　　　依他佐辛　　　　哌替啶

第二节　新药开发

新药研究的主要目的是发明、发现结构新颖并且安全、有效的新药，新药研究的重点是发现先导化合物及优化先导化合物，从而开发出在临床上使用的、可用于治疗各种疾病的安全、有效药物。

一、寻找新药或先导化合物的基本途径

先导化合物简称先导物，是通过各种途径和手段得到的具有某种生物活性和化学结构的化合物，用于进一步的结构改造和修饰，是现代新药研究的出发点。在新药研究过程中，通过化合物活性筛选而获得具有生物活性的先导化合物是创新药物研究的基础。

新药的开发以先导化合物为基础，先导化合物往往是开发某一类新药最早研究的物质，但不一定是临床上使用的药物。新药开发是按照"安全、有效"的原则进行的，先导化合物经过一步步修饰改造，才能成为临床上使用的药物。

随着科学技术的发展，发现先导化合物的途径和方法也越来越多，目前主要有以下几种。

1. 通过偶然事件意外发现

通过偶然事件而意外发现了先导化合物，进一步发展成为一类新型药物，在药物化学发展历史中有很多例子，如青霉素的发现就是经典事例。英国医生弗莱明（Fleming）在 1929 年偶然发现：已接种金黄色葡萄球菌的培养皿被真菌污染，污染物附近有明显的抑菌现象。他由此推测：可能是真菌的代谢产物对金黄色葡萄球菌有抑制或杀灭作用，因此把这种真菌放在培养液中培养，结果培养液有明显的抑制革兰阳性菌的作用。也因此而揭开了青霉素研究的序幕。

2. 从天然药物活性成分中发现先导化合物

人类很早就开始用动植物制品来治疗疾病，天然产物是药物最古老的来源。时至今日，

从天然的动植物和微生物中寻找先导化合物仍然是先导物发现的重要途径。

临床使用的很多药物是从植物或细菌的培养液中提取到的天然活性成分，如镇痛药吗啡、抗肿瘤药喜树碱等是从植物中提取得到的；青霉素、四环素等是由细菌发酵液提取得到的；还有中药青蒿→青蒿素→蒿甲醚、青蒿琥珀酸酯（5倍疗效）等。

青蒿素　　　　蒿甲醚　　　　青蒿琥珀酸酯

微生物的合理开发，也是获得新药和先导化合物的主要来源。自1928年弗莱明发现青霉素以来，数以千计的微生物代谢产物被发现含有生物活性物质，如洛伐他汀是从土曲霉菌的发酵液得到的，经过结构改造，又得到半合成的辛伐他汀。这两个药物在口服后，很快水解成有活性的 β-羟基酸代谢物，其为催化胆固醇合成的限速酶的竞争性抑制剂，从而抑制了胆固醇的合成。二者均为目前常用的降血脂药物。

海洋生物是一个新的药物研究资源。从海洋中采集的海鞘类、贝类、海绵等海洋无脊椎动物，以及硅藻、蓝藻、绿藻类海洋浮游生物，生息在海洋里的菌类等都是科学家寻求生物活性物质的很好材料。

3. 通过观察药物的临床副作用或者老药新用及 Me-too 结构改造

观察临床药物副作用，发现先导化合物，可开发出具有新的治疗作用的药物。如阿司匹林是使用了一百多年的药物，在临床应用过程中发现，长期服用阿司匹林的患者伤口不易愈合，引起流血不止，经研究证实，阿司匹林有抑制血小板凝聚的作用，现在小剂量的阿司匹林用于治疗和预防脑血栓。

西地那非原来是20世纪90年代初辉瑞公司开发的用于治疗心血管疾病的药物，在Ⅲ期临床时发现该药物治疗心肌缺血方面效果不明显，但有使男性勃起的副作用，进一步搞清其作用机理，为磷酸二酯酶5（PDE5）抑制剂，从而开辟出新一类治疗男性功能障碍的药物，目前这类药物已经有3个上市并用于临床。

4. 从药物代谢产物中寻找

药物进入体内后经过吸收、转运、分布、代谢、排泄，在体内发生化学转化。大多数药物在体内代谢的结果主要是失活和排出体外，但有些药物经代谢转化成一些新的仍有活性且毒副作用小的化合物，这样的代谢产物可成为先导化合物。研究药物代谢物是寻找先导化合物的有效途径之一。

例如偶氮化合物百浪多息在体外无抑菌活性，但在人体中可以抑制葡萄球菌的感染。经深入研究发现，百浪多息在体内经P450酶催化转变成活性代谢物磺胺，磺胺就成了磺胺类抗菌药的先导化合物。磺胺类药物大多具有对氨基苯磺酰胺的基本母核，磺酰胺的氨基上的一个氢为各种不同杂环所取代，可得到抗菌活性和作用时间不同的磺胺类抗菌药。

再如在研究抗过敏药物氯雷他定的药物代谢时发现，其代谢物地氯雷他定依然具有较强的 H_1 受体拮抗作用，且副作用小，在体内代谢速度比氯雷他定更慢，故作用时间长，成为第三代抗组胺药物。

氯雷他定 　酶→　地氯雷他定

5. 以体内内源性物质作先导化合物

各种细胞、组织组成了人体的统一机体。人体通过各种生化反应和生理过程来调节机体的正常功能。研究这些生化反应和生理过程，可发现新的先导化合物。在研究哺乳动物内分泌系统时，发现甾体激素为哺乳动物的内源性物质，在维持生命、调节性功能、机体发育、免疫调节、皮肤疾病治疗及生育控制方面有明确的作用。1932~1939 年间，从哺乳动物腺体中获得雌酮、雌二醇、睾酮及皮质酮等化合物的纯品结晶，之后阐明了其化学结构，从此开创了甾体化学和甾体药物化学的新领域。随后，发明用薯蓣皂素为原料进行半合成生产甾体药物，使生产规模扩大，成本降低。肾上腺皮质激素被发现在治疗风湿性关节炎及其在免疫调节上的重要价值，这也使得甾体药物在一定程度上成为临床上的重要药物之一。

6. 基于生物大分子的结构设计得到

随着生命科学的飞速发展，寻找具有生物活性的先导化合物前景广阔。通过研究分子生物学、分子药理学，以作用于体内的酶、受体、离子通道等活性物质为药物靶点，分析其作用机理，可以使药物设计更为合理，这也是发现先导化合物的又一重要途径。

生物体内含有大量生物大分子，这些大分子有各自的生理作用，由于生物技术、分析检测技术及计算机技术的发展，越来越多的受体蛋白质被分离、纯化并结晶出来，特别是这些生物大分子与外源性化合物形成的复合物的结晶，对药物设计有重大意义。用 X 射线单晶衍射技术或核磁共振（NMR）技术，可以得到这些大分子晶体或蛋白质与配体（外源性化合物）所形成的复合物的三维结构，进一步采用计算机分子模拟技术，分析计算受体与药物结合部位的性质，如疏水场、静电场、氢键作用等位点的分布，计算出作用力的大小，分析药效团的模型，运用数据库搜寻与受体作用位点相匹配的分子，可发现更多新的先导化合物。目前这种方法已成为药物设计的常规方法之一。

7. 通过组合化学和高通量筛选得到

组合化学是 20 世纪 80 年代以来发展起来的化学合成新方法，是近几十年来发展最快的、最有效的发现先导化合物的方法之一。它实际上是以随机筛选和广泛筛选为基础的一种寻找新先导化合物的高效率方法。该方法可以快速合成大量的化合物，组建化合物库，配合高通量筛选（high-throughput screening，HTS），以发现和优化先导化合物。在组合化学合成中，以固相合成技术为基础，采用固相的树脂作为载体，将化合物直接在固相树脂上合成，也可以再接上不同基团后洗脱下来，并进行快速筛选。可采用计算机和机器人自动进行合成和筛选，也可人工操作，合成和筛选的效率很高，可以快速、大规模地发现先导化合物。

8. 从药物合成的中间体中发现

一些药物的中间体，经过筛选也可以成为先导化合物。如用于治疗脑梗死和脑出血的药物依达拉奉，即 2-苯基-5-甲基吡唑酮，就是制备安替比林、氨基比林、安乃近的中间体。

$$CH_3CH_2CNH_2 + \text{PhNHNH}_2 \longrightarrow \text{2-苯基-5-甲基吡唑酮(依达拉奉)} \xrightarrow{(CH_3O)_2SO_2} \text{安替比林}$$

2-苯基-5-甲基吡唑酮　　　　　安替比林
（依达拉奉）

9. 利用生物工程等新技术

生物工程包括基因工程、细胞工程、酶工程、蛋白质工程和微生物工程等，它们是以生物学的理论和技术为基础，结合化工、机械、电子计算机等现代工程技术，充分运用分子生物学的最新成就，自觉地操纵遗传物质，定向地改造生物或其功能，制备新药。

以核苷酸为靶点，采用反义寡核苷酸技术，是发现先导化合物的新途径。科学家提出反义寡核苷酸技术，该技术是根据核酸间碱基互补原理，利用一小段外源性的人工或生物合成的特异互补 RNA 或 DNA 片段，与靶细胞中的 mRNA 或 DNA 通过碱基互补结合，通过这种寡核苷酸链抑制或封闭基因表达。目前这种技术在抗病毒和抗肿瘤药物的制备方面应用广泛。

二、先导化合物优化的基本方法

药物化学的任务之一是开发活性高、选择性强、毒副作用小的新药。在发现了先导化合物后，就要对先导化合物进行合理的结构修饰，主要包括化学结构改造和化学结构修饰，这种过程和方法称为先导化合物的优化。化学结构改造是利用各种化学原理改造药物的基本结构和基团，提高化合物的活性，增强疗效。化学结构修饰是保持药物的基本结构，仅对某些官能团进行化学结构改变，以改进药物的某些缺点。优化后的化合物具有更理想的理化性质，或者具更良好的药物动力学性质，或者提高了生物利用度，或者选择性更强而毒副作用减弱。

先导化合物的优化方法主要有以下几种。

1. 利用生物电子等排原理

在对先导化合物进行结构优化研究中，利用生物电子等排原理的应用较多，即在基本结构的可变部分，以电子等排体相互置换，对药物进行结构改造与修饰。

生物电子等排体是指具有相似的物理和化学性质，又能产生相似生物活性的基团或分子。

(1) 经典的生物电子等排体　是以氢化物置换原则为基础，从元素周期表中的第四列起的任何一个元素的原子与一个或几个氢原子结合成分子或原子团后，其化学性质与其邻近的较高族元素相似，它们互为电子等排体。

一价生物电子等排体：—NH_2、—OH、—F、—Cl 等。

二价生物电子等排体：—CH_2—、—NH—、—O—、—S— 等。

三价生物电子等排体：—CH═、—N═、—P═ 等。

这些电子等排体常以等价交换形式相互置换。

在对磺酰脲类降糖药结构修饰中，以—CH_3 置换氨磺丁脲分子中的—NH_2 得到了甲磺丁脲，降血糖活性明显提高。其后再用—Cl 置换甲磺丁脲分子中苯环上的—CH_3，并把 —C_4H_9 改为—C_3H_7，得到了氯磺丙脲，不仅提高了降血糖活性，而且延长了生物半衰期，减小了毒性。

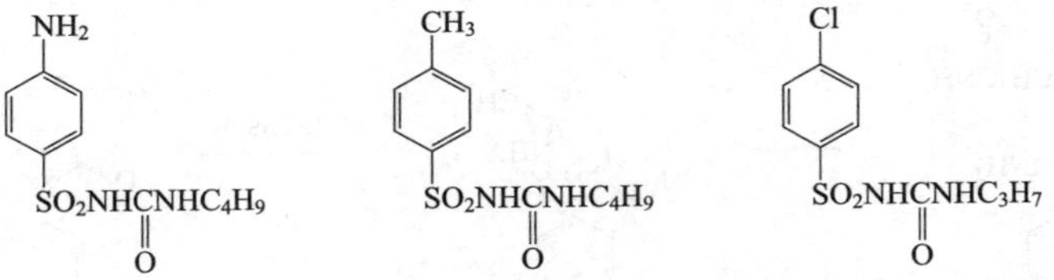

氨磺丁脲　　　　　甲磺丁脲　　　　　氯磺丙脲

在对局部麻醉药普鲁卡因的结构改造中，以—NH—置换普鲁卡因分子中的—O—得到普鲁卡因胺，其局部麻醉作用比普鲁卡因弱，但抗心律失常作用较强，临床用作抗心律失常药。

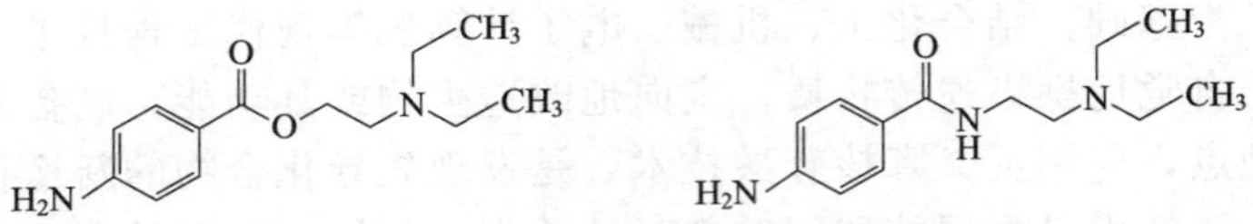

普鲁卡因　　　　　　　　　普鲁卡因胺

（2）非经典生物电子等排体　一些尽管不符合生物电子等排体的定义，但在相互替代时可以产生相似或拮抗活性的体积、电负性和立体化学等相似的原子或原子团称为非经典生物电子等排体。

环内等排体：—CH═CH—、—O—、—S—、—NH—、—CH═、—N═等。

等价环体：苯环, 吡啶; 噻吩, 呋喃等。

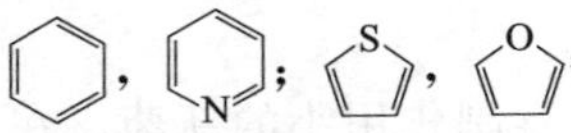

在局部麻醉药的结构修饰中，以吡咯环置换利多卡因分子中的二乙氨基得到局部麻醉作用与利多卡因相似、可以应用于口腔科的吡咯卡因。

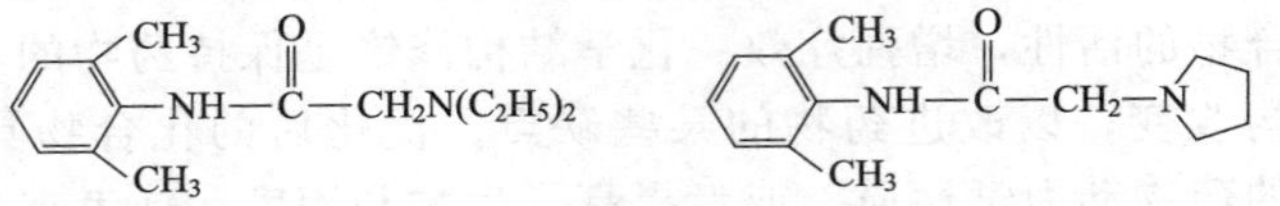

利多卡因　　　　　　　　　吡咯卡因

在组胺 H_2 受体拮抗剂的结构改造中，应用等价环体以二甲氨基甲基呋喃环置换西咪替丁分子中的咪唑环得到第二代雷尼替丁，其 H_2 受体拮抗作用比第一代 H_2 受体拮抗剂强，而且没有酶抑制作用。等价环体在半合成抗生素设计中也有较多应用。

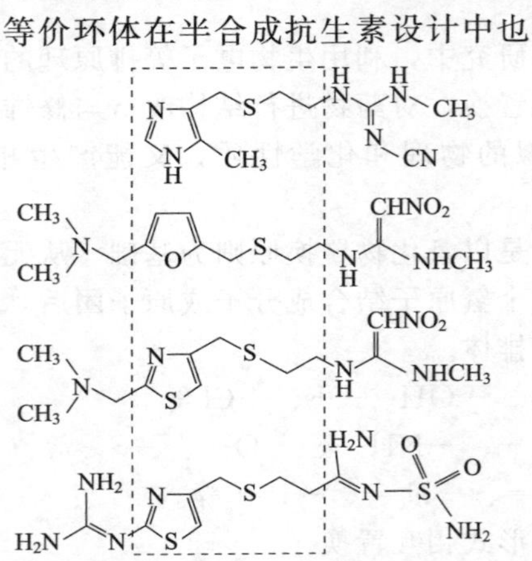

西咪替丁

雷尼替丁

尼扎替丁

法莫替丁

此外，利用生物电子等排原理在药物改造和设计中较成功的例子还有镇静催眠药物、抗精神失常药物、抗肿瘤药物等。

2. 利用前药原理

药物经过结构修饰后得到的化合物，体外无活性或活性很低，在体内经酶或非酶作用，释放出活性物质而产生药理作用的化合物,称为前体药物,简称前药,原来的药物称为原药或母药。

前药可分为载体前体药物和生物前体药物两类。载体联结前药是指由一个活性药物(原药)和一个可被酶除去的载体部分联结的前药。载体联结前药可在体内经酶水解释放出原药。如解热镇痛药贝诺酯在体内水解后,成为有活性的阿司匹林和对乙酰氨基酚。

在体内经酶催化的,除水解反应以外的氧化、还原、磷酸化和脱羧反应等方式活化的前药称为生物前体药物,简称生物前体。生物前体可有不同的结构类型,结构变化较大,不能通过水解反应除去载体得到其前药,其原药和前药的关系不容易识别。如生物前体为伯胺化合物,在体内经氧化代谢成醛,进一步代谢成羧酸化合物而发挥药理作用。

前药原理主要是指在不改变药效学的前提下,运用体内药物代谢动力学方面的知识,改变药物的特性,从而改善药物在体内的转运和代谢过程。目前,前药原理已广泛应用于现有药物的改进和新药研究中,且获得了较多成就。

如奥司他韦羧酸为奥司他韦的前药。

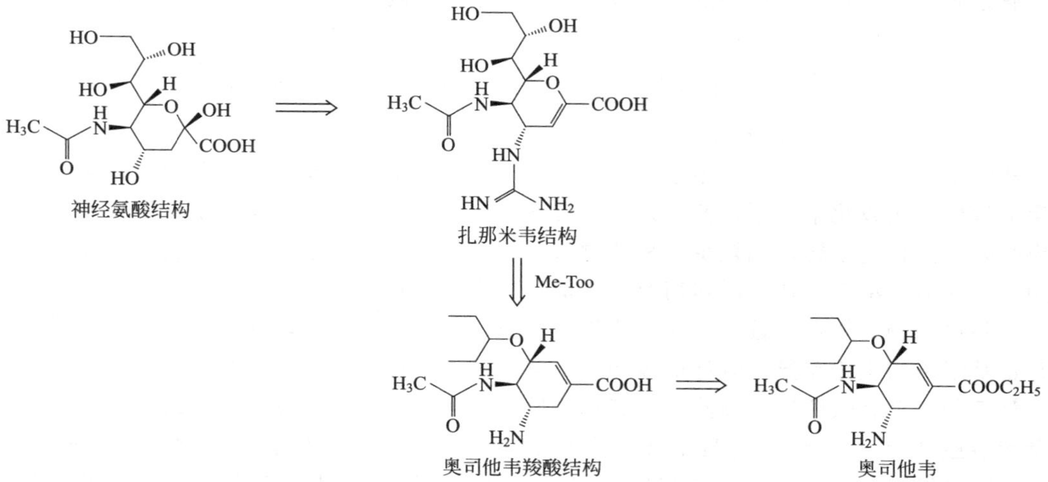

3. 利用定量构效关系方法优化先导化合物

定量构效关系(QSAR)是药物活性与化学结构之间的定量关系。定量构效关系研究是对药物分子的化学结构与其生物活性之间的关系进行定量分析,找出药物的化学结构与生物活性之间的量变规律,或得到构效关系的数学方程,为进一步结构优化提供理论依据。

对药物的生物活性与化合物的结构特征建立数学模型,以函数关系来表达,$A = f(x)$,式中,A 为药物的活性,x 为化合物的参数如疏水参数、电性参数、立体参数等。

韩奇(Hansch)方法分五步:

① 从先导化合物出发,设计并合成一批化合物。
② 测定这些化合物的活性。
③ 确定并计算化合物取代基的各种理化参数或常数。
④ 用计算机程序计算 Hansch 方程,求出一个或几个显著相关的方程。
⑤ 用所得到的方程定量设计第二批新化合物,并预测其活性。经过一次或多次循环,可以得到理想的药物。

利用 QSAR 的方法,结合计算机的强大计算功能,将量子化学、分子力学、药物化学、生物学科、计算机图形学等学科交叉融会,在分子水平上,从药物分子的作用机理入手进行药物设计,可以减少盲目性,节省大量的人力和物力。该方法现已成为发现和优化先导化合物的基本手段之一。

三、有机药物的化学结构修饰

1. 药物化学结构修饰的目的

药物化学结构修饰的目的和作用体现在以下几方面。

(1) 提高药物的组织选择性　药物进入机体后除分布于靶组织外，亦可进入其他组织中。为了提高药物的作用强度，必须提高其在作用部位的血药浓度。但在药物的分布没有选择性的情况下，提高作用部位的血药浓度会使其他组织中的药物浓度也同时提高，毒副作用也可能增加。前体药物可以通过改变原药的脂水分配系数、溶解度等理化性质，从而改变原药的吸收和转运，使其主要分布于靶组织中，再发挥作用。这样可以达到在增强药效的同时降低副作用的目的。

将磺胺噻唑分子中的氨基酰化为带游离羧基的酰胺时，由于存在羧基，离子化程度提高，肠道吸收减慢，在肠道中能保持较高浓度，故用于肠道感染，如酞磺胺噻唑。

磺胺噻唑　　　　　　　酞磺胺噻唑

药物定向发挥作用的另一条途径是基于靶组织和其他组织间的生化差异。在靶组织处经特定的酶促作用或化学作用，使前体药物转变为原药，作用于靶组织。由于生化差异，在其他组织处，此种化学转化则较少，故药物对其他组织的作用亦小。这样，就能选择性地提高作用部位的血药浓度，达到增强药效、降低毒副作用的目的。

抗肿瘤药物一般毒性较大，对肿瘤组织和正常组织均有作用，缺乏选择性。利用肿瘤组织与正常组织的生化差异，设计前体药物，可达到选择性作用于肿瘤组织的目的。

氮芥是一个有效的抗肿瘤药，但其选择性差，毒性大。研究发现肿瘤组织细胞中酰胺酶含量和活性高于正常组织，pH较低。利用这些特点，可以将抗肿瘤药物设计成酰胺类前药，在肿瘤组织中经特异性酰胺酶的水解释放出原药，而在其他组织中不被水解或水解较少。于是合成了一系列酰胺类氮芥化合物，其中环磷酰胺已证明是临床上常用的毒性较低的细胞毒类抗肿瘤药，它本身不具备细胞毒活性，而是通过在体内的代谢转化，药物吸收到达癌细胞组织后，被肝微粒体混合功能氧化酶水解为原药氮芥，使肿瘤细胞组织中的药物浓度高于正常细胞组织，既有利于治疗，又对正常细胞影响较小。

氮芥　　　　　　　环磷酰胺

(2) 提高药物的稳定性　化学稳定性较小的药物，口服后易受胃酸、消化道中各种酶以及肠内微生物的作用而破坏，使药物生物活性下降。如将药物分子中某些活泼基团，如羟基，经酯化保护起来，既可免遭胃肠道破坏，又可增加药物的生物有效性。如维生素 A 醋酸酯和维生素 E 醋酸酯的化学稳定性较未成酯者均有明显增加。

维生素A醋酸酯　　　　　　　维生素E醋酸酯

有的药物易氧化，贮存过程中易失效。如维生素C具有连二烯醇结构，还原性强，在存放过程中极易受空气氧化而失效。经修饰成为苯甲酸维生素C酯，活性与维生素C相当，稳定性提高，其水溶液也相当稳定。

（3）延长药物作用时间 药物服用后，在体内会经过吸收、分布、代谢和排泄等过程，这一过程的长短与药物的种类密切相关。有些药物在体内停留时间很短，为了维持有效血药浓度，必须增加给药次数，这样首先给患者服药带来不便；其次由于药物释放速度过快，可引起峰谷效应，即峰值时血药浓度可超过中毒浓度，谷值时又低于有效血浓度；第三，由于给药次数增多，用药总剂量增加，药物的毒副作用势必增大。采用制备长效化的前药的方法可以延长药物半衰期，增加药物在组织内的停留时间，这也是降低药物毒副作用的方法之一。

长效化的方法主要是将药物酯化或酰胺化。药物成酯或成酰胺后，被机体吸收，在血液中的酯酶或酰胺酶的作用下，缓缓水解释放出原药，延长了原药在体内的停留时间，从而使药物作用时间延长。

阿扑吗啡为多巴胺受体激动剂，可用于帕金森病治疗，但作用时间短，生物有效性差；但其双特戊酸酯可以通过在体内缓缓分解为阿扑吗啡而发挥作用，而使作用时间延长。

$$R = H \quad 阿扑吗啡$$
$$R = H_3C-\underset{\underset{CH_3}{|}}{\overset{\overset{CH_3}{|}}{C}}-CO- \quad 阿扑吗啡双特戊酸酯$$

（4）改善药物的吸收，提高生物利用度 药物在作用部位的浓度与药物的吸收、分布、代谢等因素有关。药物的吸收性能与其脂溶度和水溶度有密切关系，药物必须具有合适的脂水分配系数才能被机体吸收。如果水溶性很大或脂溶性过小都会影响药物的吸收利用，反之亦然。

通过酯化使药物成酯的方法是增加药物脂溶度、改善其吸收的主要手段之一。

烟酸和肌醇为预防及治疗肝炎药物，但体内吸收效果差。二者相互作用，制成前药烟酸肌醇酯后吸收性能得到改善。该酯在体内可转化为原来的烟酸和肌醇，各自发挥作用。

烟酸　　　肌醇　　　烟酸肌醇酯　　　$R = $ 3-吡啶基

（5）改善药物的溶解性 药物要发挥药效首先必须溶解，而许多有机酸或碱类药物在水中溶解度较低，难以制成注射剂、滴剂等水溶性的制剂。通过结构修饰，在原药分子中引入酸性基团，制成水溶性的盐类，使溶解度增大，可以达到制剂要求。对于不能成盐的药物还可以用更复杂的方法设计前药改善溶解性。

甲砜霉素是化学合成的广谱抗生素，其在体内的抗菌作用比氯霉素强，且毒性又较后者小，但水溶性差，使剂型受到限制。若将其先与甘氨酸成酯，然后与盐酸成盐制得前药甲砜霉素甘氨酸酯盐酸盐，则水溶性大为提高，可制成注射剂供临床使用。

$R = H$　甲砜霉素

$R = COCH_2NH_2 \cdot HCl$　甲砜霉素甘氨酸酯盐酸盐

氢化可的松的水溶性较小，通过将其21位羟基酰化制成丁二酸单酯则水溶性增大。

氢化可的松丁二酸单酯

抗惊厥药苯妥英是一种弱酸性药物，可治疗癫痫大发作，一般是口服给药，但发作时需现配制成苯妥英钠注射给药（因为苯妥英水溶性低，口服吸收较慢）。其钠盐虽易溶于水，但因易水解析出苯妥英使溶液混浊，而不适于注射。临床采用溶解度为苯妥英4500倍的前药磷酸3-羟基甲苯妥英酯二钠盐注射剂。

苯妥英

(6) 消除药物的不良味觉 有些含羟基的药物具有苦味，不便口服，可采用制备成前药的方法来予以解决，酯化和成盐往往可消除某些药物的苦味。如含羟基的氯霉素经成酯修饰为氯霉素棕榈酸酯，苦味消失变成为无味氯霉素；红霉素修饰为红霉素琥珀酸乙酯后，其苦味可被消除。

(7) 发挥药物的配伍作用 将两个相同或不同的先导化合物或药物经共价键连接，缀合成的新分子在体内代谢生成以上两种药物而产生协同作用，增强活性或产生新的药理活性，或者提高作用的选择性。

阿司匹林和对乙酰氨基酚均具有解热镇痛活性，将两者酯化缩合生成贝诺酯，具有协同作用，既解决了阿司匹林对胃的酸性刺激作用，又增强了药效。

2. 药物化学结构的修饰方法

(1) 成盐修饰 适用于具有酸性或碱性基团的药物，目的是增加溶解度，便于制成注射剂。

成盐修饰在临床上的主要作用为：良好的溶解性利于注射剂的制备；适当的pH可降低对机体的刺激性；可产生较理想的药理作用；可延长药物的作用时间等。

① 酸性药物的成盐修饰

a. 羧酸类药物　羧酸类药物的酸性较强，常与钾、钠、钙等离子形成盐，羧酸类药物也可和有机碱或碱性氨基酸形成盐。

将阿司匹林和碱性氨基酸赖氨酸成盐得到赖氨匹林，降低了阿司匹林的酸性，同时也增强了阿司匹林的镇痛效果。

b. 磺酸、磺酰胺和磺酰亚胺类药物　磺酸、磺酰胺和磺酰亚胺类药物都有酸性，常利用其和碱金属离子形成盐，成盐后水溶性增大，宜于制成液体制剂，如磺胺醋酰钠、磺胺嘧啶钠等。

c. 酰亚胺和酰脲类药物　酰亚胺和酰脲类药物的酸性比羧酸类药物弱，临床上常制成钠盐使用。酰亚胺类药物还可以与强碱性的有机碱成盐后使用，如将茶碱和乙二胺成盐得到氨茶碱，其对平滑肌的舒张作用较强，用于支气管哮喘的治疗。

d. 酚类及烯醇类药物　酚类及烯醇类药物酸性比较弱，制成碱金属盐后，其水溶液的碱性比较强，不宜在临床上使用。但具有连烯二醇结构的药物酸性比较强，可制成钠盐使用。例如，将维生素 C 和碳酸氢钠反应制成维生素 C 钠盐使用。

② 碱性药物的成盐修饰　碱性药物的碱性都是由药物结构中的氮原子产生的，可与酸成盐，如硫酸庆大霉素、盐酸普鲁卡因、盐酸左旋咪唑等。与碱性药物成盐常用的无机酸为盐酸、氢溴酸、硫酸或磷酸；有机酸有乙酸、枸橼酸、酒石酸、乳酸、乳糖酸等。

（2）酯化和酰胺化修饰　酯化和酰胺化修饰是药物化学结构修饰中最常用的修饰方法之一，也是前药修饰的一种方法，主要用于含有羟基、羧基、氨基等基团的药物的修饰。

酯化和酰胺化修饰的目的在于降低药物的极性、解离度或酸碱性，增加药物的稳定性，减少药物的刺激性和改变药物的药代动力学性质等。

① 具有羧基药物的修饰　含有羧基的药物有一定的酸性，口服给药时容易对胃肠道产生刺激；具有较大的极性，影响药物的吸收；容易与体内的活性物质结合，加快代谢的速度。对羧酸类药物的修饰方法主要是酯化。最常见形成的酯为甲醇酯和乙醇酯。

② 具有羟基药物的修饰　对于含羟基的药物，其羟基在体外容易被氧化破坏，在体内也很快会被氧化代谢。为了增强含羟基药物的稳定性，通常也是将羟基进行酯化修饰，这样做既可以保护羟基不被氧化，还可以改善其药代动力学性质，延长药物的半衰期。与羟基生成的无机酸酯主要是硫酸酯和磷酸酯，脂肪酸酯种类较多，以乙酸酯最为常见。

含羟基的药物修饰的另一个目的是改变其溶解性。如甾体皮质激素类抗炎药泼尼松龙，水溶性较差，为了增加其水溶性，将其与无机酸（如磷酸）酯化形成泼尼松龙单磷酸酯钠盐，或将泼尼松龙和二元羧酸（如琥珀酸）形成泼尼松龙单琥珀酸酯钠盐，从而增加其水溶性。

③ 具有氨基药物的修饰　含有氨基药物的修饰可以增加药物的组织选择性，降低毒副作用，延长药物的作用时间，增加稳定性等。氨基的修饰可用氨基酸、脂肪酸及芳香酸进行酰胺化。

抗结核药对氨基水杨酸结构中的氨基酰胺化后成为苯甲酰氨基水杨酸，可以保护氨基，增加其稳定性。

（3）成环和开环修饰　将药物分子修饰成其开环或环化物供用，开环或环化物进入机体后，再闭环或开环形成母体药物而发挥作用。

阿普唑仑的结构中存在的亚胺基团，在酸性条件下会发生水解开环，但当 pH 提高到使溶液成中性时，又会重新闭环成原药。在临床应用时，口服该药物在胃酸作用下，水解产生开环产物，当开环产物进入肠道后，由于肠道中 pH 较高，又闭环形成原来的药物。利用这一性质，将阿普唑仑水解为其开环产物的盐酸盐，可使其水溶性进一步增强。

阿普唑仑

阿普唑仑在胃酸中水解开环，在肠道中重新闭合。

目标检测

一、单项选择题

1. 药物易发生水解变质的结构是（　　）。
   A. 烃基　　　　　　B. 苯环　　　　　　C. 内酯
   D. 羧基　　　　　　E. 羟基

2. 药物易发生自动氧化变质的结构是（　　）。
   A. 烃基　　　　　　B. 苯环　　　　　　C. 内酯
   D. 酚羟基　　　　　E. 羧基

3. 阿司匹林与对乙酰氨基酚利用拼合方法形成贝诺酯的目的是（　　）。
   A. 提高药物的稳定性　　　　　　B. 延长药物作用时间
   C. 降低药物的毒副作用　　　　　D. 改善药物的吸收
   E. 消除不适宜的制剂性质

4. 利多卡因酰胺键不易水解是因为酰胺键的邻位两个甲基可产生（　　）。
   A. 邻助作用　　　B. 给电子共轭　　　C. 空间位阻
   D. 给电子诱导　　E. 互补作用

5. 将药物（Ⅰ）修饰为（Ⅱ）的目的是（　　）。

   （Ⅰ）R = H
   （Ⅱ）R = −CH₂OCOCH₃

   A. 提高药物的稳定性　　　　　　B. 延长药物作用时间
   C. 降低药物的毒副作用　　　　　D. 改善药物的吸收性能
   E. 消除不适宜的制剂性质

6. 利用癌组织中磷酸酯活性较高的生化特点，将治疗前列腺癌的药物己烯雌酚进行结构修饰，制成其前药己烯雌酚磷酸酯的目的是（　　）。
   A. 提高药物的稳定性　　　　　　B. 延长药物作用时间
   C. 改善药物的溶解性　　　　　　D. 改善药物的吸收性能
   E. 提高药物对特定部位的选择性

7. 将抗精神病药物氟奋乃静进行结构修饰制成其前药氟奋乃静庚酸酯和癸酸酯的目的是（　　）。
   A. 改善药物的吸收性能　　　　　B. 延长药物作用时间
   C. 改善药物的溶解性　　　　　　D. 降低药物的毒副作用
   E. 提高药物的稳定性

8. 含芳环的药物主要发生以下哪种代谢？（　　）
   A. 水解代谢　　　B. 开环代谢　　　C. 脱烷基化代谢
   D. 氧化代谢　　　E. 还原代谢

9. 布洛芬（Ⅰ）对胃肠道有刺激性，将其进行结构修饰得到化合物Ⅱ，对胃肠道刺激性较小，这种结构修饰方法为（　　）。

(CH₃)₂CHCH₂—⟨⟩—CHCOOR
                |
                CH₃

(Ⅰ) R = —H
(Ⅱ) R = —CH₂-(2-吡啶基)

A. 成盐修饰　　　B. 酰胺化修饰　　　C. 酯化修饰
D. 开环修饰　　　E. 醚化修饰

10. 克林霉素注射时易引起疼痛，制成其磷酸酯，解决了注射疼痛问题，修饰的目的是（　　）。

A. 提高药物的稳定性　　　　　B. 改善药物的溶解性质
C. 降低毒副作用　　　　　　　D. 消除不适宜的制剂性质
E. 延长药物作用时间

11. 维生素 B_1（Ⅰ）极性大、口服吸收差，对其进行结构修饰制成优硫胺（Ⅱ），脂溶性增强，口服吸收改善，在体内可迅速转化为维生素 B_1 发挥作用，此种修饰方法为（　　）。

(Ⅰ) 维生素B₁结构

(Ⅱ) 优硫胺结构

A. 成盐修饰　　　B. 酰胺化修饰　　　C. 酯化修饰
D. 开环修饰　　　E. 成环修饰

12. 巴比妥类药物的药效主要受下列哪种因素影响？（　　）
A. 体内的解离度　　B. 水中的溶解度　　C. 电子云密度分布
D. 官能团　　　　　E. 立体因素

二、多项选择题

1. 下列哪些因素可能影响药效？（　　）
A. 药物的脂水分配系数　　　　B. 药物与受体的亲和力
C. 药物的解离度　　　　　　　D. 药物的电子云密度分布
E. 药物形成氢键的能力

2. 下列可进行成酯修饰的药物有（　　）。
A. 具有氨基的药物　　　　　　B. 具有羧基的药物
C. 具有羟基的药物　　　　　　D. 具有双键的药物
E. 具有卤素的药物

3. 药物进行化学结构修饰常用的方法为（　　）。
A. 酯化修饰　　　B. 酰胺化修饰　　　C. 成盐修饰
D. 开环修饰　　　E. 成环修饰

4. 制成前药对药物进行化学结构修饰的目的有（　　）。
A. 改善药物的吸收　　　　　　B. 改善药物的溶解性
C. 延长药物作用时间　　　　　D. 提高药物的稳定性

E. 改变药物的作用机理

5. 可与碱成盐进行成盐修饰的药物有（　　　）。
A. 具酰亚氨基及酰脲基的药物　　　　B. 具羧基的药物
C. 具脂肪氨基的药物　　　　　　　　D. 具醇羟基的药物
E. 具磺酸基、磺酰氨基或磺酰亚氨基的药物

6. 可与酸成盐进行成盐修饰的药物有（　　　）。
A. 具脂肪氨基的药物　　　　　　　　B. 具有含氮芳杂环的药物
C. 具有酰氨基的药物　　　　　　　　D. 具有酰亚氨基的药物

三、简答题

1. 对药物进行化学结构修饰的目的是什么？
2. 延长药物作用时间的结构修饰方法有哪些？
3. 5-氨基水杨酸是溃疡性结肠炎的常用药，口服后在小肠完全吸收后，到达有效作用部位结肠的药量极少。试问如何进行结构修饰来解决此问题？

实训部分

第一部分 药物化学实训基础知识及基本操作技能

实训项目一 药物化学实训基础知识

【实训目的】

1. 在药物化学实训的基本操作方面获得较全面的训练。
2. 培养学生正确观察,精密思考和分析,以及诚实记录的科学态度、方法和习惯。

【实训指导】

药物化学实验所用试剂和溶剂品种多、用量大,有些实验还需要加热或减压等操作,实验操作者经常接触各种电器和热源,如果操作不慎易引起中毒、触电、烧伤、火灾、爆炸等事故,这就要求每位操作者,必须严格遵守操作规程,树立严谨的科学实验态度,提高警惕,消除隐患,预防事故发生。

一、药物化学实验室规则

为了培养学生具有良好的实验作风和科学素质,保证药物化学实验的正常、有效、安全进行,保证教学质量,学生必须遵守下列实验室规则:

1. 实训前应做好实训准备工作。如结合有关实训内容,复习理论课中相关的章节,认真预习有关实训内容,明确目的要求、基本原理、方法、操作步骤及注意事项,做到心中有数,防止实训时边看边做,降低实训效果。还要充分考虑防止事故的发生以及发生后应采取的安全措施。

2. 实训过程中应保持安静和遵守纪律。实训时严格按照实验步骤进行操作,胆大心细,精神集中,操作认真,观察仔细,不得擅自离开操作岗位。

3. 养成及时记录实训现象的良好习惯,不得涂改记录观察到的现象和结果,有关重量、体积、温度和压力等,最后应准确地将其反映在实验报告中,不准用散页纸记录实验过程,以免丢失。

4. 实训中所用药品、试剂必须严格按规定量取用,取出的药品、试剂不可再倒回原瓶中,以免带入杂质,污染试剂;取用完毕,应立即盖上瓶塞,归放原处。学生若有新的见解或建议,需改变实验步骤或试剂用量等,必须先征得教师同意后再实施。公用药品、仪器和工具应在指定的地点使用。

5. 实训过程中应保持实验室的整洁,做到实验台面、地面、水槽和仪器整齐、清洁,不得随意乱丢纸屑、玻璃屑、残渣等废弃物品。废酸和废碱以及使用过的有机溶剂应倒入规定的废液缸，不能倒入水槽，对反应中产生的有害气体要按规定处理。

6. 实验完毕，及时洗净仪器，清点仪器，整理实验室，并关闭水、电、煤气等，经指导老师检查合格后才能离开。

7. 爱护仪器设备，严禁将实验室的仪器、设备和药品带出实验室，注意节约用电、用水以及药品材料。

8. 室内不准吸烟、吃食物；不准穿背心、拖鞋进实验室；实验结束后必须洗手。

二、实训室的安全及事故的预防

1. 实训室一般安全规则

药物化学实验所用原料、试剂种类繁多，经常要使用易燃、易爆、有毒和强腐蚀性的化学药品，若使用不当，就有可能引发火灾、爆炸、中毒、烧伤等事故。同时，实验中使用的大部分是玻璃仪器，还经常使用电器设备、煤气等，这就增加了实验中一些潜在的危险，若实验者使用不当，也会发生事故。

只要了解实训基本常识，正确掌握基本操作，严格执行操作规程，加强安全措施，就能有效地防止事故发生，维护自身和实训室的安全，确保实训顺利进行。一旦发生事故，掌握一般事故的正确处理方法，就能把事故造成的损失降至最低。

（1）熟悉实训室安全用具，如灭火器、沙桶以及急救箱的放置地点和使用方法。特别是在进行有可能发生危险的实验前，要根据实验情况采取必要的安全措施，如戴眼镜、面罩、手套等。

（2）使用易燃、易爆、有毒以及有腐蚀性的药品时，或在反应中有上述物质生成或可能生成时，一定严格按照实验操作步骤，充分估计有可能发生的危险，在指定的地方进行操作，尽量避免意外事故发生。

（3）实训开始前，应检查仪器是否完整无损，装置是否正确稳妥，要征求指导教师同意后才可进行实训。

（4）使用电器时，须在装配完毕经检查合格后再接上电源，用后立即切断电源，然后再拆除装置。将药品加到容器中时，以及容器中正在加热药品时，不允许在容器上俯视，以免热液喷出伤人；加热试管时，管口不能对着人。

（5）实验进行时，应经常注意反应进行的情况和装置是否漏气、破裂等。

（6）实验中所用的药品和试剂，不得随意散失、遗弃；对反应中产生的有害气体要按规定处理。

2. 实验中事故的预防

（1）火灾的预防和处理　实验中使用的有机溶剂大多数易燃、易爆，防火的基本原则为：

① 远离火源。药物化学实验中常用的一些有机试剂和溶剂，属于一级易燃品，如乙醚、乙醛、二硫化碳、丙酮、石油醚、苯、环己烷、甲醇、乙醇等，因此在使用火源时，要保持室内空气流通，尽可能远离易燃品，避免使用明火；实验室内不要存放大量的易燃性液体，不用开口容器盛放易燃溶剂，数量较多的易燃试剂应放在危险药品柜内，并且在装有易燃性液体的容器周围不得有明火；不要在充满有机物蒸气的实验室里动用明火、开启电炉或启动其他没有防爆设施的电器。此外还应注意，不要把未熄灭的火柴梗乱丢，要防止浓硫酸与棉织物、干树叶等接触而引燃；对于易发生自燃的物质及沾有它们的滤纸，不能随意丢弃，以免形成新的火源，引起火灾。

② 使用易燃溶剂时的正确操作。加热沸点小于80℃的易挥发液体（如乙醚、乙醇、石

油醚等）时，应在蒸汽浴、水浴或电热套中进行，不能用明火加热。应在回流装置中进行升温，不能在敞口容器中加热；并且在蒸馏或回流操作前，要投放沸石，以防止液体爆沸，冲出容器而发生事故；使用油浴时，应严防冷水溅入油中引起爆溅，灼烧实验者，或引起火灾；试剂瓶内有不溶物时，不能直接在明火中加热，这容易引起瓶底炸裂而着火；发现烘箱有异味或冒烟时，应迅速切断电源，使其慢慢降温，并准备好灭火器备用。千万不要急于打开烘箱门，以免突然进入空气助燃，引起火灾。

③ 在进行易燃物质试验时，应养成先将酒精一类易燃物质搬开的习惯。

④ 处理大量的可燃液体时，应在通风橱中或指定地点进行，室内应无火源。

一旦发生火灾，应沉着、冷静，不要惊慌失措，立即切断电源，熄灭附近所有火源，关闭煤气，迅速移开附近的易燃物，并根据实际情况通知相关部门。若瓶内可燃溶剂着火，可用石棉网或湿布盖灭，桌面、地面小火可使用湿布或黄沙盖灭；有机物着火，不能用水扑灭，否则会使火焰蔓延，大火采用灭火器，应从火的四周开始向中心喷射，把灭火器对准火焰的底部。若衣服着火，切勿乱跑，小火可以小心将衣服脱下把火熄灭，或用石棉布覆盖着火处；较严重时，应躺在地上打滚或用防火毯紧紧裹住使火闷灭。一旦被火烧伤，轻者在伤处涂以烫伤膏，重者立即送医院治疗。

(2) 爆炸的预防与处理　药物合成实验中，一定要严格按照实验操作步骤，充分估计有可能发生的危险，应用防护眼镜、手套、面罩等；不得随意加氧化剂到与实验内容无关的药品中，避免事故发生，有机药品和氧化剂应分开存放；常压操作时切勿在密闭容器内进行加热，在反应进行过程中要经常注意装置的各部分有无堵塞现象。减压蒸馏时，应使用耐压容器（如圆底烧瓶或抽滤瓶）作接受器，不可使用锥形瓶，减压蒸馏结束后，不能放气太快，以防压力计冲破。高压操作时应注意反应釜内压力有无超过安全负荷。易燃易爆的气体切勿接近火源，实验过程中保持室内通畅；对易爆炸的固体切不可重压或敲击，其残渣不准乱丢。

(3) 中毒事故的预防与处理　药物合成中常用的有机溶剂除了易燃烧、易爆炸外，另一特性就是有毒性。在明确某些有机物的毒性后，就应该学会预防。

① 有毒的药品应认真操作，妥善保管，实验后的有毒残渣必须及时按要求处理，不应乱放。

② 使用有毒物质时必须戴橡皮手套，操作后应立即洗手，切勿让有毒物沾染五官或伤口。

③ 使用挥发性有毒药品的实验一定要在通风橱内进行，用完药品后应随时盖上瓶盖。

④ 实验时如出现头昏、恶心等中毒症状，应马上到空气新鲜的地方休息，严重者立即送医治疗。

(4) 割伤的预防及处理　割伤是实验中经常可能发生的事故。在拉制玻璃管、安装仪器、玻璃管插入塞子时应注意正确的操作要领，防止因玻璃折断而割伤。当出现割伤时，首先应将伤口处玻璃屑取出，用水洗净伤口，涂以碘酒，大伤口则先按住出血部位，并立即送往医院。

(5) 电伤的预防及处理　在使用电器时应先插上插头、接通电源，再开启仪器开关，不能用湿物直接接触电插头；实验完毕先切断电源，然后再将仪器插头拔下。万一触电，应立即切断电源，或用不导电物体使触电者与电源隔离，然后对触电者进行人工呼吸并立即送医。

(6) 试剂灼烧的预防及处理　取用挥发性液体时，需用布包裹，瓶口必须指向无人处，以防液体喷溅而致伤害。遇瓶塞不易开启时，注意看清瓶内贮物的性质，切不可直接用火加热,或乱敲瓶塞。若不慎被试剂灼烧,对于酸灼烧,应立即用大量水冲洗,然后用3%~5%的碳酸氢钠溶液冲洗;对于碱灼烧,先用大量水冲洗,再用硼酸溶液或1%乙酸溶液洗涤。

实训项目二　药物化学实训基本操作技能

【实训目的】
1. 了解实训常用玻璃器皿。
2. 熟悉药物化学实训常用实验装置的安装与使用。
3. 掌握药物化学实训的基本操作技能。

【实训指导】

一、药品的取用及称量

在称取试剂或药品时,应注意标签上的品名与规格,根据它们的性状,选用合适的称取方法。

在称重时,要根据要求的精度不同选用适当类型的称量工具。在常量制备实验中,用一般的托盘台秤(精度0.1g)即可;半微量制备时,台秤的灵敏度达不到要求,可选用扭力天平(精度0.01g);在药物的定量分析实验中,需要用分析天平(精度0.0001g)。

1. 固体称重

多数固体称重可用小烧杯或称量瓶,或者专用称样纸。滤纸和其他有吸附性的纸不能用于精确称量;易吸潮的药品可选用干燥的、已知重量的称量瓶,迅速称取。

2. 液体称重

一般的液体试剂可用量筒量取或采用称重的方法称取。可从试剂瓶中先用量体积法取出近似量的液体,然后在密闭容器中精确称重。如在一个药物合成反应中需要氯仿6.0g(相对密度为1.5),就可用量筒量取4mL稍多一点的氯仿,然后转移到一个已知重量的小瓶中进行精确称重,若不足或超过预定量,可用一个干净的滴管补加或移出所差的量。对于具有刺激性气味或易挥发的液体,需在通风橱中量取。

二、常见实验仪器

1. 实验室常用的标准磨口玻璃仪器

药物合成实验中常用的标准磨口玻璃仪器是按照国际通用技术标准制作,因此口塞尺寸具有标准化、系列化和通用化的特点,使用起来非常方便。

标准磨口仪器全部为硬质料制造,配件比较复杂,品种类型以及规格较多,常用的标准磨口规格为10、14、19、20、29等,数字是指磨口的最大外径(mm)。有的标准磨口仪器用两个数字表示,如10/30,10表示磨口最大外径为10mm,30表示磨口的高度为30mm。数字相同的内外磨口可以任意互换套用,若两磨口编号不同,可通过不同编号的磨口接头(又称变径接头),使之连接起来。

实验室常用的标准磨口玻璃仪器如实图2-1所示。

使用标准磨口玻璃仪器时应注意:
① 磨口必须清洁无杂物,若有固体残渣,会使磨口对接不严密,导致漏气或破损。
② 用后立即拆卸洗净,否则磨口对接处常会粘牢,难以拆卸,洗净后各个部件分开存放。

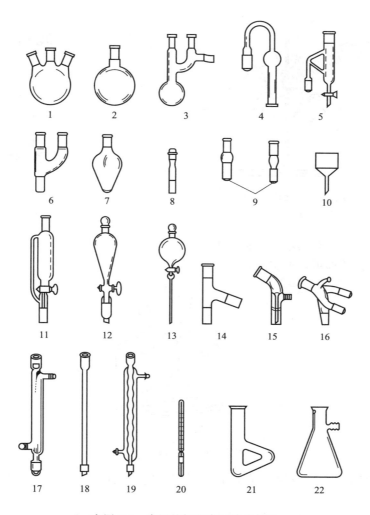

实图 2-1 常用的标准磨口玻璃仪器

1—三颈瓶；2—圆底烧瓶；3—克氏蒸馏瓶；4—干燥管；5—分水管；6—Y 形管；7—梨形瓶；8—温度计套管；9—变径接头；10—布氏漏斗；11—恒压滴液漏斗；12—分液漏斗；13—球形漏斗；14—蒸馏头；15—真空接液管；16—真空多颈接液管；17—直形冷凝器；18—空气冷凝管；19—球形冷凝管；20—温度计；21—提勒管（b形管）；22—吸滤瓶（抽滤瓶）

③ 一般使用磨口仪器无须涂润滑剂，以免污染反应物，若反应中有强碱，则应涂润滑剂，以免磨口连接处遭碱腐蚀粘牢而无法拆开。

④ 安装仪器时，应按照先下后上、先中间后两旁的顺序，装配要求严密、正确、整齐和稳妥，并保证磨口连接处不受压力，否则易使仪器磨口破损。

2. 其他常用仪器

（1）旋转蒸发仪　是实验室回收溶剂、浓缩溶液常用的快速蒸馏仪器（实图 2-2），可减压蒸馏。工作时，烧瓶不停地旋转，故蒸发不会暴沸，而且液体蒸发的表面积大，蒸发速度快，比一般蒸发装置的效率高。

（2）电动搅拌器　使反应物混合得更均匀，有利于非均相反应，电动搅拌器比磁力搅拌器的搅拌剧烈，见实图 2-3。机械搅拌由三部分组成：电动机、搅拌棒和封闭器。

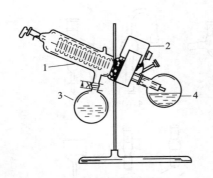
实图2-2 旋转蒸发仪
1—冷凝管；2—变速马达；3—接收瓶；4—蒸发瓶

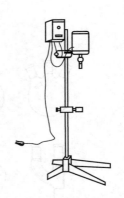
实图2-3 电动搅拌器

（3）气流烘干器　与烘箱比具有快速、方便的特点，将洗净的玻璃仪器插到气流管上，使用时打开电源开关即可，见实图2-4。

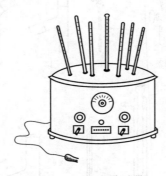
实图2-4 气流烘干器

（4）油泵及循环水真空泵　它们都是真空抽气装置。油泵的真空度比循环水真空泵低。

（5）电热套　用于加热的仪器，优点是无明火，温度可以调节。

三、玻璃仪器的使用常识

1. 玻璃仪器的洗涤

清洁的实验仪器是实验成功的重要条件，洗涤的目的是为了避免杂质进入反应体系，确保实验顺利进行。在实验时，应养成"用后即洗"的习惯，有些在烧瓶里的残渣随着时间的推延会侵蚀玻璃表面，难于洗涤。

洗涤玻璃仪器的方法很多，应根据实验要求、污物性质和污染程度来决定。

（1）对于碱性或酸性残渣，可分别用酸液或碱液处理后再用水处理。如用盐酸能够洗去附着在玻璃仪器壁上的二氧化锰或碳酸盐等碱性污垢。

（2）对于炭化残渣，要用等体积的浓硫酸和饱和的重铬酸钾洗液，这种洗液氧化力很强，对有机污垢破坏力很大，可洗去炭化残渣等有机污垢，洗液若变成绿色，表示已失效。使用时，在仪器内加入少量洗液，使仪器倾斜并慢慢转动，让仪器内壁完全被洗液浸润，稍后，将洗液倒回原瓶内，再用大量水冲洗仪器。如果污垢较难处理，可用洗液将仪器浸泡一段时间再洗涤。

（3）对于脂肪、有机物等沉淀，可用碱液或洗洁精进行洗涤；也可以用四氯化碳等有机溶剂进行洗涤,但由于其成本较高,还存在易燃、易爆等危险性,故只在特殊条件下使用。

(4) 使用超声波洗涤玻璃仪器,省事且方便。

(5) 使用各种方法清洗过的仪器,均需再用自来水冲洗。

(6) 用于精制产品或药物分析的玻璃仪器,洗涤干净后,还需用纯化水淋洗 2～3 次,洗净的玻璃仪器应清洁透明,内壁能完全被水湿润,不挂水珠。

2. 玻璃仪器的干燥

(1) 加热烘干 急需用的仪器可放于烘箱内干燥(控制在 105℃左右),应注意的是仪器口向上,带有磨砂口玻璃塞的仪器,必须取出活塞拿开才可烘干。也可倒置在如实图 2-4 的气流烘干器上烘干。一些常用的烧杯、蒸发皿可置于石棉网上小火烤干。

(2) 晾干和吹干 不急用的洗净仪器可倒置于干燥处任其自然晾干。带有刻度的计量仪器或小体积烧瓶等,可加入少许易挥发的有机溶剂(最常用的是乙醇或丙酮)倾斜并转动仪器,倾出溶剂。经淋洗后的仪器很快挥发而干燥。如用吹风机,则干得更快(用此法时,玻璃仪器内的水应完全流尽。加入的乙醇或丙酮量不宜多,用后倒回废液容器中,用于清洗)。

3. 玻璃仪器的装配与使用

(1) 装配 反应装置仪器的装配顺序是由下而上、从左到右;反应装置仪器安装的要求是上下一条线、左右在同面。

(2) 检查 在仪器安装完毕后,检查实验装置运行情况正常,通过实验指导教师检查后,才能进行下一步实验操作,以防止发生事故。

(3) 装料 一般使反应物的总体积在烧瓶容积的 1/3～2/3。

(4) 进行实验 按照实验步骤要求进行实验操作。

(5) 拆装 反应结束后,首先关闭煤气开关或加热电源开关(或熄灭酒精灯),然后按与安装相反的顺序拆卸仪器装置,并进行仪器的清洗与干燥。

四、基本实验技能训练

1. 回流操作

回流装置参见实图 2-5。其中实图 2-5(a) 所示为一般的回流装置,若需防潮,可在冷凝管顶端装干燥管。若反应中有刺激性气体产生,可用实图 2-5(b) 所示带有气体吸收的装置。回流加热前应先加沸石,根据瓶内液体沸腾的程度,可选用水浴、油浴、电热套等。

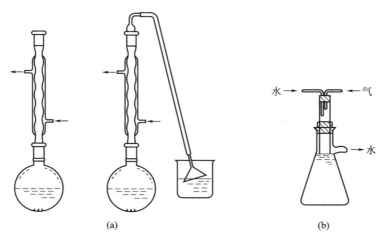

实图 2-5 回流装置

2. 搅拌操作

搅拌主要用于非均相体系或反应物之一需要逐滴加入的反应，搅拌可使反应物迅速混合，避免因局部过热、过浓而产生副反应或有机化合物分解，并可缩短反应时间，提高收率。实图 2-6 是可以同时进行搅拌、回流、加料的装置，需控制反应的温度，可选用四颈瓶。

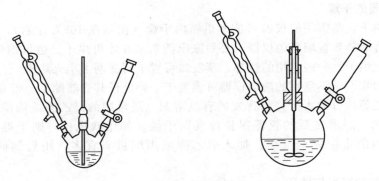

实图 2-6　搅拌装置

搅拌装置中常用的密封装置如实图 2-7 所示，实图 2-7(a) 的装置比较简单，但使用不当时，容易损坏磨口套管；实图 2-7(b) 是聚四氟乙烯制成的，是由螺旋盖、硅橡胶密封垫圈和标准口塞组成，有不同型号，可与各种标准口玻璃仪器匹配，使用方便可靠；实图 2-7(c) 是一种液封装置，常用液体石蜡（或其他惰性液体）进行密封。

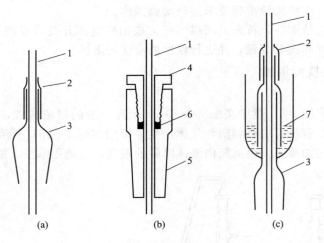

实图 2-7　密封装置

1—搅拌棒；2—橡皮管；3—磨口套管；4—聚四氟乙烯螺丝盖；
5—聚四氟乙烯标准口塞；6—密封垫；7—密封液

在进行搅拌时，依需要可选择不同形状的搅拌棒，常用的搅拌棒如实图 2-8 所示，还可以使用磁力搅拌器。

3. 干燥

有机物干燥的方法大致有物理方法（不加干燥剂）和化学方法（加入干燥剂）两种。物理方法如吸收、分馏等适用于液体的干燥，近年来应用分子筛来脱水；在实验室中常用化学干燥法，精制后的化合物需要经干燥才能进行收率计算、含量测定、元素分析以及各种波谱

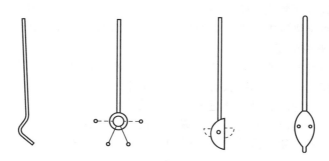

实图 2-8 搅拌棒

分析。

液体有机物的干燥操作一般在干燥的三角烧瓶内进行。把按照条件选定的干燥剂投入液体中,塞紧(用金属钠作干燥剂时例外),振荡片刻,静置,使所有的水分全被吸收,将液体与干燥剂分离,进行蒸馏精制。

少量固体可放在表面皿或蒸发皿中自然干燥,一些见光不易分解的固体可用红外灯烘干。实验室最常用的干燥固体的方法是用干燥器干燥。

干燥器主要用于易吸湿或在较高温度干燥时易分解变质的固体化合物的干燥或存放。常用的如实图 2-9(a) 所示的普通干燥器,实图 2-9(b) 所示的真空干燥器,实图 2-10 所示的真空恒温干燥器。

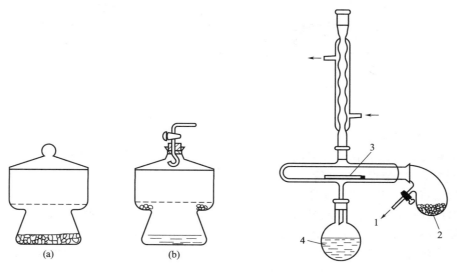

实图 2-9 干燥器

实图 2-10 真空恒温干燥器
1—抽气;2—干燥剂室;3—放样品;4—回流室

使用前,在干燥器盖与器身之间的磨口处涂凡士林,干燥器的底部放置干燥剂,待干燥的样品放在瓷板上面;使用真空干燥器时,应注意抽气过程以及抽真空后的安全问题。

常用的干燥剂有变色硅胶、五氧化二磷、无水氯化钙、生石灰、氢氧化钠、石蜡、浓硫酸等。变色硅胶干燥时呈蓝色,吸水后变为粉红色,将其放置于烘箱中加热干燥后呈蓝色,可继续使用。

供微量分析用的少量样品,必须在真空恒温干燥器中进行彻底干燥。样品放置在干燥枪的内套管中，连接盛有五氧化二磷的曲颈瓶，下接装有所需溶剂的圆底烧瓶，通过活塞将仪器抽真空后，加热回流烧瓶中的液体，使样品在恒定的温度下进行真空干燥。

4. 普通蒸馏和沸点测定

沸点是液体药物重要的物理常数之一，每种纯的液体药物都有一定的沸点，蒸馏是分离两种以上沸点相差较大的液体和除去有机溶剂的常用方法。

（1）原理　液体药物沸点可以通过常压下普通蒸馏来测定。室温下每种液体都有一定的蒸气压，一般来讲，加热温度升高，液体蒸气压也随之增高。当加热到一定温度时，液体蒸气压与大气压相等，液体便开始沸腾，此时的温度就是该液体药物的沸点（馏程），用 b.p. 表示。

普通蒸馏常用于分离、提纯液体药物和液体药物纯度的鉴定。

（2）常压蒸馏装置　实图 2-11(a) 是常压蒸馏装置，实图 2-11(b) 是蒸除较大量溶剂的装置，可调节滴入的速度，使之与蒸出的速度基本相等。使用蒸馏装置时，所加液体的体积不能超过瓶容积的 2/3，加热前应加沸石，温度计的水银球上端应与支管下端在同一水平面，不能将液体蒸干，装置要与大气相通。

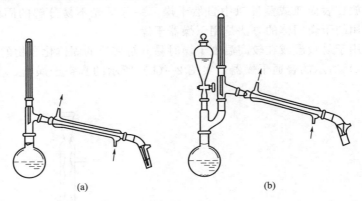

实图 2-11　蒸馏装置

（3）主要操作要点

① 正确安装蒸馏装置，蒸馏烧瓶、冷凝管、接收器为蒸馏装置的三个主要部分，分别固定蒸馏烧瓶、冷凝管、接液管。

② 加沸石的作用是防止暴沸！注意加入时间和数量。

③ 温度计位置：温度计水银球上限与蒸馏烧瓶侧管下限在同一水平线。

④ 通冷凝水方向为下进上出。实验开始时，先通水，后加热。

⑤ 沸点的温度（馏程）：根据《中国药典》规定，以接液管开始馏出的第 5 滴算起，至供试品仅剩 3～4mL 或一定比例的容积馏出时的温度范围。

⑥ 蒸馏不宜蒸干，实验结束时，先停火，后停水。

⑦ 沸点的测定必须做到：ⓐ加热速度，先小火后大火，保持馏出液速度 1～2 滴/s；ⓑ温度计的位置要正确；ⓒ使用磨砂精密温度计；ⓓ对温度计进行校正；ⓔ观察认真，读数准确。

常压蒸馏主要用于沸点为 40～150℃ 之间液体的分离。

5. 减压蒸馏

常压下蒸馏高沸点液体化合物需要加热到很高的温度，而这种高沸点化合物在较高的温度时容易发生分解或氧化，显然采用普通蒸馏该有机物是不适宜的，而减压蒸馏是分离、提纯液体（或低熔点固体）的一种方法，特别适用于高沸点溶剂的去除以及在常压蒸馏时未达沸点即已受热分解、氧化或聚合的物质的蒸馏。

（1）原理　液体沸点与外界压力有关，用油泵或水泵抽气，使蒸馏系统压力降低，液体沸点也随着降低，使得液体在较低的温度下气化而逸出，继而冷凝成液体。减压蒸馏常用于分离、提纯高沸点液体药物。

（2）减压蒸馏装置　见实图2-12。

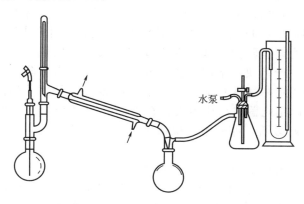

实图2-12　减压蒸馏装置（水泵抽气）

（3）主要操作要点

① 正确安装减压蒸馏装置。

② 减压蒸馏中毛细管的作用：与普通蒸馏沸石作用一样，防止液体局部过热而引起暴沸。

③ 检查漏气：实验开始之前，要检查系统有无漏气，是否能达到所需压力。检查方法是旋紧毛细管螺旋夹，关闭安全瓶活塞，然后用泵抽气，观察压力计所示压力，正常后慢慢开启安全瓶上活塞，放进空气，直到压力计压力平衡为止。调节进入毛细管的空气量，使毛细管中有连续均匀的气泡产生，当达到所要求的压力后才能进行热水浴。

④ 控制蒸馏速度：至符合所要求的压力和沸点时，速度为0.5~1滴/s。

⑤ 实验结束，先移去热源，再慢慢打开毛细管螺旋夹，并慢慢开启安全瓶活塞，直到压力计压力恢复平衡后，再关闭水泵（或油泵），然后拆除其他仪器。

6. 重结晶及过滤

通常化学合成得到的固体产品，往往是不纯的，常称之为粗品，必须经过精制纯化，除去杂质得到纯品，才能作为药品使用。最常见的固体精制纯化方法之一就是选用适宜的溶剂进行重结晶。

（1）原理　利用粗品中各成分在某种溶剂或某种混合溶剂中溶解度不同，将被提纯物质溶解在热的溶剂中达到饱和，趁热过滤除去不溶性杂质，而使它们分离，进而达到提纯的目的。

（2）主要操作要点

① 制备饱和溶液：将需要纯化的粗品溶于适宜溶剂中，加热溶解制备近饱和的浓溶液。

② 趁热过滤：溶液中若含有色杂质，可加活性炭煮沸5~10min，然后趁热迅速过滤除去不溶性杂质和活性炭。

③ 冷却，析出结晶。操作过程中应注意保证结晶效果的关键是温度一定要缓慢降低，结晶应在静置状态下缓慢形成。

④ 过滤和洗涤：采用抽滤的方法使结晶与溶液分离后，瓶中残留的结晶应用少量滤液冲洗并转至布氏漏斗中，把母液抽干，关闭减压泵，加入少量洗涤液，使结晶润湿，再开启减压泵抽干，得到滤饼。

⑤ 干燥：将滤饼用红外灯烘干或用真空恒温干燥箱干燥。

⑥ 测定熔点，确定纯度。

⑦ 达不到质量要求时，重复上述步骤至达到药品标准。

重结晶的目的在于提纯固体药物。当药物杂质含量较高时，不宜直接使用重结晶的方法，应首先进行初步提纯（如萃取、蒸馏、升华等），然后再用重结晶的方法提纯。

重结晶过程中的关键步骤为过滤，在实验室多采用减压抽气过滤（简称抽滤）的方法。为了使过滤操作进行得快，常用布氏漏斗进行抽滤。为了防止结晶在过滤的过程中析出，布氏漏斗和抽滤瓶在过滤前应放在烘箱内预热或用同一种热溶剂预热；滤纸应小于布氏漏斗的底面，以刚能盖住小孔为宜；在抽滤之前必须用同一溶剂将滤纸润湿后过滤；为防止漏炭或抽破滤纸，可采用双层滤纸抽滤；在热滤过程中，若发现活性炭透过滤纸应重新过滤。

为防止抽滤时水倒吸入抽滤瓶中，可在抽滤瓶与泵之间加装一个安全瓶，见实图2-13。抽滤完毕后，先缓慢打开安全瓶上的活塞，使与大气相通，再关闭水泵。依据抽滤后所得的母液的量及母液中溶解的结晶量，考虑对溶剂、结晶的回收。

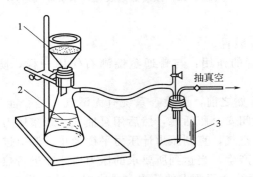

实图2-13 减压过滤装置
1—待抽滤的液体；2—滤液；3—安全瓶

五、实训记录及实训报告

1. 实训记录

实训记录是研究实训内容和书写实训报告的重要依据。在进行实验时，要做到操作认真，观察仔细，思考积极，将观察到的现象以及测得的各种数据，及时地记录于记录本中，记录要简要明确，书写整齐，字迹清楚；如果写错了，可以用笔勾掉，但不得涂抹或用橡皮擦掉。规范地完成实训记录是从事科学实验的一项重要训练。

实训记录内容包括反应时间、温度、用量、现象、物态等。对与预期相反的现象应尤为注意，并将所观察到的这些现象如实地记录在笔记本上，认真分析原因，这对正确解释实训结果会有很大的帮助。

2. 实训报告

实训报告是对实验过程的详细总结，由实践过程和理论分析两部分组成。实训报告的格式不拘一格，学生可自己设计。一般实训报告应包括实验目的、原理、反应机制、主要试剂用量及规格、主要试剂及产品的物理常数、实训装置、实验步骤和现象、产物的物理状态、收率、粗产品纯化原理以及结果与讨论等内容。

实训报告的结果与讨论是非常重要的部分，应根据自己所观察到的现象与结果，从中分析出在实训过程中的成功和不足，并对实训提出改进意见，这将大大提高学生分析和解决问题的能力。

六、实训产率

有机合成中，理论产量是指根据反应方程式按照原料全部转化成产物计算得到的数量。实际产量是指实验中实际分离得到的纯净产物的数量，由于反应不完全、发生副反应及操作上的损失等原因，实际产量低于理论产量。产率是用实际产量和理论产量比值的百分数来表示的。

提高产率的措施有：①破坏平衡；②优选催化剂；③严格控制反应条件；④细心精制粗产物。

【实训思考】

1. 进行药物化学实训时，为了保护自己，以及保证实验室的安全，实验过程中应注意哪些事项？
2. 进行实验操作时应怎样保证实验数据的可靠性？

第二部分 药物的理化性质实训

实训项目三 药物溶解度及熔点测定

【实训目的】

1. 熟悉《中国药典》对药物近似溶解度的规定。
2. 掌握药物溶解度、熔点测定方法，以及药物的熔点与纯度之间的关系。

【实训内容】

1. 药物在水中及不同溶剂中的溶解度测定。
2. 纯净药物及混合药物的熔点测定。

【实训原理】

1. 药物溶解度

药物的溶解度是指在一定温度下药物溶解形成饱和溶液时，药物能溶解于溶剂中的最大量。

药物能否溶解于某种溶剂中以及溶解度的大小，主要取决于溶质和溶剂分子间引力。只有当溶质和溶剂分子间引力超过溶质分子间的引力时，溶质才可能溶解于溶剂中。因此，药物的溶解度与药物本身的分子结构及溶剂的性质和温度等有关。

2. 药物熔点

熔点是固体有机药物的一个重要物理常数，药物的熔点应该与药典规定相符合。熔点与其结构相关，不同的药物其熔点不同，若药物中含有杂质，则其熔点显著降低且熔程增大。因此通过测定熔点，可以对药物进行鉴别和检查药物的纯度。

《中国药典》规定：毛细管装供试药品的高度为3mm，当传温液温度上升至较该药品熔点低10℃时，将毛细管浸入传温液贴附于温度计上，使毛细管中的药品恰在水银球中部，继续升温，使升温率为每分钟上升 1.0～1.5℃，记录供试品在初熔至全熔时的温度。为了顺利地测定熔点，可先做一次粗测，加热可以稍快，知道大致熔点范围后，另装一毛细管样品，作精密测定。重复测定 3 次取其平均值，即得。

初熔温度系指供试品在毛细管内开始局部液化出现明显液滴时的温度。

全熔温度系指供试品全部液化时的温度。

测定熔融同时分解的供试品时，调节升温速率使温度每分钟上升 2.5～3.0℃；供试品开始局部液化时（或开始产生气泡时）的温度作为初熔温度，供试品固相消失全部液化时的温度作为全熔温度，遇有固相消失不明显时，应以供试品分解物开始膨胀上升时的温度作为全熔温度。某些药品无法分辨其初熔、全熔时，可以将其发生实变时的温度作为熔点。

【实训器材】

1. 药品

苯巴比妥钠、盐酸普鲁卡因、阿司匹林、对乙酰氨基酚、维生素 C、维生素 K_1、磺胺嘧啶、己烯雌酚。

2. 试剂

乙醇、乙醚、液体石蜡等。

3. 仪器

天平（1/100 感量）、量杯、锥形瓶、毛细管、熔点测定管、酒精灯、试管、烧杯、表面皿、温度计、恒温水溶液等。

【实训步骤】

1. 药物在水中溶解度测定

分别称取苯巴比妥钠、盐酸普鲁卡因、阿司匹林、对乙酰氨基酚、磺胺嘧啶各 0.10g，置适宜容器中，依照溶解度测定一般方法进行操作，记录溶剂水的用量。

2. 药物在不同溶剂中溶解度测定

分别称取维生素 C 和维生素 K_1 0.10g 各一份，分别置适宜容器中并标号，依照溶解度测定一般方法进行操作，分别记录溶剂水、乙醇和乙醚的用量。

3. 纯净药物熔点的测定

取干燥的对乙酰氨基酚和己烯雌酚各 0.10g 研细，装入适宜毛细管中，依照熔点测定法进行操作，记录初熔和全熔的温度。

4. 混合物熔点的测定

取上述两药品各 0.10g，混合均匀装入适宜毛细管中，依照熔点测定方法进行操作，记录初熔和全熔的温度。

【实训提示】

1. 实验中药物在水中溶解度：苯巴比妥钠极易溶解，盐酸普鲁卡因易溶，对乙酸氨基酚略溶，阿司匹林微溶，磺胺嘧啶几乎不溶。维生素 C 在纯水中易溶，在乙醇中略溶，在乙醚中不溶。维生素 K_1 在纯水中不溶，乙醇中略溶，乙醚中易溶。

2. 实验中药物的熔点：对乙酰氨基酚 168～172℃，己烯雌酚 169～172℃。

3. 实验中的药品均为原料药，否则制剂中的辅料对溶解度有干扰。

4. 为了便于实验观察和操作，药物的取量和容器都可以适当加减或选用其他仪器。

附：《中国药典》对药品近似溶解度的规定和溶解度的实验方法
(1) 药品的近似溶解度以下列名词术语表示：

极易溶解　　　　　系指溶质1g(mL) 能在溶剂不到1mL中溶解；
易溶　　　　　　　系指溶质1g(mL) 能在溶剂1～不到10mL中溶解；
溶解　　　　　　　系指溶质1g(mL) 能在溶剂10～不到30mL中溶解；
略溶　　　　　　　系指溶质1g(mL) 能在溶剂30～不到100mL中溶解；
微溶　　　　　　　系指溶质1g(mL) 能在溶剂100～不到1000mL中溶解；
极微溶解　　　　　系指溶质1g(mL) 能在溶剂1000～不到10000mL中溶解；
几乎不溶或不溶　　系指溶质1g(mL) 在溶剂10000mL中不能完全溶解。

(2) 溶解度的实验方法　除另有规定外，称取研成细粉的供试品或量取液体供试品，置于25℃±2℃一定容量的溶剂中，每隔5分钟强力振摇30s；观察30min内的溶解情况，如无目视可见的溶质颗粒或液滴时，即视为完全溶解。

【实训思考】
1. 影响药物溶解度的因素有哪些？
2. 说出药物结构与溶解度的关系。

实训项目四　药物比旋度测定

【实训目的】
1. 熟悉自动旋光仪的工作原理及使用方法。
2. 掌握药物旋光度的测定方法、原理及比旋度的计算方法。

【实训内容】
葡萄糖旋光度的测定和比旋度的计算。

【实训原理】
药物分子结构中含有不对称因素时（如不对称手性碳原子），能引起旋光现象。物质有无旋光性质与其本身的结构有关，其比旋度在一定条件下是一常数。药典记载的比旋度系用钠光谱的D线为光源，除另有规定外，温度为20℃时进行测定的。当物质中混杂有其他物质时，测出的比旋度会有所改变，故测定比旋度可以鉴别药物和检查药物的纯度。通常是在规定的条件下（温度、波长、溶剂、浓度等）测出供试品溶液的旋光度，再计算出供试品的比旋度，并查对与规定的比旋度是否一致，以判断是否符合规定。

计算公式为：

$$[\alpha]_D^t = \frac{\alpha}{Lc}$$

式中，$[\alpha]$ 为比旋度；D为钠光谱的D线（1589.3nm）；t 为测定时的温度；α 为测得的旋光度值；L 为测定管的长度，dm；c 为药物溶液的质量浓度，g/mL。

葡萄糖（$C_6H_{12}O_6 \cdot H_2O$）的分子结构中有四个手性碳原子，所以具有旋光性。其中D-(+)-葡萄糖供药用，比旋度 $[\alpha]_D^{20} = +52.5°～+53.0°$。可以通过测其旋光度进行定性鉴别及含量测定。

【实训器材】

1. 药品

葡萄糖。

2. 试剂

氨试液（取浓氨溶液 400mL，加水使成 1000mL，即得）。

3. 仪器

自动旋光仪（WZZ-2 型）、分析天平、量瓶、称量瓶、烧杯等。

【实训步骤】

1. 供试液的配制

精密称取 5g 葡萄糖，置 100mL 烧杯中加适量纯化水溶解，定量转移到 100mL 量瓶中，再加氨试液 0.2mL 后，加纯化水稀释至刻度，摇匀，静置 10min 备用。

2. 旋光度的测定

将配制好的葡萄糖转移至旋光仪测定管中，在自动旋光仪（或圆盘旋光仪）上测出旋光度。重复读数三次，取其平均值，即为供试品溶液的旋光度。

3. 计算比旋度

根据实验测得的旋光度值计算葡萄糖的比旋度，并与药典规定的葡萄糖比旋度比较。

【实训提示】

1. 因为新配制的葡萄糖溶液要发生变旋现象，故常加入氨试液以促进其变旋现象稳定，消除测定干扰。

2. 溶液测定前应先用纯化水作空白校正零点。

3. 供试液应澄清。

【实训思考】

进行葡萄糖溶液的旋光度测定时，为什么要加氨试液？

附：WZZ-2 型自动旋光仪操作方法

1. 接通电源，打开"电源开关"，钠光灯启亮，预热 5min，再打开光源开关。

2. 打开测量开关，读数显示窗应有数字显示。

3. 仪器调零。将测定试管装入水或其他空白溶剂，放入供试品室，盖上箱盖，待示数稳定后，按清零按钮，读数显示窗示零即可。

4. 将待测供试液注入试管中，按调零时相同的位置和方向将试管放入供试品室，盖好箱盖。仪器读数显示窗将自动显示该供试品的旋光度。

5. 按下"复测按钮"，重复读数则重测一次，如此重复测定 3～4 次，取平均值作为该供试品的测定结果。

6. 仪器使用完毕，应依次关闭测量、光源、电源开关，拔下电源插头。

注意：使用旋光仪时，要注意光学系统玻片的维护，要保持光洁，有水雾时，用擦镜纸擦拭。测定结束后，测定管及护片玻璃与胶圈应立即洗涤，放干（切不可在烘箱中烘干）。钠光灯使用时间勿过长（一般勿连续超过 2h），在连续使用时不宜经常开关，以免影响钠光灯寿命。

实训项目五　解热镇痛药的定性鉴别

【实训目的】
1. 掌握常用解热镇痛药物的主要性质、反应原理和实验方法。
2. 熟悉酚类药物的三氯化铁显色反应原理和芳香族伯胺类药物的重氮化偶合反应原理。
3. 掌握应用几种典型药物的理化性质进行药物鉴别的方法与基本操作。

【实训原理】
1. 阿司匹林

（1）三氯化铁显色反应　阿司匹林分子中无游离的酚羟基，不与三氯化铁试液发生显色反应，但其水溶液经加热或长时间放置后，会水解产生水杨酸，遇三氯化铁试液即呈紫堇色。

（2）水解反应　阿司匹林在氢氧化钠溶液或碳酸钠溶液中水解生成水杨酸和醋酸，加热时水解更快。酸化后产生醋酸的酸臭，并析出水杨酸沉淀。

2. 对乙酰氨基酚

（1）三氯化铁显色反应　对乙酰氨基酚分子中含有酚羟基，与三氯化铁试液作用显蓝紫色。

（2）重氮化-偶合反应　对乙酰氨基酚在酸性条件下水解，生成醋酸和对氨基苯酚。后者与亚硝酸钠试液作用生成重氮盐，再与碱性 β-萘酚试液偶合生成红色的偶氮化合物。

3. 安乃近

（1）显色反应　安乃近溶于稀盐酸，与次氯酸钠试液作用，产生瞬间消失的蓝色，加热煮沸后变为黄色。

（2）产生气味　安乃近与稀盐酸共热后，分解生成二氧化硫和甲醛的特臭。

（3）焰色反应　显钠盐的火焰颜色。

【实训器材】
1. 药品

阿司匹林、对乙酰氨基酚、安乃近适量。

2. 试剂

三氯化铁试液、0.1mol/L 亚硝酸钠试液、稀盐酸、碳酸钠试液、稀硫酸试液、碱性 β-萘酚试液、次氯酸钠试液、盐酸、乙醇等。

3. 仪器

天平、称量纸、试管、研钵、药匙、酒精灯、恒温水浴锅、量筒、铂丝、胶头滴管、漏斗等。

【实训步骤】
1. 阿司匹林

（1）取本品约 0.05g，加蒸馏水 2mL，煮沸放冷，加入三氯化铁试液 1 滴，即显紫堇色。另取本品 0.05g，加蒸馏水 2mL，不经加热，加入三氯化铁试液 1 滴，观察现象，以作对照。

（2）取阿司匹林约 0.5g，加碳酸钠试液 10mL，煮沸 2min 后放冷，滴加过量的稀硫酸，即析出白色沉淀，并产生醋酸的气味。

供试品若为阿司匹林片，乳钵研磨后取片粉少许（约相当于 0.1g 阿司匹林），加蒸馏水 5mL，分为两份再照上述（1）中方法进行试验；另取片粉适量（相当于 0.5g 阿司匹林），加碳酸钠试液 5mL，振摇后放置 5min，过滤，取滤液再照上述（2）中"煮沸 2min……"方法进行试验。

2. 对乙酰氨基酚

（1）取对乙酰氨基酚微量，加少许水溶解，滴加三氯化铁试液，即显蓝紫色。

（2）取对乙酰氨基酚约 0.1g，加稀盐酸 5mL，置水浴中加热 40min，放冷；再取此溶液 0.5mL，滴加 0.1mol/L 亚硝酸钠试液 5 滴，摇匀，用 3mL 水稀释后，加碱性 β-萘酚试液 2mL，振摇，即显红色。

供试品若为对乙酰氨基酚片，乳钵研磨后取片粉（约相当于 0.5g 对乙酰氨基酚），用 20mL 乙醇分三次研磨使对乙酰氨基酚溶出，过滤，合并滤液，经水浴蒸干，取残渣依法进行上述试验。

3. 安乃近

（1）取安乃近约 0.02g，加稀盐酸 1mL 溶解后，加次氯酸钠试液 2 滴，产生瞬即消失的蓝色，加热煮沸后变成黄色。

（2）取安乃近约 0.2g，加稀盐酸 8mL 溶解后，加热即发生二氧化硫的臭气，然后产生甲醛的气味。

（3）用铂丝蘸取少量本品，在火焰中燃烧，火焰即显鲜黄色。

【注意事项】

1. 三氯化铁反应适宜的 pH 为 4～6，在强酸性溶液中所得配位化合物易分解。三氯化铁的显色反应很灵敏。

2. 进行对乙酰氨基酚的重氮化-偶合反应，必须先将本品在沸水浴中水解完全。水解时不可直火加热，以防因局部温度过高，而促使本品被氧化或局部炭化，影响反应结果。

3. 在重氮化-偶合反应中，为了避免亚硝酸和重氮盐分解，须在低温下进行。实验过程中必须保持酸性，盐酸的量要多于药物的 3 倍，主要目的是促使亚硝酸钠转为亚硝酸以进行重氮化反应，还可加快重氮化反应速度，增加重氮盐稳定性并防止副反应发生。

4. 安乃近显色反应中的次氯酸钠试液，可用新配制并滤过的 5% 漂白粉溶液代替，但必须临用前配制。

【实训思考】

1. 进行阿司匹林鉴别试验（1）时，煮沸的目的是什么？
2. 可否利用重氮化-偶合反应区别阿司匹林和对乙酰氨基酚？为什么？

实训项目六　维生素类药物的定性鉴别

【实训目的】

1. 理解几种常用典型药物的理化性质及药物化学反应。
2. 掌握应用几种典型药物的理化性质进行药物鉴别的方法与基本操作。

【实训原理】

1. 维生素 B_1

本品与氢氧化钠、铁氰化钾作用产生硫色素，显蓝绿色荧光；与碘化汞钾反应生成淡黄色沉淀，与碘反应生成红色沉淀。

2. 维生素 B_2

本品遇还原剂如连二亚硫酸钠等被还原成无荧光的二氢核黄素从水中析出。但在空气中二氢核黄素又可氧化成核黄素，又现荧光。

3. 维生素 B_6

本品与 2,6-二氯对苯醌氯亚胺试液作用，生成蓝色化合物，几分钟后蓝色消失，变为红色；先加硼酸，后加 2,6-二氯对苯醌氯亚胺试液，本品不变色。

4. 维生素 C

本品有连二烯醇结构，具有很强的还原性，加入硝酸银试液产生银的黑色沉淀；还可使二氯靛酚钠试液褪色。

5. 维生素 A

本品与三氯化锑的氯仿液作用显不稳定的蓝色，渐变成紫红色。

6. 维生素 E

本品为醋酸酯，含酚羟基，可发生水解、氧化反应。

【实训器材】

1. 药品

维生素 B_1、维生素 B_2、连二亚硫酸钠结晶、维生素 B_6、维生素 C、维生素 A、维生素 E、氯化铁、2,2′-联吡啶。

2. 试剂

氢氧化钠试液、铁氰化钾试液、正丁醇、稀盐酸、10%氢氧化钠试液、二氯化汞试液、碘试液、碘化汞钾试液、硅钨酸试液、稀硝酸、20%醋酸钠溶液、4%硼酸溶液、氯亚氨基-2,6-二氯醌试液、硝酸银试液、二氯靛酚钠试液、氯仿、25%三氯化锑的氯仿溶液、硝酸、乙醇制氢氧化钾试液、乙醚等。

3. 仪器

试管、研钵、恒温水浴锅、胶头滴管、烧杯、量筒、电子天平、药匙等。

【实训步骤】

1. 维生素 B_1

（1）取本品约 5mg，加 2.5mL 氢氧化钠试液使之溶解，加 0.5mL 铁氰化钾试液及 5mL 正丁醇，充分振摇后，放置使分层，上层显强烈的蓝色荧光；滴加稀盐酸呈酸性，荧光消失；再滴加 10%氢氧化钠试液，使之呈碱性，又出现蓝色荧光。

（2）取本品约 20mg，加 1mL 水溶解，加 2 滴二氯化汞试液，产生白色沉淀。

（3）取本品约 30mg，加适量水溶解后，分装于两支试管中，一支试管加碘试液 2 滴，产生有色沉淀；另一支试管加碘化汞钾试液 2 滴，产生有色沉淀；取本品溶液 1 滴，加入硅钨酸生成白色沉淀。

2. 维生素 B_2

取本品约 1mg，加水 100mL 溶解后，溶液在透射光下显淡黄绿色并有强烈的黄绿色荧光。分三份：第一份加稀硝酸，荧光消失；第二份加 10%的氢氧化钠试液，荧光消失；第三份加连二亚硫酸钠结晶少许，摇匀后，黄色消退，荧光亦消失。

3. 维生素 B_6

取本品约 10mg，加水 100mL 溶解后，各取 2mL 分别放置甲、乙两个试管中，各加 20%醋酸钠溶液 2mL，甲试管中加水 2mL，乙试管中加 4%硼酸溶液 1mL，混匀，各迅速加氯亚氨基-2,6-二氯醌试液 2mL；甲试管中显蓝色，几分钟后消失，并转变为红色，乙试管中不显色。

4. 维生素 C

取本品约 0.2g，加 10mL 水溶解后，分别做如下实验：

（1）取上述溶液 5mL，加硝酸银试液数滴，产生黑色沉淀。

（2）取上述溶液 5mL，加二氯靛酚钠试液 2~3 滴，试液的颜色消失。

5. 维生素 A

取本品 1 滴，加氯仿 10mL 振摇使溶解；取出 2 滴，加氯仿 2mL 与 25%三氯化锑的氯仿溶液 0.5mL，显蓝色，渐变成紫红色。

6. 维生素 E

（1）取本品约 30mg，加无水乙醇 10mL 溶解后，加硝酸 2mL，摇匀，在 75℃加热约 15min，溶液显橙红色。

（2）取本品约 10mg，加乙醇制氢氧化钾试液 2mL，煮沸 5min，放冷，加水 4mL 与乙醚 10mL，振摇，静置使分层；取乙醚液 2mL，加 2,2′-联吡啶的乙醇溶液（0.5→100）数滴与氯化铁的乙醇溶液（0.2→100）数滴，显血红色。

【注意事项】

所用试药如为注射剂（液）可直接使用，如为片剂，应去除包衣后，用研钵研细，取适量细粉使用。

【实训思考】

1. 如何区别下列药物

①维生素 B_1 及维生素 C；②维生素 A 与维生素 C；③维生素 B_6 与维生素 C；④维生素 A 及维生素 E。

2. 根据所学的知识，说明应如何贮存维生素 A（醇）。

实训项目七　抗生素类药物的定性鉴别

【实训目的】

1. 掌握几种抗生素的主要理化性质、反应原理及在定性鉴别中的应用。
2. 理解抗生素药物结构与性质的关系。
3. 学会应用药物的理化性质进行药物定性鉴别的方法和基本操作技术。
4. 了解影响抗生素稳定性的因素。

【实训原理】

1. 青霉素钠（钾）具有钠（钾）盐结构，具有火焰反应；青霉素钠（钾）水溶性好，但在酸性条件下不稳定，易发生水解并进行分子内重排生成青霉二酸，该化合物为不溶于水的白色沉淀，但可溶于有机溶剂。

2. 头孢氨苄与含有硝酸的硫酸混合氧化成黄色，与冰醋酸和硫酸铜混合，再与氢氧化钠作用，显橄榄绿色。

3. 硫酸链霉素在碱性条件下苷键破裂水解成链霉胍和链霉糖。链霉糖在碱性条件下缩合重排为麦芽酚；与三价铁离子形成紫红色配合物。链霉胍可与8-羟基喹啉和次溴酸反应显橙红色。

硫酸庆大霉素与链霉素一样，具有氨基糖苷结构，具有羟基胺类和α-氨基酸的性质，可与茚三酮生成蓝紫色缩合物。

4. 红霉素大环内酯结构中的内酯键和苷键遇酸水解断裂生成有色物。

5. 氯霉素性质稳定，耐热，在中性或微酸性（pH 4.5～7.5）的水溶液中较稳定，但在强酸、强碱条件下仍可水解得到有色物。

6. 氯霉素本身为含不解离性氯的化合物，在氢氧化钾醇溶液中加热，氯霉素分子中不解离的氯转化为无机氯化物，使其呈氯离子的鉴别反应。

7. 氯霉素分子中的硝基经氯化钙和锌粉还原成羟胺衍生物，在醋酸钠存在下和苯甲酰氯反应生成酰化物，该化合物在弱酸性溶液中和三价铁离子生成紫红色配合物。

【实训器材】

1. 药品

青霉素钠（钾）0.2g、硫酸链霉素22mg、硫酸庆大霉素5mg、红霉素8mg、氯霉素60mg、头孢氨苄等。

2. 试剂

乙醇、三氯化铁试液、稀盐酸、乙醚、次溴酸钠试液、氯化钙溶液、盐酸、氯化钡试液、硝酸银试液、氨试液、氯仿、苯甲酰氯、无水吡啶、丙酮、乙酸乙酯、高锰酸钾、硫酸、硝酸、0.4%氢氧化钠溶液、酸性硫酸铁铵试液、锌粉、碘化钾-淀粉试纸、乙醇制氢氧化钾试液、0.1% 8-羟基喹啉乙醇液、0.1%茚三酮。

3. 仪器

铂丝、试管、研钵、吸管、烧杯、酒精灯、单口圆底烧瓶、玻璃空气冷凝器等。

【实训步骤】

1. 青霉素钠（钾）

（1）取青霉素钠（钾）约0.1g，加水5mL溶解后，加稀盐酸2滴，即生成白色沉淀，此沉淀能在乙醇、氯仿、乙酸乙酯、乙醚或过量盐酸中溶解。

（2）将铂丝用盐酸湿润后，蘸取少量药品，在无色火焰上燃烧，钠盐显鲜黄色火焰，钾盐显紫色火焰。

2. 头孢氨苄

与含有硝酸的硫酸混合氧化成黄色，与冰醋酸及硫酸铜混合，再与氢氧化钠作用，显橄榄绿色（此为设计实验）。

3. 硫酸链霉素

（1）取硫酸链霉素约0.5mg，加水4mL振摇溶解后，加氢氧化钠试液2.5mL与0.1% 8-羟基喹啉的乙醇溶液1mL，放冷至约15℃，加次溴酸钠试液3滴，即显橙红色。

（2）取硫酸链霉素约20mg，加水5mL溶解后，加氢氧化钠试液0.3mL，置水浴上加热5min，加硫酸铁铵溶液（取硫酸铁铵6.1g，加0.5mol/L的硫酸液5mL，使溶解）0.5mL，即显紫红色。

（3）取硫酸链霉素约0.2mg，加蒸馏水2mL溶解后，加氯化钡试液，即生成白色沉淀；分离，沉淀在盐酸或硝酸中均不溶解。

4. 硫酸庆大霉素

取硫酸庆大霉素约 5mg，加水 1mL 溶解后，加 0.1％茚三酮的水饱和正丁醇溶液 1mL 与吡啶 0.5mL，在水浴中加热 5min，即显紫蓝色。

5. 红霉素

（1）取红霉素 5mg，加硫酸 2mL，缓缓摇匀，即显红棕色。

（2）取红霉素 3mg，加丙酮 2mL 振摇溶解后，加盐酸 2mL 即显橙黄色，渐变为紫红色，再加氯仿 2mL 振摇，氯仿层应显紫色。

6. 氯霉素

（1）取氯霉素 10mg，加 50％乙醇溶液 1mL 溶解后，加 1％氯化钙溶液 3mg 与锌粉 50mg，置水浴上加热 10min，放冷，倾出上清液，加苯甲酰氯 2 滴，迅速强力振摇 1min，加三氯化铁试液 0.5mL 与氯仿 2mL，水层显紫红色。如按同一方法不加锌粉试验，应不显紫红色。

（2）取氯霉素 50mg，加氢氧化钾乙醇溶液 2mL，使其溶解，用带空气冷凝器的单口圆底烧瓶，在水浴上加热 15～20min，放冷。加稀硝酸中和至强酸性后，过滤，将滤液分两份，其一，加 1 滴稀硝酸，应无沉淀生成，供以下备用；其二，加硝酸银试液，即产生白色凝乳状沉淀。沉淀能溶于氨试液，不溶于硝酸。

取上述供试液 1mL，加稀硫酸使呈酸性，加高锰酸钾固体数粒，加热即放出氯气，能使湿碘化钾-淀粉试纸显蓝色。

【注意事项】

1. 青霉素钠（钾）盐有引湿性，遇酸、碱、氧化剂等分解变质，故应在实验使用前开封使用。

2. 所用试液若为注射剂（液）可直接使用，若为片剂，应先进行处理，并用研钵研细后，取适量细粉使用。

3. 氯霉素的鉴别实验中所用苯甲酰氯有毒，只需 2 滴即可，且应安排在毒气柜中操作。

4. 青霉素钠（钾）的实验应尽量安排在最后进行，防止个别学生对青霉素有过敏反应。

【实训思考】

1. 药物剂型的不同是否会对实验结果产生影响？

2. 在青霉素钠（钾）的水解实验中，如果加酸过多，会发生什么现象？

实训项目八　心血管系统药物的定性鉴别

【实训目的】

1. 理解几种常用心血管药物的理化性质、反应原理。

2. 掌握应用几种典型心血管药物的理化性质进行药物鉴别的方法与基本操作。

3. 了解心血管药物结构与性质的关系。

【实训原理】

1. 硝酸异山梨酯

在酸性溶液中，易水解成亚硝酸，再缓缓加入硫酸亚铁试液，在接界处出现棕色环；与儿茶酚溶液呈现暗绿色颜色变化；与铜丝加热，出现红棕色的蒸气；与高锰酸钾试液不反应。

2. 利舍平
在光照和有氧条件下，利舍平极易氧化，生成有颜色荧光物质。

3. 卡托普利
含有巯基，与亚硝酸作用生成红色的酯。

4. 盐酸胺碘酮
含有的羰基结构与2,4-二硝基苯肼反应生成黄色的沉淀。

5. 盐酸普鲁卡因胺
具有芳伯氨基，可以发生重氮化偶合。

【实训器材】

1. 药品
硝酸异山梨酯、利血平、卡托普利、盐酸胺碘酮、盐酸、普鲁卡因胺。

2. 试剂
硫酸、硫酸亚铁试液、10%儿茶酚溶液、氢氧化钠试液、0.1%钼酸钠硫酸溶液、香草醛试液、对二甲氨基苯甲醛、冰醋酸、乙醇、亚硝酸钠、2,4-二硝基苯肼高氯酸溶液、稀盐酸、亚硝酸钠溶液、碱性β-萘酚试液。

3. 仪器
抽滤瓶、布氏漏斗、玻璃漏斗、真空泵、干燥箱、恒温水浴等。

【实训步骤】

1. 硝酸异山梨酯
（1）取本品约10mg，置试管中，加水1mL与硫酸2mL，注意摇匀，溶解后放冷，沿管壁缓缓加硫酸亚铁试液3mL，不能振摇，使成两液层，接界面处出现棕色环。

（2）取本品约2mg，置试管中，加新鲜配制的10%儿茶酚溶液3mL，混合摇匀后，注意慢慢滴加硫酸6mL，溶液即显暗绿色。

2. 利舍平
（1）取本品约1mg，加0.1%钼酸钠的硫酸溶液0.3mL，即显黄色，约5min后转变为蓝色。

（2）取本品约1mg，加新鲜配制的香草醛试液0.2mL，约2min后，显玫瑰红色。

（3）取本品约0.5mg，加对二甲氨基苯甲醛5mg、冰醋酸0.2mL与硫酸0.2mL，混匀，即显绿色；再加冰醋酸1mL，转变为红色。

3. 卡托普利
取本品约25mg，置于试管中，加乙醇2mL溶解后，加亚硝酸钠结晶少许和稀硫酸10滴，振摇，溶液显红色。

4. 盐酸胺碘酮
（1）取本品约20mg，置试管中，加乙醇2mL使溶解，加2,4-二硝基苯肼高氯酸溶液2mL，加水5mL，放置，有黄色沉淀析出。

（2）取本品约50mg，置试管中，滴加硫酸1mL，微热，即有碘的紫色蒸气产生。

5. 盐酸普鲁卡因胺
取本品约50mg，置试管中，加稀盐酸1mL，必要时缓缓煮沸使溶解，放冷，滴加亚硝酸钠溶液 5 滴，摇匀后，加水 3mL 稀释，加碱性 β-萘酚试液 2mL，振摇，生成由橙黄色到腥红色的沉淀。

【注意事项】

1. 硝酸异山梨酯在室温及干燥状态下较稳定，但遇强热或撞击下会发生爆炸，实验中须加以注意。

2. 利血平遇光色渐变深，盐酸普鲁卡因胺有引湿性，故均应遮光密封保存。

3. 卡托普利具有巯基结构，因此有类似蒜的特臭。

4. 若供试药品为片剂，可将片剂研细，取片剂细粉适量，用适宜溶剂振摇提取，提取液滤过，卡托普利、盐酸普鲁卡因胺用滤液直接进行鉴别反应，其余四种药品，可将滤液蒸干，用残渣进行鉴别。

【实训思考】

1. 利血平为什么遇光色渐变深？
2. 盐酸普鲁卡因胺为何有引湿性？

实训项目九　局部麻醉药的定性鉴别

【实训目的】

掌握常用麻醉药的定性鉴别原理及操作方法。

【实训原理】

1. 盐酸普鲁卡因的鉴别

利用酯基水解反应进行鉴别。

盐酸普鲁卡因碱化后，即析出普鲁卡因的白色沉淀。沉淀初热时熔融呈油状物，继续加热则酯基（ArCOOR）分解，放出二乙氨基乙醇的碱性蒸气；酸化后析出对氨基苯甲酸的沉淀。

2. 盐酸利多卡因的鉴别

（1）衍生物制备及熔点测定。

（2）铜盐反应　盐酸利多卡因在碳酸钠碱性条件下析出利多卡因，与铜盐生成有色配位化合物，其他局麻药不显此反应。

3. 羟丁酸钠的鉴别

羟丁酸钠与三氯化铁形成有色配位化合物 $(HOCH_2CH_2CH_2COOH)_3Fe$。

【实训器材】

1. 药品

盐酸普鲁卡因、盐酸利多卡因、羟丁酸钠。

2. 试剂

稀盐酸、盐酸、0.1mol/L 亚硝酸钠、碱性 β-萘酚、10% 氢氧化钠、三硝基苯酚试液、碳酸钠试液、硫酸铜试液、氯仿、三氯化铁试液、硝酸铈铵试液。

3. 仪器

试管、酒精灯等。

【实训步骤】

1. 盐酸普鲁卡因的定性鉴别

（1）芳香伯胺的鉴别反应　在试管中加入盐酸普鲁卡因约50mg，然后加稀盐酸1mL，振摇，再加0.1mol/L亚硝酸钠溶液4~5滴，充分振摇，再滴加碱性β-萘酚数滴，即生成红色偶氮沉淀。

（2）酯水解反应　取盐酸普鲁卡因约0.1g，加蒸馏水2mL溶解后，加10%氢氧化钠1mL，即生成白色沉淀；酒精灯加热，白色沉淀变为油状物；在试管口覆盖一片用水湿润过的红色石蕊试纸，继续加热，发生的蒸气使石蕊试纸变蓝；放冷，滴加盐酸酸化至白色沉淀。

（3）氯化物的鉴别反应　先加硝酸酸化，避免碳酸根离子的干扰，再加硝酸银溶液，有白色沉淀的是氯离子，有淡黄色沉淀的是溴离子，有黄色沉淀的是碘离子。

2. 盐酸利多卡因的定性鉴别

取盐酸利多卡因0.2g，加水20mL溶解后，分取溶液，照下述三种方法进行鉴别。

（1）衍生物制备及衍生物的熔点测定　取上述配制的溶液10mL，加三硝基苯酚试液10mL，即生成利多卡因苦味酸盐的沉淀；离心过滤，所得的结晶用蒸馏水洗涤后，干燥，依法测定熔点，熔点为228~232℃，熔融时同时分解。

（2）铜盐结晶反应　取上述配制溶液2mL，加碳酸钠试液1mL，加硫酸铜试液0.2mL，即显蓝紫色；加氯仿2mL，振摇后放置，氯仿层显黄色。

（3）氯化物的鉴别反应　先加硝酸酸化，避免碳酸根离子的干扰，再加硝酸银溶液，有白色沉淀的是氯离子，有淡黄色沉淀的是溴离子，有黄色沉淀的是碘离子。

3. 羟丁酸钠的定性鉴别

（1）取羟丁酸钠0.1g，加水1mL溶解后，加三氯化铁试液3~5滴，即显红色。

（2）取羟丁酸钠0.1g，加水1mL溶解后，加硝酸铈铵试液1mL，显橙红色。

（3）钠盐的鉴别反应

① 焰色反应（略）。

② 取供试品约100mg，置10mL试管中，加水2mL溶解，加15%碳酸钾溶液2mL，加热至沸，注意不得有沉淀产生；加焦锑酸钾试液4mL，加热至沸；置冰水中冷却，必要时，用玻璃棒摩擦试管内壁，应有致密的沉淀生成。

【注意事项】

1. 盐酸普鲁卡因结构中因具有游离的芳伯氨基，对日光和空气中的氧敏感，重金属能促使其氨基氧化。实训准备工作中，注意不要过早分装，不使用铁器，以免外观变红（显微红色）而影响实训结果。

2. 盐酸利多卡因属酰胺类药物，酰胺键两个邻位的甲基产生的空间位阻效应使此酰胺键相对其他酰胺结构的局麻药稳定而不易发生水解反应。

3. 羟丁酸钠有引湿性，应密封保存。

【实训思考】

1. 盐酸普鲁卡因、盐酸利多卡因各属哪类结构的麻醉药？用结构原理解释两者鉴别方法异同点。

2. 写出盐酸普鲁卡因重氮化-偶合反应的反应式。

3. 写出利多卡因铜络盐的结构式，其反应机理与磺胺药有何不同？

第三部分　药物的制备实训

实训项目十　阿司匹林的制备

【实训目的】

1. 熟悉酰化反应的原理，掌握阿司匹林的制备方法。
2. 掌握抽滤、重结晶、精制及熔点测定等的基本操作技术。
3. 了解阿司匹林的应用价值。

【实训原理】

合成路线如下所述。

（1）主反应　水杨酸与醋酐在浓硫酸的催化下于 50～60℃ 发生酰化反应，制得阿司匹林。反应式如下：

$$\text{水杨酸} + (CH_3CO)_2O \xrightarrow[50\sim 60℃]{H_2SO_4} \text{阿司匹林} + CH_3COOH$$

（2）副反应　水杨酸在酸性条件下受热可发生综合反应，生成少量聚合物。

$$\text{水杨酸} \xrightarrow{H^+} \text{聚合物} + H_2O$$

（3）阿司匹林可与碳酸氢钠反应生成水溶性的钠盐，作为杂质的副产物不与碱作用，可在用碳酸氢钠溶液进行重结晶时分离除去。

$$\text{阿司匹林} + NaHCO_3 \longrightarrow \text{钠盐} + H_2O + CO_2$$

【实训器材】

1. 仪器

100mL 三颈烧瓶，球形冷凝管，100mL、200mL 烧杯各一个，ϕ9cm 表面皿一块，ϕ10cm 布氏漏斗，250mL 抽滤瓶，恒温水浴锅，电炉与调压器，100℃温度计，真空水泵，熔点仪，载玻片等。

2. 药品

水杨酸 7.0g（0.05mol），乙酸酐（醋酐）10mL（10.82g，0.106mol），浓硫酸少量，无水乙醇等。

【实训步骤】

（1）阿司匹林的制备

① 酰化　在干燥的 100mL 圆底烧瓶中，依次加入干燥的水杨酸 7.0g 和新蒸的醋酐 10mL。在不断摇动下，加入 10 滴浓硫酸，装好球形冷凝管。水浴加热，水杨酸全部溶解，保持瓶内温度在 50～60℃，保持温度 30min，并经常摇动。待反应完成后，放冷，然后在

不断搅拌下倾入100mL冷水中,并用冰水浴冷却,待结晶析出后,加纯化水90mL,用玻璃棒继续缓缓搅拌,继续冷却直至大量的晶体完全析出。

② 抽滤 将布氏漏斗安装在抽滤瓶上,选择适宜的滤纸与布氏漏斗,先湿润滤纸,再开减压泵,滤纸抽紧后,将上述待滤结晶溶液慢慢倾入漏斗中,抽滤,得到的固体用约18mL冰水分3次快速洗涤,压紧抽干,得乙酰水杨酸粗品。

（2）阿司匹林的精制 将粗品转至200mL烧杯中,加入20mL无水乙醇,在水浴上微热溶解;同时在100mL烧杯中加纯化水55mL,加热至60℃;将粗品乙醇溶液在搅拌下倾入热水,如有颜色,加少量活性炭脱色,趁热过滤;滤液中如有固体析出,则加热至溶解。滤液放置自然冷却至室温,慢慢析出白色针状结晶。过滤,用少量50%乙醇洗涤2次,压紧抽干,干燥（温度不超过60℃）,即得乙酰水杨酸精品,测定熔点,称重并计算收率。

【实训提示】

1. 酰化反应需无水操作,仪器必须干燥无水。
2. 刚开始加入原料和反应物时,勿将固体沾附在瓶壁上。
3. 水浴加热时应避免水蒸气进入烧瓶内,同时反应温度不宜过高,否则会增加副产物的生成。
4. 水浴加热反应时若有结晶析出仍应继续进行,注意保温反应时间。
5. 析出结晶时一定要充分放冷。
6. 精制时,抽滤应快速、趁热,洗涤次数不应过多,洗涤水用量应适量,在洗涤时应先停止减压,用刮刀轻轻将固体刮松,用水浸湿结晶,再打开减压阀抽滤,否则会减少产量。
7. 干燥时,应严格控制温度和时间。
8. 阿司匹林熔点为135～138℃,测定时应将传温液加热至130℃后,立即放入样品,快速测定,防止阿司匹林受热分解,产生多种物质使熔点下降。

【注意事项】

1. 水杨酸对皮肤、黏膜有刺激性,能与人机体蛋白质反应,有腐蚀作用,实验中应注意安全保护。
2. 乙酸酐是有强烈刺激性和腐蚀性的物质,实验中应防止吸入和避免皮肤直接接触。
3. 浓硫酸是有强烈腐蚀性的物质,实验中不要吸入其烟雾,不要触及皮肤。

【实训思考】

1. 酰化反应中,仪器不干燥时对反应有何影响?
2. 向反应液中加入少量浓硫酸的目的是什么?是否可以不加?为什么?
3. 本反应可能发生哪些副反应?又产生哪些副产物?如何除去?
4. 阿司匹林精制选择溶剂依据什么原理?为何要使滤液温度自然下降?若下降太快会出现什么情况?
5. 总结阿司匹林制备过程中影响产品收率的因素,如何提高产品的收率?

实训项目十一 对乙酰氨基酚的制备

【实训目的】

1. 熟悉乙酰反应的原理,掌握对乙酰氨基酚的制备方法。

2. 掌握易被氧化产品的重结晶精制方法。
3. 了解酚氨基的选择性乙酰化而保留酚羟基的基本操作技术。

【实训原理】

合成路线如下所述。

用计算量的醋酐与对氨基酚在水中反应，可迅速完成 N-乙酰化而保留酚羟基。

反应式：

$$HO-C_6H_4-NH_2 + (CH_3CO)_2O \longrightarrow HO-C_6H_4-NHCOCH_3 + CH_3COOH$$

副反应：

$$HO-C_6H_4-NH_2 \xrightarrow{[O]} O=C_6H_4=NH_2$$

常用的乙酰化试剂有醋酸、醋酐、乙酰氯等。乙酰氯的活性较高但选择性较差，而醋酸与对氨基酚反应生成的水分子抑制了反应的进行程度，所表现出的活性太低，相对而言醋酐是一种良好的乙酰化试剂，既有较高的活性，又有良好的选择性。

【实训器材】

1. 仪器

天平（分度值为0.1g）、电动搅拌器、烧杯、玻璃棒、表面皿、温度计、布氏漏斗、抽滤瓶、电热恒温水浴锅、250mL 电热套、250mL 四口圆底烧瓶、直形或球形冷凝管等。

2. 药品

对氨基酚10.9g、醋酐10.9g、亚硫酸氢钠、活性炭适量、10%亚硫酸氢钠溶液1mL。

【实训步骤】

（1）对乙酰氨基酚的制备　在安装好电动搅拌器、温度计的250mL 四口圆底烧瓶中加入对氨基酚10.9g 及水60mL，开启搅拌，用滴液漏斗滴加醋酐10.9g，滴加时间约8min。升温至90℃，维持此温度并继续搅拌40min，反应物冷却至0～10℃，将析出的结晶抽滤，用30mL 冷水洗涤2次，抽滤至很少液体滴下，滤饼为粗品对乙酰氨基酚。

（2）对乙酰氨基酚的精制　在100mL 三口圆底烧瓶中加入粗品，再加入粗品重量2.2倍的水、10%亚硫酸氢钠1mL 及活性炭1g（视粗品颜色深浅可增减），升温至全溶，继续加热至沸腾并回流10min，热滤，滤液冷却至0～10℃。将析出的结晶抽滤，滤饼于80℃干燥2h（也可以室温下放在培养皿中均匀摊开，自然晾干一周），即得对乙酰氨基酚精品。测定熔点，称重并计算收率。

【实训提示】

1. 胺类（伯胺和仲胺）化合物可酰化成酰胺，酚类化合物可酰化成酯，但胺的酰化比酚容易，胺的乙酰化可用醋酸、醋酐或二者的混合物为酰化剂，而酚的乙酰化必须用酰化能力强的酸酐，还常加酸或碱为催化剂。当胺用醋酐酰化时，如加热时间过长且有过量的醋酐存在，可生成二酰基化合物。单独用醋酐酰化的一个缺点是将胺中的所有杂质都要带到酰化产物中去。为了避免这个缺点，一般不单独用醋酐而是将醋酐混在水中对胺进行酰化。这是利用了醋酐在室温与水的反应非常慢而与胺很容易反应的特性。本实训中对氨基酚的酰化，也是采用醋酐在水中进行酰化的。在有水存在时，醋酐还可以有选择性地酰化氨基而不酰化酚羟基。

2. 对氨基酚的酰化用醋酐比醋酸贵，但反应快，操作方便，产品质量好，用醋酸反应时间长，操作麻烦，小量制备时很难避免氧化副反应的发生，故产品质量差。

3. 加亚硫酸氢钠可有效防止乙酰氨基酚被空气氧化，但浓度不宜太高，用量不宜太多，否则会影响产品质量（亚硫酸氢钠残留量超过药典标准）。

4. 精制热滤时要将漏斗放在 70～80℃ 热水中预热（取出时防止烫伤），铺好滤纸，用热水湿润抽紧后，迅速过滤，如果抽滤温度低，会影响过滤效果，发生堵塞，使收率降低。

5. 精心操作，避免物料转移过程中不必要的损失。

【实训思考】

1. 试比较冰醋酸、醋酐、乙酰氯三种乙酰化试剂的优缺点。
2. 精制过程中选水作溶剂有哪些必要条件？应注意哪些操作上的问题？

实训项目十二　苯妥英钠的制备

【实训目的】

1. 进一步熟悉安息香缩合反应的原理和熟练应用维生素 B_1 及氰化钠为催化剂进行反应的实验操作。
2. 学会有害气体排放操作。
3. 掌握用硝酸作为氧化剂进行氧化的实验方法及操作。

【实训原理】

（1）安息香缩合反应（安息香的制备）

$$\text{PhCHO} \xrightarrow[\text{或NaCN}]{\text{维生素}B_1} \text{Ph-CH(OH)-CO-Ph}$$

（2）氧化反应（二苯乙二酮的制备）

$$\text{Ph-CH(OH)-CO-Ph} \xrightarrow{HNO_3} \text{Ph-CO-CO-Ph}$$

（3）二苯羟乙酸重排及缩合反应（苯妥英的制备）

$$\text{Ph-CO-CO-Ph} \xrightarrow[\text{2. HCl}]{\text{1. }H_2NCONH_2/NaOH} \text{苯妥英}$$

（4）成盐反应（苯妥英钠的制备）

$$\text{苯妥英} \xrightarrow[H_2O]{NaOH} \text{苯妥英钠}$$

【实训器材】

1. 仪器

三颈瓶、恒温水浴锅（双孔）、球形冷凝管、三角瓶、真空接收管、圆底瓶、吸滤瓶、布氏漏斗、温度计（100℃）等。

2. 药品

苯甲醛 20mL（0.2mol）、盐酸硫胺（维生素 B_1，3.5g）、氢氧化钠（15%）、硝酸（65%～68%）、尿素、乙醇、四氯化碳、醋酸钠、盐酸等。

【实训步骤】

(1) 安息香的制备　在100mL三颈瓶中加入3.5g盐酸硫胺（维生素B_1）和8mL水，溶解后加入95％乙醇30mL。搅拌下滴加2mol/L NaOH溶液10mL。再取新蒸苯甲醛20mL，加入上述反应瓶中。水浴加热至70℃左右反应1.5h。冷却，抽滤，用少量冷水洗涤。干燥后得粗品。测定熔点，计算收率，熔点为136~137℃。

备注：也可采用室温放置的方法制备安息香，即将上述原料依次加入100mL三角瓶中，室温放置有结晶析出，抽滤，用冷水洗涤。干燥后得粗品。测定熔点，计算收率。

(2) 二苯乙二酮（联苯甲酰）的制备　取8.5g粗制的安息香和25mL硝酸（65％~68％）置于100mL圆底烧瓶中，安装冷凝器和气体连续吸收装置，低压加热并搅拌，逐渐升高温度，直至二氧化氮逸去（1.5~2h）。反应完毕，在搅拌下趁热将反应液倒入盛有150mL冷水的烧杯中，充分搅拌，直至油状物呈黄色固体全部析出。抽滤，结晶用水充分洗涤至中性，干燥，得粗品。用四氯化碳重结晶（1：2），也可用乙醇重结晶（1：25），熔点为94~96℃。

注意事项：硝酸为强氧化剂，使用时应避免与皮肤、衣服等接触，氧化过程中，硝酸被还原产生大量的二氧化氮气体，应用气体连续吸收装置，避免逸至室内影响健康。

(3) 苯妥英的制备　在装有搅拌及球形冷凝器的250mL圆底瓶中，投入二苯乙二酮8g、尿素3g、15％ NaOH 25mL、95％乙醇40mL，开动搅拌，加热回流反应60min。反应完毕，反应液倾入250mL水中，加入1g醋酸钠，搅拌后放置1.5h，抽滤，滤除黄色沉淀。滤液用15％盐酸调至pH6，放置析出结晶，抽滤，结晶用少量水洗，得白色苯妥英粗品，熔点295~299℃。

(4) 苯妥英钠（成盐）的制备与精制　将与苯妥英粗品等物质的量的氢氧化钠（先用少量蒸馏水将固体氢氧化钠溶解）置100mL烧杯中后加入苯妥英粗品，水浴加热至40℃，使其溶解，加活性炭少许，在60℃下搅拌加热5min，趁热抽滤，在蒸发皿中将滤液浓缩至原体积的三分之一。冷却后析出结晶，抽滤。沉淀用少量冷的95％乙醇-乙醚（1：1）混合液洗涤，抽干，得苯妥英钠，真空干燥，称重，计算收率。

注意事项：①制备钠盐时，水量稍多，可使收率受到明显影响，要严格按比例加水。②苯妥英钠可溶于水及乙醇，洗涤时要少用溶剂，洗涤后要尽量抽干。

【实训预习】

1. 查阅安息香缩合反应的原理。
2. 在苯妥英的制备中，加入醋酸钠的作用是什么？

【实训思考】

1. 制备二苯乙二酮时，为什么要控制反应温度使其逐渐升高？
2. 制备苯妥英为什么在碱性条件下进行？

第四部分　综合实训

实训项目十三　甾类药物的定性鉴别

【实训目的】

1. 深化对甾类药物结构的认识。

2. 学会利用信息，并对信息加以处理和应用。
3. 通过对结构的认识，利用已有的信息鉴别其他甾类药物。

【实训内容】
雌二醇、甲睾酮、炔雌醇、炔孕酮、氢化可的松的确证。

【实训原理】
1. 含有羰基的甾类药物可与2,4-二硝基苯肼、硫酸苯肼或异烟肼反应生成有色的腙类衍生物。
2. 含有羰基的甾类药物与羟胺或氨基脲反应分别生成具一定熔点的肟或缩氨脲，测定这些生成物的熔点，可用于本类药物的鉴别或含量测定。
3. 甾类药物与硫酸、磷酸、高氯酸等作用可显色，尤其是与硫酸的显色反应应用较广。甾类药物与硫酸显色的同时，产生荧光，加水稀释后，颜色和荧光可发生变化，此反应操作简便，结构的差异可显现不同的颜色和荧光，可供药品的鉴别或区别使用。见实表13-1。

实表13-1 甾类药物与硫酸的显色及荧光颜色

药名	浓硫酸		加水稀释
	颜色	荧光	
醋酸可的松	黄褐	—	颜色消失
氢化可的松	橙黄→红	绿	黄→橙黄,微带绿色荧光
醋酸氢化可的松	黄→橙黄	绿	
氢化泼尼松	红	—	红色消失,产生灰色絮状沉淀
醋酸氢化泼尼松	红	—	红色消失,产生灰色絮状沉淀
地塞米松	淡橙→橙	—	析出黄色絮状沉淀
倍他米松	红橙→红褐	—	—
甲基睾丸素	淡黄	绿	暗黄、淡绿色荧光
炔诺酮	红褐	黄绿	黄褐色沉淀
炔雌醇	红	黄绿（反射光）	玫瑰红絮状沉淀

4. 甾体药物炔化物与硝酸银的醇溶液反应，生成炔化银白色沉淀，可供鉴定之用。
5. 根据甾类药物分子结构及构型上的差异，在不同溶剂系统中展开后的斑点数目、R_f值、显色后斑点的颜色的不同，与相应对照品按同法所得的色谱图作对比来进行药品的鉴别、杂质检查或含量测定。
6. 17α-羟酮基（又名17α-醇酮基）的显色反应：皮质激素分子结构中含17-羟酮基，具有强还原性，能与氧化剂四氮唑盐显色。
7. 酮基（$CH_3CO—$）的显色反应：黄体酮含甲酮基，与亚硝基铁氰化钠反应显蓝紫色。
8. 有酚羟基的甾类药物显酚羟基的显色反应。
9. 氟的甾类药物显有机氟的显色反应，有些含氟的甾类激素（如地塞米松、肤轻松等）经氧瓶燃烧后转变为无机氟离子，显氟化物的鉴别反应。

【实训器材】
1. 仪器
试管、燃烧瓶、胶头滴管、毛细管、TLC展开板、紫外灯、b形管、药匙、量筒、烧杯、研钵、试管夹、电热恒温水浴锅等。

2. 药品

雌二醇、甲睾酮、炔雌醇、炔孕酮、氢化可的松。以上药品全部使用药物制剂，并除去所用标签。

3. 试剂

2,4-二硝基苯肼、硫酸苯肼、异烟肼、羟胺、氨基脲、硫酸、磷酸、高氯酸、硝酸银、乙醇、四氮唑盐、亚硝基铁氰化钠、$FeCl_3$ 等。

注：以上列出的仪器与试液仅供参考，所需仪器与药品以所设计的实验方案为准。

【实训步骤】

实验前应充分预习教师指定的每个药物的物理和化学性质并能写出其结构式。熟悉指定范围内每个药物的确证试验，并做到正式实验前能够对这些药物进行初步外观判断，如指定范围内药物的制剂剂型、哪个是粉针剂、哪个是水针剂、哪个是片剂、哪个药物具有颜色等。

（1）根据预习，写出各种需鉴别的未知药物的结构简式，确定各种药物中可用于定性鉴别的官能团。归纳拟出指定范围内未知药物定性鉴别的步骤，书写鉴别流程图。

（2）确定实验所需仪器和药品清单，并以书面形式提交给实验指导教师。

（3）将每种未知药物的实验用药均分为三份，第一份用来进行初步试验；第二份用来进行确证实验；第三份保留，以供需要进行复查实验时使用。

（4）根据所设计的实验方案展开实验，记录实验过程中的现象。

（5）分析实验过程，完成实验报告。

【实训提示】

1. 若供试品为片剂，应首先按实验要求进行处理，然后再照上述方法进行，实验现象应与原料药相同。

2. 经编号未知药品，实验取样中，严禁混用药匙，以免因混淆掺杂而干扰结果。

3. 一种药品可能会有几种鉴别方案，确定实验方案时应考虑是否简便易行、所用试剂是否有毒等。

【注意事项】

1. 实验应在熟练掌握未知药品范围的理论知识和实验原理的基础上，在完成比较详细的鉴别流程图，并熟悉实验所用仪器、试液的前提下进行；实验过程应在教师的指导下独立完成。

2. 设计鉴别流程图、选择指定范围内每个未知药物的确证试验时，其反应试剂应单一或种类少、反应条件温和、现象快速及明显。

3. 在实训前除预习好指定范围内每个药物的确证试验外，还必须对这些药物初步试验时所呈现的现象进行归纳。

4. 操作要仔细、规范，对那些受实验条件影响较大的鉴别实验，更应注意试剂的取量及反应条件的控制，尽量避免各种干扰因素对实验结果的影响。

5. 做实验过程中，要注意认真观察、比较反应前后的现象，若出现矛盾或现象不明显则应检查操作或观察是否有错误，必要时可作空白试验或对照品试验，以保证结果的准确可靠。

6. 进行实验一定要目的明确，实事求是，从客观实验现象得出结论，切忌凭主观印象、理论推理得出结论。

【实训思考】

查阅《中国药典》，分析药典中所选用鉴别方案的依据及优点。

实训项目十四　药品的氧化变质实训

【实训目的】

1. 了解外界因素对药物氧化变质的影响及其危害性。
2. 认识药物制备、贮存中采取防止药物氧化变质措施的重要性。

【实训内容】

对氨基水杨酸钠、维生素C、盐酸异丙肾上腺素（或重酒石酸去甲肾上腺素）、盐酸氯丙嗪的氧化变质实验。

【实训原理】

有机药物具有还原性，药物或其水溶液露置日光、受热、遇空气中的氧能被氧化而变质，其氧化速率、药物颜色随放置时间延长而加快、加深。氧化剂、微量重金属离子的存在可加速、催化氧化反应进行。加入少量抗氧剂、金属络合剂，可消除氧化反应的发生或减慢氧化反应速率。

对氨基水杨酸钠氧化脱羧后，生成间氨基酚，继而进一步被氧化生成二苯醌型化合物（红棕色）。维生素C结构中的连二烯醇结构具有很强的还原性，生成了去氢维生素C（黄色）。肾上腺素类药物因结构中含有邻苯二酚的结构，故极易被氧化，氧化产物是肾上腺红（粉红色→红色→棕色），变成棕色是由于进一步形成了多聚体。氯丙嗪结构中的吩噻嗪环被氧化成醌型化合物（红棕色）。

【实训器材】

1. 仪器

具塞试管、电炉、水浴锅、日光灯、胶头滴管、锥形瓶、移液管、秒表等。

2. 药品

对氨基水杨酸钠、维生素C、盐酸异丙肾上腺素（或重酒石酸去甲肾上腺素）、盐酸氯丙嗪。

3. 试剂

2%亚硫酸钠溶液、3%过氧化氢溶液、硫酸铜试液、0.05mol/L EDTA溶液等。

【实训步骤】

学习所给出的药品的理化性质，以及实验安排流程。

（1）样品溶液的配制　取对氨基水杨酸钠0.5g、维生素C 0.25g、盐酸肾上腺素（或重酒石酸去甲肾上腺素）0.5g、盐酸氯丙嗪50mg，分别置于小锥形瓶中，各加蒸馏水25mL，振摇使溶解；分别用移液管将四种药品各均分成5等分，放于具塞试管中，试管加塞编号。

（2）将以上四种药品的1号管，同时拔去塞子，暴露在空气中，同时放入日光（或电灯光）的直接照射下，观察其颜色变化，以不同数目的"十"号记录不同时间下的颜色变化。

（3）将以上四种药品的2号试管，分别加入3%过氧化氢溶液10滴，同时放入沸水浴中加热，观察并记录5min、20min、60min的颜色变化。

（4）将以上四种药品的3号试管，分别加入2%亚硫酸钠溶液2mL，再加3%过氧化氢溶液10滴，同时置于沸水浴中加热，观察并记录5min、20min、60min的颜色变化。

（5）将以上四种药品的 4 号管，分别加入硫酸铜试液 2 滴，观察其颜色变化，并作记录。

（6）将以上四种药品的 5 号管，分别加入 0.05mol/L EDTA 溶液 2mL，再加入硫酸铜试液 2 滴，观察其颜色变化，并作记录。

【实训提示】

实验中四种药品加入的试剂相同，但反应条件不同，也会影响结果，所以取用数量、时间、温度、空气、光线等，实验中均应注意一致。

【注意事项】

尽量确保对照试验外部条件一致。

【实训思考】

1. 将反应条件（温度、试剂、时间）、溶液颜色变化制成实验报告表格，对实验结果做出结论。

2. 指出本实验中的氧化剂、抗氧剂、金属离子络合剂各是什么？你还知道哪些常用的氧化剂和抗氧剂？

3. 四种药品氧化变质的原因是什么？影响药物氧化反应的外因有哪些？

实训项目十五　药品的水解变质实训

【实训目的】

1. 加深对药物水解因素的了解和掌握。
2. 考查结构—外因—水解反应之间的相互关系。
3. 培养学生设计实验和处理实验过程中出现问题的能力。
4. 通过对比实验，比较各种因素对水解反应的影响。

【实训内容】

设计实验，考查盐酸普鲁卡因、青霉素 G 钠、苯巴比妥钠的水解反应的影响因素。

【实训原理】

药物的水解是某些药物的重要化学性质之一，药物的水解反应是引起药物变质的重要反应。易发生水解反应的药物在化学结构上一定含有易被水解的基团，由于药物中这些易被水解的基团多种多样，所以构成了多种多样的水解类型，包括盐类、酯类、酰胺类、苷类、酰脲类、酰肼类、活泼卤素化合物、缩氨、多聚糖、蛋白质、多肽等的水解，其中以盐类、酯类、酰胺类和苷类的水解较为常见。

易水解的结构有酯（如普鲁卡因）、β-内酰胺环（如青霉素 G）、酰脲（如苯巴比妥）等。

盐酸普鲁卡因发生水解反应酯键断裂，水解产物是二乙氨基乙醇，其蒸气使石蕊试纸变蓝，青霉素 G 钠发生分子内重排生成青霉二酸的白色沉淀。苯巴比妥钠室温久置后部分水解破环，生成苯基乙基乙硫脲，继而进一步分解放出氨气。

【实训器材】

1. 仪器

托盘天平、称量纸、试管、试管夹、试管架、标签纸、水浴箱等。

2. 药品

盐酸普鲁卡因、青霉素 G 钠、苯巴比妥钠。

3. 试剂

10％氢氧化钠、稀盐酸、红色石蕊试纸。

【实训步骤】

知道影响药物水解的内因和外因，对内外因之间的关系应有初步认识。

(1) 盐酸普鲁卡因水解　取 0.2g 样品置于试管中，加 6mL 纯化水溶解，平均分至两支试管，其中一支加入 10％氢氧化钠 1mL，另一支加纯化水 1mL。在两支试管的管口覆盖一条湿润红色石蕊试纸，置沸水中加热。观察并记录两管口石蕊试纸颜色的变化。

(2) 苯巴比妥钠的水解　取 0.1g 样品置于试管中，加 4mL 纯化水溶解，观察溶液是否澄清无色。将样品溶液平均分至两支试管，其中一支加入 10％氢氧化钠 2mL，另一支加纯化水 2mL。在试管口覆盖一条湿润红色石蕊试纸，置沸水中加热 1min。观察并记录石蕊试纸颜色的变化。将另一支放置 90min，观察并记录是否浑浊，是否显色。

(3) 青霉素 G 钠的水解　取 0.2g 样品置于试管中，加 10mL 纯化水溶解，观察溶液是否澄清无色。将样品溶液平均分至两支试管，其中一支加入稀盐酸 2 滴，观察并记录其变化。将另一支放置 60min，观察并记录是否浑浊，是否显色。

【实训提示】

1. 盐酸普鲁卡因干燥品稳定，其水溶液随温度升高、pH 增大而水解加快。青霉素 G 钠干燥品较稳定，水溶液室温久置即水解，更不耐酸、不耐碱。苯巴比妥钠干燥品稳定，水溶液不耐热、不耐碱，室温久置后有部分分解。

2. 盐酸普鲁卡因实验中，加碱后，因为普鲁卡因游离析出，故可看到先有白色沉淀产生。

【注意事项】

尽量确保对照试验外部条件一致。

【实训思考】

1. 列举四种易水解的官能团。
2. 通过本实训，指出影响药物水解变质反应的外因有哪些？
3. 药物水解的内因是什么，外因对药物水解有何影响？
4. 盐酸普鲁卡因水解试验中，在另一支加纯化水 1mL 的原因是什么？

实训项目十六　未知药物的定性鉴别

【实训目的】

1. 复习和巩固已学过的部分典型药物的主要理化性质。
2. 训练学生学会确证在已知范围内未知药物的方法和程序。
3. 培养学生在药品检验工作中分析问题、解决问题以及实践操作的能力。

【实训内容】

对乙酰氨基酚、阿司匹林、青霉素钠、维生素 C、维生素 B_2 的确证。

【实训原理】

1. 初步实验

（1）性状观察　维生素 B_2 为橙黄色结晶性粉末；对乙酰氨基酚、阿司匹林、青霉素钠、维生素 C 均为白色或类白色结晶性粉末。

（2）溶解性实验　青霉素钠、维生素 C 溶于水；对乙酰氨基酚略溶于水；阿司匹林微溶于水；维生素 B_2 不溶于水。

2. 确证实验

（1）三氯化铁显色反应　对乙酰氨基酚分子中含有酚羟基，与三氯化铁试液作用显蓝紫色；阿司匹林加热水解，生成含有酚羟基的水杨酸，与三氯化铁试液作用显紫堇色。

（2）硝酸银氧化反应　维生素 C 含有连二烯醇结构，具有还原性，和硝酸银试液反应，能析出黑色的银沉淀。

（3）Na^+ 的火焰反应　青霉素钠含有钠离子，灼烧产生黄色火焰。

【实训器材】

1. 仪器

电热恒温水浴锅、试管、药匙、量筒、烧杯、研钵、漏斗、铂丝、酒精灯、试管夹等。

2. 药品

对乙酰氨基酚、阿司匹林、青霉素钠、维生素 C、维生素 B_2。以上药品全部使用药物制剂，并除去所用标签。

3. 试剂

硝酸银试液、三氯化铁试液、0.4％氢氧化钠溶液等，试液可根据需要在实验开始前向实验指导教师领取。

【实训步骤】

实验前应充分预习教师指定的每个药物的物理和化学性质。熟悉指定范围内每个药物的确证试验，并做到正式实验前能够对这些药物进行初步外观判断，如指定范围内药物的制剂剂型、哪个是粉针剂、哪个是片剂、哪个药物具有颜色等。

（1）根据预习，写出各种需鉴别的未知药物的结构简式，确定各种药物中可用于定性鉴别的官能团。归纳拟出指定范围内未知药物定性鉴别的步骤，书写鉴别流程图。

（2）确定实验所需仪器和药品清单，并以书面形式提交给实验指导教师。

（3）将每种未知药物的实验用药均分为三份，第一份用来进行初步试验；第二份用来进行确证实验；第三份保留，以供需要进行复查实验时使用。

（4）将所有未知药物进行编号，并按照已设计的鉴别流程图进行外观、颜色、性状等观察，以及进行溶解性试验、灼烧试验等初步鉴别试验。

（5）根据初步鉴别试验结果，确定可以给出定论的药品，以减少未知药物的数量；对其余未知药物根据初步鉴别试验结果按一定程序进行分类编组，如以药物在水中或有机溶剂中的溶解性分组。

（6）根据分组情况进一步确认或修改鉴别流程图，完善未知药物的确证实验设计，写出详细的确证实验的方案，包括实验步骤、预计的准确实验现象、实验中可能出现问题的解决方法以及实验注意事项等。

（7）根据确定的鉴别流程图和实验方案进行实验，并及时做好详细的实验记录，分析实验现象与结果，与预期结果进行比较。如有必要取第三份保留样品进行复查。

（8）确定编号的未知药品对应的药物名称，填写实训报告。

【实训提示】

1. 若供试品为片剂,应首先按实验要求进行处理,然后再照上述方法进行,实验现象应与原料药相同。

2. 经编号而未标名的未知药品,实验取样中,严禁混用药匙,以免因混淆掺杂而干扰结果。

【注意事项】

1. 实验应在熟练掌握未知药品范围的理论知识和实验原理的基础上,在完成比较详细的鉴别流程图,并熟悉实验所用仪器、试液的前提下进行;实验过程应在教师的指导下独立完成。

2. 设计鉴别流程图、选择指定范围内每个未知药物的确证试验时,其反应试剂应单一或种类少、反应条件温和、现象快速明显。

3. 在实训前除预习好指定范围内每个药物的确证试验外,还必须对这些药物初步试验时所呈现的现象进行归纳。

4. 操作要仔细、规范,对那些受实验条件影响较大的鉴别实验,更应注意试剂的取量及反应条件的控制,尽量避免各种干扰因素对实验结果的影响。

5. 做实验过程中,要注意认真观察、比较反应前后的现象,若出现矛盾或现象不明显则应检查操作或观察是否有错误,必要时可作空白试验或对照品试验,以保证结果的准确可靠。

6. 进行实验一定要目的明确,实事求是,从客观实验现象得出结论,切忌凭主观印象、理论推理得出结论。

【实训思考】

1. 使用 $FeCl_3$ 试液显色,可以鉴别具有哪种结构的药物?一般可能呈现什么颜色?

2. 采用重氮化-偶合反应,可以鉴别具有哪种结构的药物?使用哪些试剂?

实训项目十七 白消安的制备

【实训目的】

1. 了解白消安药物的结构和理化性质及其药理作用与临床应用。
2. 掌握合成路线及其合成路线设计的方法。
3. 掌握硫醚的氧化反应及醇的磺酰化反应。
4. 训练萃取、减压蒸馏、抽滤、干燥、熔点测定等的实际操作以及药物合成过程中"三废"的处理等。

【实训原理】

合成路线:

$$S=C<^{NH_2}_{NH_2} + (CH_3)_2SO_4 \xrightarrow{\text{二甲苯}} H_3C-S-C<^{NH}_{NH_2}$$

$$\xrightarrow[HCCl_3, 0°C]{Cl_2} H_3C-SO_2Cl \xrightarrow[Py, 0\sim15°C]{HO(CH_2)_4OH} CH_3SO_2-O(CH_2)_4O-SO_2CH_3$$

第一步反应的产物甲基异硫脲在水中有一定的溶解度,采用直接加水而不用分离出来,这样可以省掉有机溶剂,也可减少步骤,节省时间。氯化时再将上述水溶液中加入有机相,使反应生成的甲烷磺酰氯及时溶解于有机相，破坏反应平衡，加大正反应速度，同时又防止了产物水解。

【实训器材】

1. 仪器

四口烧瓶、三口烧瓶、球形冷凝管、直形冷凝管、电热套、洗气瓶、滴液漏斗、分液漏斗、蒸馏头、温度计、牛角管、锥形瓶、铁架台、抽滤瓶、布氏漏斗、真空泵、干燥箱、冰箱等。

2. 药品

异硫脲、1,4-丁二醇、硫酸二甲酯、二甲苯、氯气、氯仿、吡啶等。

【实训步骤】

实验前应充分预习，知道所使用的原料的理化性质，熟记合成工艺的原理及条件。回想本实验所涉及的操作的注意事项及装置的搭建。

（1）根据实训原理与要求初步形成实验方案，包括原料配比、投料方案、实验装置的搭建、反应条件的控制，并以书面形式提交给老师，经指导老师审阅确认后方可展开实验。

（2）甲烷磺酰氯的制备　在装有搅拌、回流、温度计和滴液漏斗的四口烧瓶中，加入硫脲 7.6g（0.1mol）、二甲苯 11.2g（0.1mol），开启搅拌，滴加硫酸二甲酯 5.6g（0.05mol），应严格控制滴加速度，开始滴加快些，后稍慢，并伴有放热现象。138℃沸腾，析出大量白色固体，停止加热。自然降温至 70~80℃，加入蒸馏水溶解固体。在分液漏斗中分出油层，水层加适量氯仿或苯，一并移入洗气瓶中在冰盐浴中冷却至 0℃，通入氯气约 3h 至饱和，停止通氯气；在分液漏斗中分出油层，水层用氯仿（或苯，提取液和加入的有机相一致）提 50×3 次。合并油层，再分别用 4%亚硫酸氢钠、饱和碳酸氢钠洗 50×3 次，直至 pH 6~7，再经蒸馏水洗一次。以无水硫酸钠干燥过夜。常压蒸出氯仿后，改为减压蒸馏，收集 56~60℃/1.97×10³Pa 的馏分。得无色或微黄色甲烷磺酰氯 68.5g。n_D^{20} = 1.4520~1.4528，收率 60%。

（3）白消安粗品的制备　在装有搅拌、温度计、滴液漏斗的三口烧瓶中，加入 1,4-丁二醇 4.5g（0.05mol）和吡啶 15.0mL，搅拌冷却至 0℃，滴加甲烷磺酰氯 12.0g（1mol），控制滴加速度使瓶内温度不超过 15℃。滴加完毕继续维持反应温度 4h，停止反应。过滤，滤饼用蒸馏水洗至中性，乙醇洗，抽滤，干燥得白消安粗品。

（4）白消安纯品的制备　用 5 倍量的丙酮溶解粗品，加 2%活性炭，加热回流 5min，趁热过滤，滤液置冰箱过夜。次日抽滤，烘干得白色结晶状白消安精品。

（5）熔点测定　测定所得产物的熔点应为 114~118℃，确定是不是目标产物，若测出熔点有偏差，分析原因。

（6）根据实验记录完成实训报告。

【实训提示】

1. 第一步反应时应控制好硫酸二甲酯的滴加速度，否则升温过快，易发生爆炸。
2. 使用氯气的时候应注意过量氯气的收集处理。

【注意事项】

1. 甲烷磺酰氯气味、毒性都比较大，所以操作时应严格防护措施，要戴防护手套、口罩等，并应在通风柜内进行，如接触到皮肤，应立即用稀碱水处理，以免引起皮肤过敏。

2. 缩合反应时应控制甲烷磺酰氯的滴加速度和反应温度,以保证产品质量和收率等。

【实训思考】

本实验方案是否可进行工业化生产,理由是什么?

实训项目十八 贝诺酯的制备

【实训目的】

1. 通过本实验了解进行酯化反应的方法,以及酯化在药物化学结构修饰中的应用。
2. 通过酰氯的制备,掌握无水操作技术。
3. 熟悉拼合原理在前药制备中的应用。
4. 培养独立进行实验设计及操作的能力。

【实训原理】

贝诺酯的合成路线

$$\text{邻乙酰氧基苯甲酸} + SOCl_2 \xrightarrow{\text{吡啶}} \text{邻乙酰氧基苯甲酰氯} + HCl\uparrow + SO_2\uparrow$$

$$H_3COCHN\text{—}\bigcirc\text{—}OH \xrightarrow{NaOH} H_3COCHN\text{—}\bigcirc\text{—}ONa + H_2O$$

$$\text{邻乙酰氧基苯甲酰氯} + H_3COCHN\text{—}\bigcirc\text{—}ONa \longrightarrow \text{贝诺酯} + NaCl$$

【实训器材】

在实训准备阶段,实训方案通过后,由学生根据预习结果向教师提交申请实验所需仪器型号及数量,以及所需药品、药品等级及数量清单,经审定后,在老师的协助下自行准备。下列方案仅供参考。

(1) 仪器 三颈瓶,温度计,恒压滴液漏斗,球形干燥管,普通玻璃漏斗,加料漏斗,布氏漏斗,抽滤瓶,圆底烧瓶等。

(2) 药品 阿司匹林、对乙酰氨基酚、二氯亚砜等。

【实训步骤】

(1) 邻乙酰氧基苯甲酰氯的制备 称取阿司匹林18g,量取氯化亚砜50mL,吡啶2滴,置入装有搅拌器和回流冷凝管(上端附有氯化钙干燥管,排气导管通入氢氧化钠吸收液中)及温度计的三颈瓶中,缓缓加热,充分搅拌反应,约50min升温至75℃,维持反应液在70~75℃,反应至无气体逸出(2~3h)。反应完毕后减压蒸馏除去过量的二氯亚砜,冷却,得产品,倾入50mL锥形瓶内,加入无水丙酮15mL,混匀密封备用。

(2) 贝诺酯粗品的制备 在装有搅拌、恒压滴液漏斗、温度计的250mL三颈瓶中,加入对乙酰氨基酚17g、水50mL,保持10~15℃,搅拌下缓缓加入氢氧化钠溶液18mL(3.3g氢氧化钠加水至18mL)。降温至8~12℃,在强力搅拌下,慢慢滴加上步制备的产物无水丙酮溶液,约20min后,调pH至9~10,于10~15℃搅拌下反应1.5~2h(保持pH为8~10)。反应完毕,抽滤,用水洗至中性,烘干得贝诺酯粗品。

(3) 贝诺酯的精制 取粗品置于附有回流冷凝器的250mL圆底烧瓶中,加8倍量的95%的乙醇,加热溶解,加活性炭,加热回流30min,趁热过滤,滤液自然冷却,待结晶析出完全后,抽滤,结晶重结晶精制(粗品与95%乙醇比为1∶8),得精品10~14g,熔点为174~178℃,收率40%。

【注意事项】

(1) 制备酰氯时,所用仪器及反应原料必须是干燥的,操作中切勿与水接触。

(2) 反应过程中会有大量的二氧化硫和氯化氢气体放出,必须使用碱吸收的方法进行吸收,同时注意实验室通风。

(3) 氢氧化钠溶液的加入量要控制适当,不宜过量,否则会影响反应收率。

(4) 吡啶为催化剂,用量不得过多,否则影响产品的质量和收率。

【实训思考】

1. 为什么在制备邻乙酰氧基苯甲酰氯时,必须是无水反应?
2. 过量加入氢氧化钠溶液会导致哪些副反应发生?
3. 二氯亚砜在化学反应中起什么作用?

【实训参考】

药品或试剂名称	结构式或分子式	分子量	熔点	沸点	溶解度
乙酰水杨酸	邻-COOH,OCOCH$_3$苯	180.15	135~138℃		易溶于水,能溶于氯仿、乙醚,微溶于乙醇
二氯亚砜	SOCl$_2$	118.98		76℃	可与苯、氯仿、四氯化碳相混溶
吡啶	吡啶环	79.10	−42℃	115~116℃	可与水、乙醇、乙醚、石油醚相混溶
对乙酰氨基酚	CH$_3$CONH—C$_6$H$_4$—OH	151.16	168~172℃		难溶于冷水,在热水中溶解增加,溶于乙醇、丙酮、乙酸乙酯,难溶于乙醚,不溶于苯及石油醚
氢氧化钠	NaOH	40.01	318℃		易溶于水,溶于乙醇、甘油
乙醇	C$_2$H$_5$OH	46.07		78.15℃	
丙酮	CH$_3$—CO—CH$_3$	58.08		56.5℃	可与水、乙醇、氯仿等有机溶剂混溶

参 考 文 献

［1］ 国家药典委员会．中华人民共和国药典（2020年版）．北京：中国医药科技出版社，2020.
［2］ 尤启东．药物化学．8版．北京：人民卫生出版社，2016.
［3］ 周淑琴．药物化学．北京：科学出版社，2009.
［4］ 葛淑兰．药物化学．3版．北京：人民卫生出版社，2018.
［5］ 郝艳霞．药物化学．2版．北京：化学工业出版社，2017.
［6］ 尤启东，张岫美．药学专业知识（一）．7版．北京：中国医药科技出版社，2016.